U0886473

课 程 双 创 系 列 教 材

总主编 盛振文 王洪才

KECHENG SHUANGCHUANG XILIE JIAOCAI

医学检验技术专业
五育融合课程双创教学指南

主编 赵玲潇

中国财经出版传媒集团
经济科学出版社
Economic Science Press

图书在版编目（CIP）数据

医学检验技术专业五育融合课程双创教学指南/赵玲潇主编．--北京：经济科学出版社，2023.1（2025.8重印）
课程双创系列教材
ISBN 978-7-5218-3516-8

Ⅰ.①医… Ⅱ.①赵… Ⅲ.①医学检验-课程建设-教学研究-高等学校 Ⅳ.①R446

中国版本图书馆CIP数据核字（2022）第049869号

责任编辑：李一心
责任校对：王苗苗
责任印制：范　艳

医学检验技术专业五育融合课程双创教学指南
主编　赵玲潇
经济科学出版社出版、发行　新华书店经销
社址：北京市海淀区阜成路甲28号　邮编：100142
总编部电话：010-88191217　发行部电话：010-88191522
网址：www.esp.com.cn
电子邮箱：esp@esp.com.cn
天猫网店：经济科学出版社旗舰店
网址：http://jjkxcbs.tmall.com
北京季蜂印刷有限公司印装
710×1000　16开　16.75印张　266000字
2023年1月第1版　2025年8月第2次印刷
ISBN 978-7-5218-3516-8　定价：47.00元

课程双创系列教材编写委员会

课程双创系列教材

医学检验技术专业五育融合
课程双创教学指南

主　编　赵玲潇

副主编　霍雨艳　白　婧

编　委（按姓氏笔画排序）

马远娜　王玉菡　王芳玲　王海燕

尹　娟　白　婧　杜新莹　杨世英

咸海迪　赵玲潇　黄义侠　霍雨艳

序

创新是引领发展的第一动力。党的十八大作出了实施创新驱动发展战略的重大部署，新技术、新成果加速转化，新模式、新业态不断涌现，创新千帆竞发，有力地引领着中国经济航船破浪前行。坚持创新驱动实质是人才驱动，高等学校作为人才培养的重要阵地，肩负着培养创新型人才的重任。

高等学校开展创新创业教育，培养创新创业人才，为经济社会发展提供高素质人力资源，是落实创新驱动发展战略的重要举措。高等教育的根本价值不在于获得多少知识，应该表现在对人的创造潜能的激发上，而创新创业教育就是以培养人的创造力为中心的教育，目标就是发现每个人的个性潜能并创造条件使之得到最大限度的发挥，既有效保障高等教育人才培养质量，又能满足社会对创新创业人才的需求，可以说开展创新创业教育正逢其时。近年来高等学校深化创新创业教育改革实践证明，开展创新创业教育对提高高等教育质量、促进学生全面发展、推动毕业生创业就业、服务国家现代化建设发挥了重要作用。

山东协和学院作为创新创业教育的坚定践行者，自 2012 年起，以“五育并举”理念为引领，以双创教育改革升级为引擎，确立了“五育深度融合双创教育、双创教育升级助推应用型人才培养”的改革思路，全面推进创新创业教育改革，致力于培养“信念坚定、基础扎实、能力突出、敢闯会创”的应用型人才。学校强化五育与双创教育的深度融合，出台《五育融合创新创业教育实施意见》，挖掘五育中的双创教育元素，突出以德领创、以智强能、以体固本、以美启新、以劳笃行，构建了“5 维 20 条”的双创教育指标体系。学校坚持双创教育面向全体学生、引导全体教师参与、融入人才培养全过程的原则，依据“5 维 20 条”指标，深入推进课程、项目、竞赛、孵化“四维升级”，实现了双创教育覆盖全部专业、全部课程、全体教师和全体学生的“四全覆盖”，打造了创新创业教育的新升级版，体现了双创教育从小众到大众、从分离到融合、从封闭到开放的提升，推动了人才培养模式和教育教学形态的变革。

课程是人才培养的基本单元，是创新创业教育改革升级的基点，如何挖掘和充实所有课程的创新创业教育元素和资源、在传授知识过程中加强创新创业教育是一个重要课题，也是亟待解决的难题。山东协和学院在创新创业教育改革过程中首次提出“课程双创”，推动双创教育由传统的“双创课程”单向承载“课程双创”全面驱动升级，围绕“全课程贯穿双创教育、全过程融入双创元素、全流程创新教学方式”进行了卓有成效的探索，并将研究和实践成果凝练固化，汇编成这套课程双创系列教材。

这套教材按照“宏观设计—中观细化—微观落地”的系统化思路编写。学校从宏观层面进行设计，强化德智体美劳五育与创新创业教育的深度融合，提出了“5 维 20 条”指标体系，为各学科专业开展创新创业教育提供了根本依据；专业层面根据专业定位，从五育维度及每个维度下的二级指标点整体设计专业教学方案；课程层面则从教学实践的角度，根据课程性质和作用，对教学内容、教学方法以及考核评价等方面进行具体设计。这样，学校、专业、课程层层深入、环环相扣，共同形成一个有机整体，这也是每本教材的三个组成部分。

系列教材以“指南”命名，意在从理论原则、教学实践、考核评价的教学全程为一线教师提供可参考借鉴的范例。同时，这套教材根据不同专业课程特点，丰富教学资源、整合教学内容、创新教学方式方法，对激发学生的学习兴趣，调动学生学习积极性、主动性、创造性，培养学生创新精神、创业意识和双创能力，提供了成功的经验、思路和方法。

创新无止境，创新创业教育教学没有固定的模式，需要广大教师在教学实践中不断研究探讨、总结提升，为系列教材的完善与修正提供参考。

是为序。

张大凯

2022 年 4 月 7 日

《医学检验技术专业五育融合课程双创教学指南》简介与使用说明

《医学检验技术专业五育融合课程双创教学指南》（以下简称《指南》）从医学检验技术专业“五育融合”双创教育教学要点及实施建议、专业课程知识与“五育”中双创元素发掘、教学实施建议与考核评价各个层面为全国各开设医学检验技术专业的高校一线教师提供参考。同时，希望给为医学检验技术专业进行创新创业教学的教师提供生动的专业案例用于课堂教学及教学研究。此外，本《指南》所构建的“五育融合”创新创业教育教学体系以及具体课程中的双创元素与实施策略也可为其他医学技术类专业提供参考。

本《指南》分为“总论”与“分论”两篇，其中“总论”包括“‘五育并举’创新创业教育教学实施意见”和“医学检验技术专业‘五育融合’创新创业教育教学指南”两部分，“分论”包括10门医学检验技术专业核心课程的“五育融合”创新创业教育教学设计。

《指南》简介与使用说明为读者阅读与使用本《指南》提供了编者的意见。“‘五育融合’创新创业教育教学实施意见”旨在说明“五育融合”创新创业教育教学的建设理念，把握课程双创建设总体方向，建立“五育融合”创新创业教育内容体系，完善人才培养实施建议。根据专业特点不同，针对不同专业类课程设置了双创教育内容要点。同时将创新创业教育教学指标内涵归纳为5个一级指标，每个一级指标下设4个二级指标，并总结出每个指标的内涵及实施建议。“医学检验技术专业‘五育融合’创新创业教育教学指南”则是在学校双创建设要求下根据检验专业特点对二级指标进行部分调整，并诠释其内容要点，给出实施建议。“课程‘五育融合’创新创业教育教学设计”则提供了10门医学检验核心课程的创新创业教育教学设计，从双创要素、教学素材、实施建议及考核评价方面为广大一线教师思政设计及实际教学提供参考。

然而，本《指南》所提供的双创元素与素材有限，实施建议及考核方案仅供参考，希望能够给一线教师提供思路，并设计出更为精彩的双创案例。由于编者水平有限，本《指南》难免出现疏漏甚至谬误，在相关知识点的双创元素分析与实施建议中也难免存在不足之处，诚望广大读者和专家给予批评指正。

目　录

CONTENTS

总　论

第一章　“五育并举”创新创业教育教学实施意见 …… 3

一、指导思想 …… 3

二、总体目标 …… 3

三、基本原则 …… 3

四、实施意见 …… 4

五、保障措施 …… 5

第二章　医学检验技术专业“五育融合”创新创业教育教学方案 …… 12

一、专业基本概况 …… 12

二、医学检验技术专业“五育融合”双创教育核心内容 …… 12

三、医学检验技术专业“五育融合”双创教育教学要点 …… 14

分　论

第三章　“临床基础检验学技术”课程“五育融合”创新创业教育教学设计 …… 23

一、课程基本情况 …… 23

二、课程“五育融合”双创教育教学目标 …… 23

三、课程知识与“五育”中的双创要素 …… 24

四、课程“五育融合”双创教育教学实施路径 …… 34

五、考核评价 …… 46

第四章　“临床微生物学检验技术”课程“五育融合”创新创业教育教学设计 …… 49

一、课程基本情况 …… 49

二、课程“五育融合”双创教育教学目标 …… 49

三、课程知识与“五育”中的双创元素 …… 50

四、课程“五育融合”双创教育教学实施路径 …… 62

五、考核评价 …… 81

第五章　“临床生物化学检验技术”课程“五育融合”创新创业教育教学设计 …… 84

一、课程基本情况 …… 84

二、课程“五育融合”双创教育教学目标 …… 84

三、课程知识与“五育”中的双创元素 …… 85

四、课程“五育融合”双创教育教学实施路径 …… 90

五、考核评价 …… 98

第六章　“临床免疫学检验技术”课程“五育融合”创新创业教育教学设计 …… 101

一、课程基本情况 …… 101

二、课程“五育融合”双创教育教学目标 …… 101
三、课程知识与“五育”中的双创要素 …… 102
四、课程“五育融合”双创教育教学实施路径 …… 118
五、考核评价 …… 135

第七章　“临床血液学检验技术”课程“五育融合”创新创业教育教学设计 …… 138
一、课程基本情况 …… 138
二、课程“五育融合”双创教育教学目标 …… 138
三、课程知识与“五育”中的双创要素 …… 139
四、课程“五育融合”双创教育教学实施路径 …… 149
五、考核评价 …… 159

第八章　“临床分子生物学检验技术”课程“五育融合”创新创业教育教学设计 …… 162
一、课程基本情况 …… 162
二、课程“五育融合”双创教育教学目标 …… 162
三、课程知识与“五育”中的双创元素 …… 163
四、课程“五育融合”双创教育教学实施路径 …… 169
五、考核评价 …… 177

第九章　“医学免疫学”课程“五育融合”创新创业教育教学设计 …… 180
一、课程基本情况 …… 180
二、课程“五育融合”双创教育教学目标 …… 180
三、课程知识与“五育”中的双创要素 …… 181
四、课程“五育融合”双创教育教学实施路径 …… 185
五、考核评价 …… 191

第十章 “医学微生物学”课程“五育融合”创新创业教育教学设计 …… 194
一、课程基本情况 …… 194
二、课程“五育融合”双创教育教学目标 …… 194
三、课程知识与“五育”中的双创要素 …… 195
四、课程“五育融合”双创教育教学实施路径 …… 200
五、考核评价 …… 207

第十一章 “生物化学与分子生物学”课程“五育融合”创新创业教育教学设计 …… 210
一、课程基本情况 …… 210
二、课程“五育融合”双创教育教学目标 …… 210
三、课程知识与“五育”中的双创元素 …… 211
四、课程“五育融合”双创教育教学实施路径 …… 216
五、考核评价 …… 226

第十二章 “分析化学”课程“五育融合”创新创业教育教学设计 …… 229
一、课程基本情况 …… 229
二、课程“五育融合”双创教育教学目标 …… 229
三、课程知识与“五育”中的双创要素 …… 230
四、课程“五育融合”双创教育教学实施路径 …… 237
五、考核评价 …… 247

参考文献 …… 251

总　论

第一章

“五育并举”创新创业教育教学实施意见

为贯彻落实国务院《关于推动创新创业高质量发展打造“双创”升级版的意见》，深入推进创新创业教育改革，切实提高人才培养质量，提出以下实施意见。

一、指导思想

以习近平新时代中国特色社会主义思想为指导，全面贯彻党的教育方针，落实立德树人根本任务，围绕学校人才培养定位，依托专业，德智体美劳“五育并举”，打造双创教育升级版，进一步提升学生的创新精神、创业意识和创新创业能力，培养德智体美劳全面发展的社会主义事业建设者和接班人。

二、总体目标

进一步深化创新创业教育改革，依托专业，建立“五育并举”创新创业教育内容体系，完善人才培养实施建议，使“五育并举”创新创业教育理念达成广泛共识，课程知识与“五育”中创新创业元素深度融合，课程“五育并举”创新创业教育实施路径建立健全，德智体美劳育人成效进一步提高，人才培养质量显著提升，学生的创新精神、创业意识和创新创业能力明显增强。

三、基本原则

——把握育人导向。将“五育并举”创新创业教育作为立德树人的重要载体，坚持德育为先，教育引导学生爱党、爱国、爱人民、爱社会主义；坚持德智体美劳全面发展，为学生终身发展奠定基础。

——坚持改革创新。建立“五育并举”创新创业教育内容体系，完善“五育并举”创新创业教育实施路径，加强分类指导，鼓励特色育人，深化课堂革命与学习革命，形成独具学科专业特色的“五育并举”创新创业教育育人模式。

——强化综合实施。加强学校统筹，拓展“五育并举”创新创业教育实施路径，整合第一课堂与第二课堂，在通识课程、专业课程、实习实训课程、创新创业课程以及各类课内外活动中，深度融合“五育并举”创新创业教育内容，提升综合育人成效。

四、实施意见

（一）德育方面

德育主要是对学生进行政治、思想、道德、法制、心理健康教育。在实施德育过程中，把理想信念教育、爱国主义教育和基本素质教育贯穿始终，融入创新创业教育，引导学生树立中国特色社会主义的共同理想和坚定信念，树立报效祖国、服务人民的思想，培养学生的家国情怀、社会责任、诚信品质和敬业精神，强化创新创业的意识、坚韧不拔的意志和艰苦奋斗的精神，重点解决创新创业方向问题。

（二）智育方面

智育主要是对学生进行基本知识、基本技能、基本能力教育。在实施智育教育过程中，提高大学生的科学素质、人文素养、专业水平和实践能力，挖掘学科专业中的创新创业元素，促进学生独立思考，激发学生锐意进取，培养学生的专业知识、专业技能、专业素养和双创素质，重点解决创新创业能力问题。

（三）体育方面

体育是以服务学生全面发展、增强综合素质为目标，以发展体力、增强体质、磨炼意志为主要任务的教育。在实施体育教育过程中，融入创新创业教育，养成坚持锻炼身体的良好习惯，增强体质、健全人格、锤炼意志。在体育活动中，培养坚强意志、拼搏精神、协作精神、竞争意识，重点解决创新创业意志和精神问题。

（四）美育方面

美育是审美教育、情操教育、心灵教育，也是丰富想象力和培养创新意识的教育。在实施美育教育过程中，弘扬中华美育精神，融入创新创业教育，坚持以美育人、以美化人、陶冶情操、温润心灵，引导学生树立正确的审美观和艺术观，培养学生审美素养、人文素养、艺术素养、文化创意，重点解决激发创新灵感和创造活力的问题。

（五）劳育方面

劳育是发挥劳动的育人功能，对学生进行热爱劳动、热爱劳动人民的教育活动。在实施劳动教育过程中，引导学生树立正确的劳动价值观，崇尚劳动、尊重劳动、勤勤恳恳、任劳任怨。围绕创新创业，结合学科和专业积极开展实习实训、专业服务、社会实践、勤工助学等，弘扬劳动精神、劳模精神、工匠精神、创造精神，重点解决提升创新创业精神和实践能力的问题。

五、保障措施

（一）加强组织领导

建立健全校院两级“五育并举”创新创业教育领导机制和工作运行机制，加强对“五育并举”创新创业教育工作的整体谋划、顶层设计、方案制定、统筹协调，形成由教务处牵头，相关部门联动、院系落实推进、自身特色鲜明的“五育并举”创新创业教育工作格局。

（二）落实经费保障

加强政策协调配套，加大教学经费投入，支持深入推进“五育并举”

创新创业教育教学改革。结合学校实际和建设计划，整合各类资源，争取企业、行业、科技园区等对学校“五育并举”创新创业教育的支持。

（三）强化考核评价

建立健全“五育并举”创新创业教育教学成效评价机制，发布《“五育并举”大学生创新创业指数综合测评办法》，通过学生创新创业指数分析，总结创新创业教育改革工作取得的成绩和存在的不足，建立创新创业教育持续改进机制，提高学校创新创业教育质量。

创新创业教育教学指标内涵及实施建议如表1－1所示。

表1－1　创新创业教育教学指标内涵及实施建议

一级指标	二级指标	指标内涵	实施建议
1. 德育	1.1 家国情怀	家国情怀是一个人对自己国家和人民所表现出来的深情大爱，是对国家富强、人民幸福所展现出来的理想，是把爱国与爱家统一起来，为中华民族大家庭做贡献的追求。 适应国家创新驱动发展战略，通过专业教育和双创教育有机融合，教育学生学好学业，立志创业，干好事业，报效祖国，服务人民	挖掘整理与双创教育有关的家国情怀内容，主要包括： 一是新中国成立以来本学科专业领域取得的巨大成就； 二是与本学科专业相关的爱国敬业、敢于创新，为民族做出突出贡献的典型人物和事例，如钱学森、袁隆平、屠呦呦、王选等； 三是“大众创新，万众创业”中涌现出的大国工匠、先进人物、劳动模范、优秀校友等代表人物事迹，教育学生树立为祖国强盛、民族振兴而积极双创的意识
	1.2 法治意识	法治意识是发自内心地崇尚法律、敬畏法律、了解法律、掌握法律的思想、观念和态度。 引导学生认同中国特色社会主义法治体系，养成良好的法治意识和法律思维习惯，自觉遵守法律法规。在掌握所学专业基本知识技能的同时，了解并掌握相关行业法律法规，解决在创新创业中遇到的法律问题	挖掘整理与双创教育有关的法律法规内容，主要包括： 一是中国特色社会主义法治体系相关内容； 二是与本学科专业相关的法律法规； 三是双创实践活动相关的法律法规，如税务、融资、知识产权、股权等相关业务方面的法律法规；双创涉法典型案例，如依法创业成功、违法创业失败等，教育学生在创新创业中尊法、守法、用法

续表

一级指标	二级指标	指标内涵	实施建议
1. 德育	1.3 职业道德	职业道德是指从事一定职业的人在职业生活中应当遵循的具有职业特征的道德规范和行为准则。 教育学生树立正确的择业观和创业观，养成爱岗敬业、诚实守信、勇于担当、乐于奉献的良好品质	挖掘整理与双创教育有关的职业道德内容，主要包括： 一是学科专业和行业领域的道德规范和行为准则； 二是双创实践活动相关的道德规范和行为准则； 三是双创相关典型案例，如坚守职业道德双创成功、违反职业道德双创失败等，引导学生深刻理解并自觉实践职业精神和职业规范进而勇于创新创业
	1.4 敬业精神	敬业精神是对从事职业的极端热爱和对工作极端负责的道德操守和职业态度。 引导学生追求崇高的职业理想，增强责任感、事业心，培养其恪尽职守、精益求精的工作态度，具有勤勤恳恳、兢兢业业的奋斗精神	挖掘整理与双创教育有关的敬业精神内容，主要包括： 一是教师遵守师德、敬业爱岗、教书育人、为人师表、言传身教，培养学生的敬业精神； 二是本学科专业涉及的典型人物的敬业模范事迹等； 三是双创实践活动中典型人物的敬业模范事迹等，引导学生深刻理解并自觉培育敬业精神，进而乐于创新创业
2. 智育	2.1 专业素养	专业素养是指一个人对专业基本知识、基本理论、基本技能理解的深度和掌握、运用的程度，是人综合素养的基石。 在具备专业素养的基础上，关注经济社会发展趋势，具备拓展职业范围、开辟工作岗位、从事创新创业实践的素质和能力	结合专业人才培养要求和课程特点，主要包括： 一是开展课堂革命，实施启发式、讨论式、探究式、参与式教学，夯实专业基础知识； 二是开展学习革命，引导学生自主学习、合作学习、探究学习，掌握专业基本理论，了解国际前沿学术发展、最新研究成果； 三是实施专创融合，通过各类科技竞赛、创业大赛，提高学生运用基本技能开展创新创业的能力
	2.2 创新精神	创新精神是保持锐意进取的激情，不断探索新思想、新理念、新理论、新做法、新技术的精神追求。 培养学生综合运用已有的知识、技能和方法，激发好奇心、想象力，形成创新思维，挖掘自身潜能，探索未知世界	结合专业人才培养要求和课程特点，主要包括： 一是改革教学方式方法，培养学生的批判性思维、创造性思维，激发学生创新创业灵感； 二是学习相关学科领域、行业企业领域典型的创新创业事迹，增强学生创新意识和创新信念； 三是在创新创业过程中，培养学生克服困难、不怕挫折，敢闯会干的创新精神

续表

一级指标	二级指标	指标内涵	实施建议
2. 智育	2. 3 创业意识	创业意识是指在理论学习和社会实践活动中形成的，对开辟新工作岗位产生的动机、兴趣、好奇心、想象力、洞察力、自信心等精神要素的总和。 围绕所学专业，培养学生的创业思维，增强学生适应经济社会发展创业的意识，包括市场意识、商机意识、成本意识、风险意识、转化意识等	结合专业人才培养要求和课程特点，主要包括： 一是优化课程体系，开设专门的创新创业课程，帮助学生理解创业含义，建立正确的创业理念； 二是组织创新创业意识宣讲会，组织学生到创业企业、孵化基地、科技园等参观学习，邀请相关领域创业成功者、企业家作报告，营造创业氛围，增强学生创业思维； 三是组织学生参与各种创业活动，如创业沙盘、项目路演，参加科技创新团队、文化创意团队，培养学生创业意识
	2. 4 双创能力	双创能力即创新能力和创业能力，是创新创业人才的核心素质。 将创新创业教育融入专业教育教学全过程，使学生具备专业能力的同时具备创新创业能力	结合专业人才培养要求和课程特点，主要包括： 一是加强学生专业能力，建立双创实践教学体系，开放实践教学平台，如实验室、创业园、孵化基地等，积极组织学生参与课题研究、项目实验，孵化创业项目，培养学生双创能力； 二是建立双创竞赛体系，引导学生参加各级各类创新创业训练计划项目、创新创业大赛以及科技创新、创意设计、创业计划等专题竞赛，强化学生双创能力； 三是建立指导帮扶体系，组建双创导师团队，开展学业全程指导、职业规划全程指导、创业全程指导，实施学业跟踪帮扶、创业强化帮扶、孵化精准帮扶，持续提升学生双创能力
3. 体育	3. 1 拼搏精神	拼搏精神是实现一定的理想和目标，不怕困难、百折不挠、勇往直前，不达目的誓不罢休的精神品质。 通过各种体育活动和赛事，培养学生闯字挂帅、敢字当头、勇字当先、实字托底的拼搏精神	挖掘整理与双创教育有关的拼搏精神内容： 一是体育教学与专业人才培养相结合，调整优化体育教学内容，引导学生养成不怕困难、勇往直前的精神品质； 二是成立各类体育项目俱乐部，开展丰富多彩的体育活动，锻炼学生百折不挠、不达目的不罢休的精神品质； 三是组织学生积极参与各级各类体育竞赛，增强学生敢于争先、追求卓越的精神品质

续表

一级指标	二级指标	指标内涵	实施建议
3. 体育	3.2 协作精神	协作精神是团队成员为实现团队目标，相互配合、相互协作、万众一心、共同奋进的精神风貌。 引导学生在丰富多彩的体育活动中，相互帮助、相互关心、相互爱护、相互学习、相互促进，形成利益共同体、情感共同体、事业共同体	挖掘整理与双创教育有关的协作精神内容： 一是体育教学与专业人才培养相结合，培养学生团队意识； 二是成立各类体育俱乐部，培养学生分工协作、相互配合，形成整体合力； 三是通过组织学生参加各类体育赛事，培养学生集体荣誉感
	3.3 规则意识	规则意识是坚持规则至上，按照法律法规和规章制度思考问题、履行职责的思想观念。 通过参加各种体育活动，增强规则意识，养成在创业活动中自觉遵守各行各业规则的习惯，做到不违规，不违章	挖掘整理与双创教育有关的规则意识内容： 一是通过体育理论教学，结合专业人才培养，讲清各级各类体育竞赛规则，培养学生守规、守纪的思想； 二是通过体育实践教学，组织学生参加各类体育活动，养成遵守规则的观念； 三是通过参加体育竞赛，引导学生养成尊重裁判、尊重对手的规则意识
	3.4 竞争意识	竞争意识是在道德、规则、法律的范围内，整合资源，发挥优势，战胜对手的心理状态。 引导学生强化竞争意识，鼓励公平竞争、合理竞争、合法竞争、合规竞争，通过竞争培育敢为人先、争创一流的意识	挖掘整理与双创教育有关的竞争意识内容： 一是在体育课程教学中，结合专业人才培养，讲清依规竞争，培育学生竞争意识； 二是成立各类体育俱乐部，开展丰富多彩的体育活动，引导学生养成竞争意识； 三是在体育比赛中，强化学生竞争意识
4. 美育	4.1 审美素养	审美素养是在学习、工作、生活中体现出的审美体验、审美情趣、审美能力。 通过课堂传授美、实践体验美、生活感知美、环境营造美，提升学生的审美意识、审美能力，塑造心灵美、语言美、行为美、学科美、专业美、课程美、知识美，在创新创业实践活动中善于发现美和创造美	挖掘整理与双创教育有关的审美素养内容： 一是结合专业人才培养，挖掘专业中美育元素，实施案例教学； 二是组织开展丰富多彩的文化艺术活动； 三是组织开展学科专业技能竞赛。 通过以上活动，深化审美体验，培养审美情趣，提升审美能力

续表

一级指标	二级指标	指标内涵	实施建议
4. 美育	4.2 人文素养	人文素养是以人为对象、以人为中心的内在品质。主张以人为本，重视人的价值，尊重人的尊严和权利，关怀人的现实生活，追求人的自由的精神、解放的思想和行为。 在美育中，秉持以人为本的理念，体现人文关怀，教育学生目中有人、口中有德、心中有爱、行中有善，营造鼓励创新、激励创业、褒奖成功、宽容失败的氛围	挖掘整理与双创教育有关的人文素养内容： 一是结合专业人才培养，挖掘人文素养中的双创元素，实施案例教学； 二是组织参观与专业相关的场景、成果等； 三是组织开展与专业相关的科技创新、文化创意等竞赛活动。 通过以上活动，感受人文情怀，感知人文美，感悟人文理念
	4.3 艺术素养	艺术素养是人对艺术的兴趣爱好、感受体验、鉴赏评价、展现展示和能动创造的意识、能力。 引导学生在掌握专业基础知识和基本技能的同时，提升艺术爱好、艺术理解、审美感知、艺术表现、创意实践等核心素养，帮助学生形成艺术专项特长，具备艺术创意、创造能力	挖掘整理与双创教育有关的艺术素养内容： 一是开设公共艺术课，结合专业人才培养要求，挖掘专业中蕴含的艺术元素，实施案例教学，提升学生艺术素养； 二是组织参观博物馆、美术馆、艺术馆，观赏艺术表演，提升学生的审美情趣和创造能力；发挥学生社团作用，组建兴趣小组，组织文艺汇演、作品展示，帮助学生形成专项艺术特长； 三是结合专业特点和教学内容，组织学生参加艺术设计大赛，收集鉴赏与专业课程相关的艺术作品，培养学生的艺术涵养
	4.4 文化创意	文化创意是以学科知识为基础，融合多元文化，整合相关学科而产生的创造意念和成果。 校内学科专业融合，校外行业企业融合，通过校内校外文化融合，培养学生的求同存异思维，提升学生创意、创新和创业能力	挖掘整理与双创教育有关的文化创意内容： 一是结合专业特点和教学内容，收集品鉴与专业课程相关的文化作品，激发学生文化创造意识； 二是考察企业行业文化特色和优秀产品，提升学生文化创意水平； 三是融合多元文化，组织学生参加各类创意设计大赛，拓展学生文化创新思维
5. 劳育	5.1 劳动精神	劳动精神是在劳动过程中形成的崇尚劳动、热爱劳动、辛勤劳动、诚实劳动的精神风貌。 通过劳动教育，使学生形成马克思主义劳动观，牢固树立劳动最光荣、最崇高、最伟大、最美丽的观念，培养勤俭奋斗、创新创业、甘于奉献的精神	挖掘整理与双创教育有关的劳动精神内容： 一是设置劳动教育课程，强化劳动教学，培育学生的劳动观念； 二是结合实验、实训、实习和社会实践，开展各类劳动实践活动，培育学生的劳动品质； 三是围绕创新创业，通过组织开展服务性、竞赛性劳动实践活动，树立正确的择业观、就业观、创业观

续表

一级指标	二级指标	指标内涵	实施建议
5. 劳育	5.2 劳模精神	劳模精神是“爱岗敬业、争创一流，艰苦奋斗、勇于创新，淡泊名利、甘于奉献”的精神。 通过劳动教育，引导学生树立崇尚劳动的思想，养成劳动习惯，自觉以劳模为榜样，敢为人先、锐意进取、开拓创新	挖掘整理与双创教育有关的劳模精神内容： 一是学习劳模，收集整理反映劳动先进人物事迹和精神的影视资料，广泛宣传劳模精神； 二是组织创新创业领域中劳动榜样人物进校园活动，如“劳模大讲堂”、优秀创新创业者报告会等，面对面学习劳模精神； 三是指导学生从榜样的具体事迹中领悟他们的高尚精神和优良品质，在创新创业劳动实践中努力向榜样看齐，践行劳模精神
	5.3 工匠精神	工匠精神是“执着专注、精益求精、一丝不苟、追求卓越”的精神。 通过劳动教育，引导学生不仅要把工作当成职业，更要把工作当成事业，提高职业技能，精益求精，创新创造，把工作做到极致	挖掘整理与双创教育有关的工匠精神内容： 一是运用专业领域工匠事迹，开展案例教学，引导学生感悟工匠精神； 二是组织开展能工巧匠进校园活动，聆听工匠事迹，培养学生不断探索、精益求精的劳动态度； 三是通过实习实训、专业服务、社会实践等活动，把工作当事业，践行工匠精神
	5.4 创造精神	创造精神是辛勤劳作、精炼工艺、敢为人先、勇于创新的精神。 通过劳动教育，培养学生创新意识、创新思维，发扬创造精神，重视对新知识、新技术、新工艺、新方法的应用，在实践中善于发现问题，创造性地解决问题	挖掘整理与双创教育有关的创造精神内容： 一是开设劳动课程，引导学生领会劳动创造世界的道理，培育劳动创造意识；在专业课教学中，重视对本专业领域的新知识、新技术、新工艺、新方法的融入与应用，引导学生创新创造； 二是组织实习实训等实践活动，引导学生理论与实践相结合，提高综合创新素质； 三是组织开展各类学科技能竞赛，引导学生学习新知识，钻研新技术，运用新方法，创造新工艺，取得新成果

第二章

医学检验技术专业“五育融合”创新创业教育教学方案

一、专业基本概况

医学检验技术专业是以基础医学、医学检验等为基础，主要研究关于临床采集样本的微生物学、免疫学、生物化学、血液学、细胞学等方面的检验基本知识及技术，应用性很强。

本专业面向医学检验行业和区域医疗卫生发展一线，依托专业，德智体美劳“五育融合”，打造双创教育升级版，培养掌握医学检验技术学科的基本原理和基本知识，具备临床检验、微生物检验、生物化学检验、免疫学检验、血液学检验和分子生物学检验的专业技能，具有较强的自主学习能力、检验实践能力、创新创业能力和团队合作能力，能在医学检验领域从事医学检验、卫生检验、实验室管理等方面工作的德智体美劳全面发展的高素质应用型人才。

二、医学检验技术专业“五育融合”双创教育核心内容

为实现专业人才培养目标，根据学校“五育融合”双创教育教学内容要点，本专业教育教学活动应包含以下五方面内容。

（一）德育方面

医学检验技术专业实施德育过程中，挖掘整理与双创教育有关的内容，

包括家国情怀、社会责任、诚信品质和敬业精神。引导学生确立中国特色社会主义的共同理想和坚定信念，树立报效祖国、服务人民的思想；鼓励学生不断学习，突破自我，提升我国临床检验质量，打造优质就医环境。培养学生正确高效应对突发公共卫生事件的强烈的社会责任感；培养学生具有爱岗敬业、诚实守信的良好品质，以及创新创优的敬业精神。

（二）智育方面

医学检验技术专业实施智育过程中，挖掘整理与双创教育有关的内容，包括专业知识、专业技能、专业素养和双创素质。熟练掌握医学检验技术专业基本原理和基本知识，紧跟医学检验行业发展前沿，为开展创新创业做好知识储备；培养学生熟练掌握医学检验专业知识及技能操作，以及运用创新思维发现、解决实际检验过程中的较复杂问题；引导学生树立严谨求实、客观理性的专业素养，严格把关医学检验各个环节，强化质量管理，更好地服务于临床，促进医学检验行业健康有序发展；将双创教育融入专业教育教学全过程，提高学生的临床检验操作技能和创新创业能力。

（三）体育方面

医学检验技术专业实施体育过程中，挖掘整理与双创教育有关的内容，包括坚强意志、拼搏精神、协作精神和竞争意识。根据医学检验技术专业特点，举办各种体育活动，培养学生坚定信心、永不言败、坚韧不拔的顽强意志；坚定在医学检验新技术、新试剂、新仪器的研发中吃苦耐劳、拼搏进取的坚强意志；培养团队协作、相互配合、共同奋进的精神风貌；树立奋力拼搏、勇往直前、不甘落后的竞争意识。

（四）美育方面

医学检验技术专业实施美育过程中，挖掘整理与双创教育有关的内容，包括审美素养、人文素养、艺术素养和文化创意。培养学生的审美洞察力、审美鉴别力、审美欣赏力，审视医学检测仪器中存在的美，在进行仪器外观设计时体现美、创造美，进而激发学生创新创造；培养学生国家使命感和民族自豪感，引导学生学习、继承和发扬检验前辈们的工作、学习作风；培养学生的艺术素养，提升学生在医学检验仪器、检验试剂盒外观设计、医学检验实验室设计中艺术表现能力；激发学生创造意念，提高学生文化创意能力，在进行检验相关设计时融入中国元素，体现中国特色。

（五）劳育方面

医学检验技术专业实施劳育过程中，挖掘整理与双创教育有关的内容，包括劳动精神、劳模精神、工匠精神和创造精神。结合检验实践、社区义诊、临床实习等开展各类劳动实践活动，学习、宣传医学检验领域的劳模事迹，激励学生以辛勤劳动、诚实劳动、创造性劳动托举梦想、成就梦想；通过临床检验实习、社区义诊、社会实践等活动，践行一丝不苟、追求卓越的工匠精神；通过顶岗实习、专项训练、创新创业大赛等实践活动，培养学生创新意识、创新思维，发扬创造精神。

三、医学检验技术专业“五育融合”双创教育教学要点

医学检验技术专业“五育融合”双创教育教学要点及实施建议见表2－1。

表2－1　医学检验技术专业“五育融合”双创教育教学要点及实施建议

一级指标	二级指标	内容要点	实施建议
1. 德育	1.1 家国情怀	立足医学检验专业，激发学生在医学检验过程中的质量安全意识、团队意识和创新意识，促进中国医学检验行业健康发展，保障健康中国行动的顺利开展。引导学生树立正确的世界观、人生观、价值观，贯彻执行国家卫生健康委临床检验中心“公正、科学、有效、及时”的方针政策，强化为推动祖国医学振兴的责任感及甘于奉献、乐于奉献的家国情怀	教师以新冠肺炎疫情为例，展现李兰娟院士、钟南山院士等广大医护人员慷慨以赴、勇敢逆行的奉献精神，培养学生的勇于担当与奉献精神；采用案例分析、小组讨论、比较分析等教学方法，让学生深深地体会中国共产党领导下的中国发展以及党领导下的人民同舟共济、勇于奋斗的精神，从而培养学生拥护中国共产党的领导、坚定中国特色社会主义理想信念、激发爱国情感、提升对国家、社会和人民的责任感和使命感。 教师通过讲述名医故事、安徽省医科大附属巢湖医院检验科人员的“新冠病毒战役”故事等，展现我国在面临严重疫情时，保证检验质量，加强团队合作，确保疑似病例样本得到及时检验的风采。通过情景模拟、小组讨论等教学方法，引导学生向楷模致敬与学习。 思政教师通过专题讲座，开展“四史”教育，歌颂伟大祖国所取得巨大成就，教育学生爱党、爱国、爱人民，表达当代大学生对党和祖国的美好祝福

续表

一级指标	二级指标	内容要点	实施建议
1. 德育	1.2 社会责任	立足医学检验技术专业，养成良好的责任意识，树立正确的创新创业认知，鼓励学生不断学习，突破自我，建立提升我国临床检验质量，打造优质就医环境，正确高效应对突发公共卫生事件的强烈的社会责任感。同时，在临床检验的全过程中，尤其在创新创业过程中，严格遵守法律法规，维护国家利益、社会公共利益	专业教师通过剖析医学检验领域常见的问题，培养学生的爱国意识、公民意识、守法意识，培养学生对中国特色社会主义法治的认同感，不断增强社会责任感。同时结合分享疫情防控期间冲在抗疫第一线，坚守“全心全意为患者、为人民健康服务”社会责任的“背后英雄”检验科的医护事迹，阐明在面对疫情时承担“应检尽检”“愿检尽检”责任的重要性，激发学生的责任心，让学生真正认识到人生价值与社会价值的关系，理解只有对社会作出贡献才是真正有价值的人生
	1.3 诚信品质	立足医学检验专业，培养学生具有爱岗敬业、诚实守信的良好品质，引导学生树立严谨求实、客观理性的职业作风，严格把关医学检验各个环节，强化质量管理，更好地服务于临床，对检验报告的描述力求科学、客观、严谨	教师在日常教学中，明确“质量”是医学检验的生命线，每一个步骤、每一项数据、每一张检验报告，都关乎着患者的生命。 专业教师通过组织学生对医学检验结果出错而导致严重医疗后果的案例进行分析并分组讨论，让学生意识到检验人员必须严格遵守操作规程，严防差错事故发生，实事求是，不得弄虚作假、随意修改数据。对每一项检测均需实行全程质量控制，防止出现标本污染、检验结果张冠李戴，确保检验结果的严谨客观。让学生意识到诚信品质在医学检验行业中的重要性
	1.4 敬业精神	立足医学检验专业，培养爱岗敬业、创新创优的奋斗精神，增进学生对国内外医学检验技术的发展及现状的了解和把握。培养学生将爱岗敬业作为第一职业要求，将严谨客观、实事求是作为第一职业操守，将规范操作作为第一职业作风，用正确的价值观和职业道德准则支配医疗行为，对每份送检标本及报告全程质量监控，对每位患者高度负责，使自己的医疗行为时刻有利于患者和社会	教师通过分享荣获“国之名医”的北京协和医院检验科主任徐英春教授的事迹，通过小组讨论的形式，引导学生体会榜样的敬业精神。促进学生自觉抵制利己主义、功利主义等不良思想，提高自身精神境界，弘扬无私奉献精神，尊重医学伦理和道德，坚持患者至上，生命至上，尊重病人，全心全意为人民的身心健康服务。 通过顶岗实习、生产实习，学习检验师的立足岗位、勤勉职守、求实创新、精益求精的敬业精神

续表

一级指标	二级指标	内容要点	实施建议
2. 智育	2.1 专业知识	通过医学检验专业教学，培养学生掌握扎实的自然科学、生命科学及医学检验专业知识，在工作中从容面对各类临床医学检验工作。同时注重自身能力的再培养，紧跟医学检验行业发展前沿，以积极的姿态投入到医学检验的学习工作中，为开展创新创业做好知识储备	结合医学检验技术人才培养要求和课程特点，教师改革教育教学方法，创新教学手段，突出创新和实践能力。在传授医学检验专业知识时除基础知识外还需具有前瞻性，融入学科发展和学术前沿及当前检验高新技术，强化学生对医学检验新理论、新技术、新仪器的精神追求，培养学生创新创业思维，激发创新创业灵感。 实行双导师制度，在校外行业导师和校内学业导师共同指导下，促进医学检验与计算机等学科的学科交叉，激励学生自主创新和开发医学检验新技术、新仪器的意识及实践能力，为今后创业做好铺垫
	2.2 专业技能	通过医学检验专业教学，培养学生熟练掌握医学检验专业知识及技能操作，掌握科学的实验方法，具备科学的思维能力，树立严谨认真、一丝不苟的工作态度，以及运用创新思维发现、解决实际检验过程中的较复杂问题	依托国家级医护实验中心、国家级虚拟仿真实验教学中心，专业教师和实验教师开展课内实验、校内实训，强化实践教学，规范检验操作。提高综合性及设计性检验实验课比例，让学生创新实验设计环节，促进思维发展，激发创新能力。 充分利用省级协同创新中心和山东省免疫学重点实验室等科研平台，双创导师带领学生参加大学生创业训练计划项目、创新创业大赛等，培养学生的创业意识，树立创业信心，提高创业能力。 深入推进校企合作，寻求健全合作机制，充分调动医院、企业对医学检验专业教育投入的积极性和主动性。实现校企人才共育、资源共享的良性循环，形成完全切合校企合作背景下人才培养与社会需求、岗位要求相接轨的医学检验技术专业的校企合作模式
	2.3 专业素养	培养学生具有爱岗敬业、诚实守信、奉献社会的职业责任感、使命感。引导学生树立严谨求实、客观理性的专业素养，严格把关医学检验各个环节，强化质量管理，更好地服务于临床，对检验报告的描述力求科学、客观、严谨，促进医学检验行业健康有序发展。关注医学检验行业发展趋势，能够运用专业知识进行创新创业实践，具有开拓展职业范围的能力	教师通过对各种医学检验技术注意事项及操作规程的解读，引导学生建立基本的法律意识、风险意识、质量意识，规范检验操作，牢固树立职业精神、安全意识和质量意识，提高专业素养。 教师在讲授专业知识中，激励学生进行学习革命，采用项目式教学，以项目为引导，培养学生自主学习能力和团结协作能力，引导学生加强对医学检验领域新的检测项目、方法原理、技术及仪器的学习与创新，培养学生勇于创新的时代精神。 双创导师指导学生参加大学生创新创业项目，参加医学检验技能大赛，“互联网+”创新创业大赛等，赛创结合，专创融合，提高学生运用专业知识和技能开展创新创业的能力

续表

一级指标	二级指标	内容要点	实施建议
2. 智育	2.4 双创素质	将双创教育融入医学检验专业教育教学全过程，修订人才培养方案，构建科学合理的课程体系，使学生具备专业能力和双创能力，对医学检验领域新的检测项目、方法原理、技术及仪器进行学习与创新。培养学生综合运用已知的知识、技能和方法开展创新创业活动	鼓励学生参与校企联合的科研项目，组织学生暑期去医院检验科进行社会实践，在带教教师等指导下，提高开发实际临床检验操作及运用所学专业知识解决问题的能力，激励学生自主创新和研发新检验项目或试剂的意识及实践能力，为今后创业做好铺垫。 强化第一课堂与第二课堂对接，充分利用省级协同创新中心和国家级医护实验中心等科研平台，引导学生积极参与实验室开放项目、科研项目等。 搭建学科竞赛平台，在双创导师指导下，参加创新创业训练计划项目，开展医学检验专业科技创新、创业计划等专题竞赛，对学生创业项目孵化帮扶，提升医学检验技术操作能力和双创能力
3. 体育	3.1 坚强意志	通过开设体育课程，组织各种体育活动项目和赛事，培养学生为实现目标坚定信心、永不言败、坚韧不拔的顽强意志，面对医学检验专业学习与实践过程中的挫折具备攻坚克难的坚定意志与不屈不挠的顽强精神，激发开拓创新的恒心与毅力	在专业教学过程中，通过引入中国举重队优秀运动员顽强拼搏的故事以及我国医学检验工作者面对形势严峻的新冠疫情不怕困难，努力攻克突破技术难题，成功研发出新冠核酸检测试剂盒，做到了早诊断早隔离早治疗，保障了人民群众的生命健康的事迹，引导学生树立面对困难攻坚克难、不屈不挠的意志。 成立跳远、马拉松等俱乐部，体育教师和教练通过开展丰富多彩的体育活动，培养学生坚定信念、努力锻炼的顽强精神。组织学生参加跳远、田径等竞争性赛事，在比赛克服困难、不断挑战的过程中，培养学生坚定信心、永不言败、顽强奋斗的意志。 通过以上措施，锻炼学生的坚强意志，进而激发学生开拓创新过程中坚韧不拔的毅力
	3.2 拼搏精神	通过开设体育课程，组织各种体育活动，引导学生坚持体育锻炼，克服惰性、挑战运动极限，培养学生不怕困难、百折不挠、勇往直前的精神品质，使学生具备在医学检验新技术、新试剂、新仪器的研发中吃苦耐劳、拼搏进取的意志，激发学生运用医学检验知识和技能，开展创新创业的信心和勇气	在专业教学过程中，教师通过新冠病毒检测试剂盒研发及新冠疫情中检验师高强度工作为疫情防控贡献专业力量的故事，引导学生养成不怕困难、迎难而上、奋力拼搏的精神。 成立跳远、短跑、跆拳道等俱乐部，体育教师和教练通过开展丰富多彩的体育活动，培养学生吃苦耐劳、勇于坚持、百折不挠的精神。 开展系列体育赛事，通过比赛培养学生勇敢顽强、机智果断、自强不息的品质。 通过以上措施，激发学生的拼搏精神，进而激励学生开展创新创业的勇气

续表

一级指标	二级指标	内容要点	实施建议
3. 体育	3.3 协作精神	通过组织学生参与团体性体育竞赛和活动，培养团队协作、相互配合、共同奋进的精神风貌，在新型检验试剂或技术的研发中具备团队协作精神，激发学生运用医学检验专业知识和技能，依靠团队力量开展协同创新的能力	在专业教学过程中，教师通过讲解中国乒乓球团体赛、优秀医学检验团队获得检验医学科技创新奖的优秀案例等，培养学生团队意识。 成立篮球、足球、排球等体育社团，体育教师和教练通过开展丰富多彩的体育活动，培养学生分工协作、相互配合，形成整体合力。 开展系列团体性体育竞赛，打乱班级组队作战，通过比赛培养学生集体荣誉感和协作精神。 通过以上措施，培养学生的协作精神，进而激发学生在创新创业中的合作意识
	3.4 竞争意识	通过开设体育课程，组织对抗类体育竞赛和活动，引导学生树立奋力拼搏、勇往直前、不甘落后的竞争意识，在医学检验学科技能竞赛中具备超越对手、争金夺银的竞争意识	在体育教学过程中，体育教师通过讲解对抗类体育项目，引导学生依规竞争；在专业教学过程中，教师通过讲解医学检验技能竞赛案例，培养学生公平竞争、合法竞争意识。 成立乒乓球、网球、击剑等体育社团，体育教师和教练通过开展丰富多彩的体育活动，培养学生依规竞争、合理竞争的意识。举办击剑、网球、乒乓球等对抗性比赛，在比赛过程中，引导学生依规竞争。 通过以上措施，培养学生的竞争意识，进而鼓励学生参加医学检验技能大赛、“互联网+”创新创业大赛等
4. 美育	4.1 审美素养	通过开设公共艺术课，挖掘医学检验专业中美的元素，培养学生的审美洞察力、审美鉴别力、审美欣赏力，审视医学检测仪器中存在的美，在进行仪器外观设计时体现美、创造美，进而激发学生创新创造	在专业教学过程中，教师通过医学检验仪器如PCR仪、全自动生化检测分析仪、全自动酶免疫分析仪等设计案例和医学检验实验室设计案例等，引导学生发现检验仪器和实验室建设中蕴含的形式美、均衡美、动态美、色彩美、和谐美及创新美，培养学生良好的审美意识和审美情趣
	4.2 人文素养	加强对中国检验行业发展历程的学习与认知，充分认识到我国医学检验行业飞速发展的现状，培养学生的国家使命感和民族自豪感，引导学生学习、继承和发扬检验前辈们的工作、学习作风	通过医学检验过程中遇到异常结果或危急值时与临床医生进行沟通的案例，采用案例分析、小组讨论等方法，引导学生意识到医学文化来源于对生命的充分肯定和无限尊重，临床检验辅助检查是影响医患关系的主要因素之一。检验师的责任不仅是通过实验室技术和仪器操作为临床提供数据和信息，而且需要与临床医师进行双向沟通，使检验数据更加客观、充分、准确地服务于疾病的诊断、治疗、疗效观察与预后评估

续表

一级指标	二级指标	内容要点	实施建议
4. 美育	4.3 艺术素养	通过开设公共艺术课，同时挖掘医学检验专业中的艺术元素，培养学生的艺术素养，提升学生在医学检验仪器、检验试剂盒外观设计、医学检验实验室设计中艺术表现能力，进而丰富创新创造中的艺术内涵	公共艺术课程教师通过影视作品赏析等教学，分析讲授作品艺术内涵，培养学生艺术感知能力和艺术创作意识；专业课教师通过挖掘医学检验仪器、医学检验实验室设计等中蕴含的艺术元素，提高学生艺术素养。 双创导师指导学生参加医学检验形态学绘图大赛，注重竞赛作品构思新颖具有独特的闪光点和艺术表现力、艺术感染力，提高学生艺术创新创造能力
	4.4 文化创意	打牢医学检验专业知识基础，挖掘其中的文化元素，进行创造性改造和创新性发展，激发学生创造意念，提高学生文化创意能力，在检验试剂盒、检验仪器等外观设计时融入中国元素，体现中国特色	通过戴芳澜教授编写《中国真菌汇总》事迹展示其不畏艰难、勇于奉献的传统美德；通过我国制曲酿酒历史、酒文化学习细菌的糖发酵实验、生理生化实验原理和方法，培养学生团队协作精神及爱国主义精神。借助视频观看、小组讨论等方法，引导学生感受中华优秀传统文化的内在精神，增强文化自信，提高文化创意水平。 双创导师指导学生参加“创青春”“挑战杯”“互联网+”等创新创业设计比赛，培养学生的探究、发现和创新能力，激发学生文化创新创造意识
5. 劳育	5.1 劳动精神	通过劳动教育必修课程和医学检验技术专业实习实训、社会实践、学科竞赛、创新创业等实践，注重学生劳动精神的培养，激励学生以辛勤劳动、诚实劳动、创造性劳动托举梦想、成就梦想	开设劳动教育必修课程，教师通过讲授马克思主义劳动观基本理论、习近平新时代中国特色社会主义思想中关于劳动教育的重要论述、新时代的劳动精神等内容，引导学生树立正确的劳动价值观。 专业教师指导学生在医学检验技术专业实验实训、技能训练等实践活动中，培育学生劳动观念；教师组织指导学生参加校园义务劳动，养成劳动习惯；依托校外实习基地指导学生临床检验实践，充实和扩大自己的知识面，培育劳动品质。 双创导师指导学生参加医学检验类学科技能竞赛等，培养学生勤俭奋斗、创新创业、甘于奉献的精神
	5.2 劳模精神	通过学习、宣传医学检验相关行业的名医、劳模事迹，教育学生发扬劳模精神，引导学生用劳动模范和先进工作者的崇高精神和高尚品格鞭策自己，激发创新创造活力	专业教师收集“医学检验行业劳模”如国家卫生健康突出贡献中青年专家——检验专家邓昊、欧启水教授的事迹等素材，组织学生观看新冠肺炎疫情防控中检验师访谈的视频，讲解劳模人物事迹，诠释劳模精神内涵，教育学生以劳模为榜样。 组织医学检验领域中劳动榜样人物进校园活动，开展“劳模大讲堂”，面对面学习劳模精神。 双创导师指导学生在创新创业劳动实践中努力向榜样看齐，践行劳模精神

续表

一级指标	二级指标	内容要点	实施建议
5. 劳育	5.3 工匠精神	通过对检验行业知名专家在临床检验过程中严谨求实的科学态度、规范认真的技术操作、救死扶伤的医者精神、精益求精的职业素养的学习，引导学生致力于提升我国临床检验质量，打造优质就医环境，正确高效应对突发公共卫生事件的强烈的社会责任感。引导学生用大国工匠和高技能人才的执着专注、一丝不苟、追求卓越的精神激励自己，提升创新创造能力	通过“新冠疫情防控背后的逆行者——检验师”“兰州布鲁菌群体性感染事件”“病毒学研究历程”等案例分享，采用任务驱动、小组合作的方法，引导学生开展围绕挑战科学极限的精神和医生职业素养以及为社会做贡献为主题的调查。使学生知道作为当代青年大学生，有责任、有义务担负起历史的使命，前赴后继，努力学习专业知识，保障我国人民健康安全，为我国医疗卫生事业发展做出自己的贡献。 通过临床实习、社区义诊、社会实践等活动，校内外指导教师引导学生把工作当职业，把工作当事业，干一行、爱一行、钻一行、精一行，践行工匠精神。 通过以上措施，培养学生的工匠精神，进而鼓励学生在学科技能竞赛、临床检验操作中发扬工匠精神
	5.4 创造精神	通过开设劳动课程，培养学生创新意识、创新思维，发扬创造精神；在专业课程中，注重医学检验领域新的检测项目、方法原理、技术及仪器的应用，引导学生在实践中善于发现问题，创造性地解决问题	通过开设劳动课程，引导学生领会劳动创造世界的道理，培育劳动创造意识；专业教师通过“李桓英情满麻风村”“DNA 复制方法的发现”等案例分享，通过小组讨论，让学生认识到在科学研究过程中，应保持科学态度，需要用发展的眼光看问题、解决问题，开拓探索，追求创新。在临床实习过程中，带教教师引导学生理论联系实际，拓展专业知识，学会塑造自己，锻炼动手实践能力和提高综合创新素质。 双创导师指导学生参加创新创业竞赛，鼓励学生采用新技术、工具或方法解决医学检验领域的问题，激发学生智能建造技术的想象与创造力

分　论

第三章

“临床基础检验学技术”课程“五育融合”创新创业教育教学设计

一、课程基本情况

临床检验基础是医学检验技术专业的主要专业课程之一，涵盖临床检验基础理论和技术，通过本门课程的学习，使学生获得临床基础检验的基本理论、基本技术、基本技能，对病人离体的血液、尿液、粪便以及分泌物和排泄物等标本进行理学、化学、病原学、显微镜形态学等检查，为临床疾病的诊断、鉴别诊断、观察病情变化及了解预后提供客观、充分、准确的数据，并为预防疾病的医学研究提供客观依据。

依托专业，德智体美劳“五育融合”，打造双创教育升级版，培养学生树立严谨科学工作作风、牢固的无菌观念；提升学生自学能力、观察能力、分析能力、判断能力、沟通能力、解决问题能力和实际操作能力，能够熟练从事常规的临床检验工作，为学习其他专业课知识，增强适应职业变化和继续学习的能力打下一定的基础。培养德智体美劳全面发展的高素质应用型人才。

二、课程“五育融合”双创教育教学目标

本课程围绕医学检验专业人才培养目标，结合教学内容，落实“五育融合”要求，在创新创业教育方面达到以下教学目标：

（1）结合血液标本的采集技术等教学内容，挖掘家国情怀、法治意识、敬业精神元素，培育学生为国为民、依法创新创业的使命担当，掌握专业知识，提高专业技能，强化专业素养；

（2）结合血液标本采集的质量控制等教学内容，挖掘双创元素，使学生掌握专业知识，提高专业技能，强化专业素养，提升创新精神、创业意识和创新创业能力；

（3）结合痰液检验等教学内容，挖掘拼搏精神、协作精神、规则意识、竞争意识元素，使学生树立规则意识，塑造顽强拼搏、团结协作、敢为人先的意志和精神；

（4）结合血小板检验等教学内容，挖掘审美素养、人文素养、艺术素养、文化创意元素，激发学生创新灵感和创造活力。

（5）结合改良牛鲍计数板的结构和使用等教学内容，挖掘劳动精神、劳模精神、工匠精神、创造精神元素，使学生掌握专业知识，提高专业技能，强化专业素养，提升创新创业精神和实践能力。

三、课程知识与“五育”中的双创要素

（一）模块一：血液检验

1. 血液标本的采集技术

血液标本采集的大致步骤为：（1）告知患者抽血的目的以及注意事项，减轻患者的焦虑和恐惧情绪。（2）需要抽血的手臂结扎止血带，同时嘱患者握拳使血管充盈。（3）找准弹性较好的血管，消毒 2 ~ 3 遍。（4）穿刺针与血管呈 30 度夹角斜行进针，进入血管内后平行血管进针 1 ~ 2cm，穿刺针的末端立刻接入抽血试管。（5）留取足够的血液进行化验后，快速拔出穿刺针，棉签局部加压穿刺点。嘱患者加压 3 ~ 5 分钟，避免局部揉捏，以免形成血肿，则抽血完毕。针对这部分内容，结合熟能生巧的历史典故，让学生掌握专业知识，提高专业技能，强化专业素养。

2. 血液标本的处理、运送和保存

《人类血液样本采集与处理》（GB/T 38576 - 2020）规定了对人类血液

样本采集前准备、采集过程和处理过程的基本要求。该标准适用于与人类疾病相关的生物样本库及临床与基础医学研究的血液样本的采集与处理。要严格按照该标准对血液标本进行处理和保存。针对这部分内容，结合西南证券连续七次通过 RELA 实验，彰显量值溯源核心优势的案例，让学生深刻领会精益求精的工匠精神。

3. 血液标本采集的质量控制

为达到质量要求所采取的作业技术和活动称为质量控制。这就是说，质量控制是为了通过监视质量形成过程，消除质量环上所有阶段引起不合格或不满意效果的因素，以达到质量要求，获取经济效益，而采用的各种质量作业技术和活动。让学生在学好课程知识的同时，注重实践，学中干，干中学，从理论与实践结合中提高专业素养，培养创新精神和双创能力，这样才能适应未来医学检验质控技术的发展。

4. 血涂片制备和染色

制作血涂片并进行染色，是临床中血细胞形态学检验、白细胞分类计数等检验项目的前提。能否快速制备高质量的血涂片，将影响到后续工作的开展；血片制作不佳，甚至会影响血细胞的识别。教师给学生播放视频：《AlphaGo 用什么算法击败李世石?》纪录片《阿尔法围棋》，学生分组讨论，培养学生的专业素养和敬业精神。

5. 改良牛鲍计数板的结构和使用

改良牛鲍计数板的主要作用是作为显微镜计数的工具，在血细胞计数中起到至关重要的作用。计数板外观呈“H”形，有计数池，将所需要检测的标本进行充池之后需要静置一段时间，使标本处于同一平面。显微镜下计数板有 9 个大方格，大方格中的四角又有 4 乘 4 的 16 个中方格。大方格的中间为 5 乘 5 共 25 个中方格，每个中方格都是由 4 乘 4 共 16 个小方格组成。学生对“传统牛鲍计数板和改良牛鲍计数板的优缺点对比”展开讨论，培养学生的专业素养，激发学生的创新精神和创造精神，学习发扬工匠精神。

6. 红细胞检验

红细胞检验主要包括红细胞计数、血红蛋白测定、红细胞形态观察、红细胞平均指数计算、网织红细胞计数、血细胞比容、红细胞沉降率测定、红细胞体积分布宽度。通过“放血时代留下的痕迹”的导入，引入本节课的教学内容——红细胞的重要性，为什么最早的放血疗法会演变为现代的输血疗法?

分组讨论“华盛顿之死”，通过美国第一任总统乔治·华盛顿感染疾病后的救治过程，让同学们分析得出华盛顿死亡的真正原因是失血过多，血液特别是其中的红细胞对人体很重要。引导同学们建立实事求是、追求真理、严谨治学的科学态度。同时让同学们意识到在工作过程中要谨慎、更加严谨。

7. 白细胞检验

常用的白细胞检查项目主要包括白细胞计数白细胞分类计数、白细胞形态检查。教师引入中国“砒霜治愈白血病”获美国医学大奖案例，学生分组讨论，培养学生的爱国情怀、创新精神、创造精神。

8. 血小板检验

血小板检验主要包括出血时间测定、血浆凝血酶原时间测定、活化部分凝血活酶时间测定、血浆凝血酶时间测定、血浆纤维蛋白原测定、血浆纤维蛋白（原）降解产物测定、血浆 D－二聚体测定。通过案例“原本是配角的血小板，到底凭什么‘血’洗 B 站?”导入本课，观看动漫《工作细胞》血小板视频片段，学生分组讨论，培养学生的审美素养、创新精神、工匠精神、创造精神。

9. 血液分析仪检验

血液分析仪检测原理大致分为两类：电阻抗法（库尔特原理）、光散射法（其中电阻抗法是血液分析仪的设计基础）。

血液分析仪主要能完成两大功能：细胞计数功能和细胞分类功能。

以案例为依托，案例中 17 岁年轻女性患者，血液分析仪血常规检测显示白细胞显著减少，血红蛋白下降，血小板正常，请学生们讨论该检测结果能否发出？该检测结果意味着什么?

由此提出血液分析仪的结果复核原因、复核原则和复核方法，再结合案例中检验人员通过对患者临床症状的分析，怀疑仪器检测结果有误，又通过标本检查、仪器复核、人工镜检、机器检查等操作，最终确定最初的仪器检测结果是错误的，并一步步地查找导致错误结果出现的原因，从而纠正了错误结果，发出正确的检测结果；从而培养学生的敬业精神、工匠精神。

10. 血型检验

血型检验是指对人体血液类别的测定。是以血液中抗原的差异为依据来确定血型类别的一种方法。血型是人体的一种遗传性状，狭义是指红细胞抗原的差异，广义则包括白细胞、血小板和血清等成分的不同抗原。卡尔·兰德斯坦纳发现ABO血型真相，为挽救千千万万的生命奠定了基础，是当之无愧的“血型之父”。教师在讲授血型检验时，应突出卡尔·兰德斯坦纳的创新精神和创造精神。

通过青岛某医院鲁老汉求医的真实案例，分小组讨论，引发学生思考，培养学生的敬业精神，让学生掌握专业知识，提高专业技能和专业素养。

（二）模块二：尿液检验

1. 尿液标本的采集和处理

尿液是具有重要意义的排泄物，尿液成分的变化可以反映泌尿系统及其他组织器官的病变，其检验结果的准确性直接关系到疾病的诊断与治疗。为了保证尿液检验结果的可靠性，必须坚持全面质量管理，保证尿液标本的完整性。尿液标本正确、合理、规范化地采集和处理，是尿液分析前质量保证的主要内容；不合格的尿液标本，其检测结果并不反映患者的实际状态，即使用质量最优的试剂、最好的仪器设备、最具经验的检验人员，也无法弥补标本采集、转运过程中的差错。因此，必须有书面详细规定尿液标本采集的各个环节的标准文件，并将文件分发给所有相关的工作人员。结合案例——记者用茶水冒充尿液，验出炎症始末，让学生掌握专业知识，提高专业技能和专业素养，培养学生专业素养、工匠精神。

2. 尿液一般检验

尿液检验一般分为以下11类：（1）尿白细胞（U－LEU）；（2）尿酮体（U－Ket）；（3）尿亚硝酸盐（NIT）；（4）尿胆原（URO或UBG）；（5）尿胆红素（U－BIL）；（6）尿蛋白（R－PRO）；（7）葡萄糖（U－Glu）；（8）尿比重（SG）；（9）尿酸碱度（U－pH）；（10）隐血（U－BLD）；（11）维C。

引入“一泡尿检测癌症！”案例，引导学生在学好专业知识的同时，培养学生的创新精神、创业精神、双创能力。

3. 尿液分析仪检验

尿液分析仪是测定尿中某些化学成分的自动化仪器，它是医学实验室尿液自动化检查的重要工具，具有操作简单、快速等优点。仪器在计算机的控制下通过收集、分析试带上各种试剂块的颜色信息，并经过一系列信号转化，最后输出测定的尿液中化学成分含量。教师介绍国内首个尿液检查全自动智能马桶，实现尿液检验的技术创新，激发学生创新创造精神。

（三）模块三：其他排泄物与分泌物检验

1. 粪便检验

粪便检验可以了解消化道以及消化器官有无炎症、出血、寄生虫感染、恶性肿瘤等情况；根据粪便的性状和组成，判断胃肠、肝胆、胰腺等器官的功能状况；分析有无致病菌及肠道正常菌群有无失调等；粪便隐血试验作为消化道恶性肿瘤的过筛试验。采用任务驱动、小组合作的方法，引导学生开展围绕新冠患者粪便中为什么可以检测出新型冠状病毒及面对新冠肺炎疫情作为一名检验科医生应该如何去做，由学习小组查阅文献、讨论并得出相关结论，然后进行汇报，培养学生的家国情怀。

2. 阴道分泌物检验

阴道分泌物是女性生殖系统分泌的液体，主要由阴道黏膜、宫颈腺体、前庭大腺及子宫内膜的分泌物混合而成，俗称“白带”。阴道分泌物检验可以协助女性生殖系统炎症、肿瘤的诊断；用于雌激素水平的判断；用于性传播疾病的检查。教师引入“7 岁女孩阴道口有分泌物和出血，医生从其阴道内取出电池”“23 岁女子外阴癌前病变！罪魁祸首为所有女性敲响警钟！”两个案例，让学生分组讨论，并鼓励学生利用空余时间多参加社会实践。整个教学过程在传授专业知识的基础上，让学生掌握专业知识，提高专业技能和培养学生的敬业精神、专业素养。

3. 精液检验

精液检验主要包括精液理学检验、精液显微镜检验、精液化学与免疫学检验、计算机辅助精液分析以及精液检验的质量控制与临床应用。精液检验可以评价男性生育功能；用于计划生育和科研；辅助男性生殖系统疾病的诊断；为精子库或人工授精筛选优质精子；用于婚前检查；用于法医学鉴定等。教师引入“都是久坐惹的祸——久坐导致上班族精液质量下降”案例，让学生分组讨论，并鼓励学生利用空余时间多参加社会实践。整个教学过程在传授专业知识的基础上，培养学生的敬业精神、专业素养，让学生掌握专业知识，提高专业技能。

4. 前列腺液检验

前列腺液是男性生殖系统中最大的附属腺，是精液的重要组成部分，约占精液的30%。前列腺液检查主要用于前列腺炎、前列腺脓肿、前列腺肥大、结石、结核及前列腺癌等疾病的辅助诊断、病原微生物检查及疗效观察等，也可用于性病检查。教师播放视频——“前列腺有问题就用前列康”，引导学生开展“这句广告语是否存在问题”的讨论，然后让学生进行讨论结果汇报，最终得出广告语有片面性和误导性的结论，培养学生的敬业精神。

5. 痰液检验

痰液是肺泡、支气管和气管的分泌物。健康人痰液量很少。正常情况下，支气管黏膜腺体盒杯状细胞可以分泌少量黏液，使呼吸道黏膜保持湿润。病理情况下，呼吸道黏膜和肺泡受刺激后黏膜充血水肿，浆液渗出，黏液分泌增多。各种细胞（红细胞、白细胞、吞噬细胞等）、纤维蛋白等渗出物和黏液、吸入的灰尘、某些组织坏死物等混合形成痰液。痰液的成分很复杂，由95%的水分和5%的灰尘、蛋白质等组成。痰液检查对呼吸系统疾病如肺结核、肺吸虫、肺肿瘤、支气管哮喘、慢性支气管炎、支气管扩张等疾病的诊断、疗效观察和预后判断有一定价值。痰液检查主要包括一般性状检查、显微镜检查、免疫学检查、微生物学检查等。针对这部分内容，结合“检测新冠病毒核酸，痰液样本比咽拭子更准确?”，让学生进行讨论，然后进行汇报。使学生具备相应的专业素养和协作精神，掌握专业知识，提高专业技能。

（四）模块四：体腔液检验

1. 脑脊液检验

脑脊液检验一般由腰椎穿刺获得，必要时可从小脑延髓池或侧脑室穿刺采集。穿刺后测压力，正常压力为80~180mmH_2O。每管2毫升脑脊液：第1管，微生物学检查；第2管，化学分析和免疫学检查；第3管，理学及显微镜检查。疑有恶性肿瘤，多留1管作脱落细胞检查。标本采集后立即送检，检查一般不能超过1小时。就“由脑脊液如何取材?”展开讨论，让学生明确脑脊液标本获得的不易、脑脊液检查的重要性，要求学生深刻认识检验精神，对获取的标本应仔细检验、分析，以使检验结果更具参考价值。在检验分析过程，应保持科学态度，需要学生用发展的眼光看问题、解决问题，开拓探索，追求创新。让学生掌握专业知识，提高专业技能，培养学生的专业素养、创新精神。

2. 浆膜腔积液检验

浆膜腔积液标本由临床医师行胸腔穿刺术、腹腔穿刺术或心包穿刺术分别采集。送验标本最好留取中段液体于消毒容器试管或消毒瓶内，共采集4管，第1管作细菌学检查，约留取2毫升；如查结核杆菌则约需10毫升；第2管作生化检查，留2毫升；第3管加EDTA钾盐作常规及细胞学检查，第4管不加任何抗凝剂用以观察有无凝固现象。就“由浆膜腔积液如何取材?”展开讨论，让学生明确浆膜腔积液标本获得的不易、浆膜腔积液检查的重要性，要求学生深刻认识检验精神，对获取的标本应仔细检验、分析，以使检验结果更具参考价值。在检验分析过程，应保持科学态度，需要学生用发展的眼光看问题、解决问题，开拓探索，追求创新。让学生掌握专业知识，提高专业技能，培养学生的专业素养、创新精神。

3. 关节腔积液检验

关节腔液由临床医师采集。穿刺标本应分装在3支无菌试管内，第1管做理学和微生物学检查；第2管加适量肝素抗凝，做化学检查和细胞学检查；第3管不加抗凝剂用于观察积液的凝固性。就“由关节腔积液如何取材?”展开讨论，让学生明确浆膜腔积液标本获得的不易、关节腔积液检查的重要性，要求学生深刻认识检验精神，对获取的标本应仔细检验、分析，以使检验结果更具参考价值。在检验分析过程，应保持科学态度，需要学生用发展的眼光看问题、解决问题，开拓探索，追求创新。让学生掌握专业知识，提高专业技能，培养学生的专业素养、创新精神。

4. 羊水检验

羊水检查多在妊娠16~20周期间进行，通过羊膜穿刺术，采取羊水进行检查。检查项目包括细胞培养、性染色体鉴定、染色体核型分析、羊水甲胎蛋白测定、羊水生化检查等，以确定胎儿成熟程度和健康状况，诊断胎儿是否正常或患有某些遗传病。结合“羊水穿刺可以测胎儿性别吗？该不该测胎儿性别？”让学生展开讨论，然后进行汇报。从中培养学生良好的沟通和团队合作意识，引导学生理解、遵守法律，培养学生自觉遵纪守法，严格约束自己，不触碰法律底线，从而培养学生的社会责任感及诚信的品格。

（五）模块五：寄生虫临床检验技术

1. 线虫检验技术

线虫成虫为长圆柱形，不分节。雌雄异体，雌虫较大，尾端较直，雄虫较小，尾端卷曲，壁横断面分为少肌型（如钩虫）、多肌型（蛔虫）和细肌型（鞭虫），病理学上有诊断和鉴别诊断意义。消化管完整，有口、咽、食道、肠、肛。生殖系统：雌虫是双管型；雄虫是单管型。生活史多不需中间宿主（直接型）；感染期为含蚴卵或第 3 期幼虫。通过观看“宝塔糖”图片，采用任务驱动、小组合作的方法，引导学生开展“宝塔糖为什么现在消失了”的讨论，然后让学生进行讨论结果汇报，让学生切身感受到我国医药行业的发展和人民生活条件、卫生条件的提高，增强学生的家国情怀，同时还能培养学生创新精神和创造精神。

2. 吸虫病检验技术

吸虫身体背腹扁平，两侧对称，呈叶状或舌状，无体腔。都有口、腹吸盘，雌雄同体。消化系统不完整，有口无肛（口、咽、食道、肠管）。生殖系统发达，占身体大部；雌雄同体（血吸虫除外）虫卵有盖，卵发育成熟后内含毛蚴。属生物源性蠕虫，生活史复杂，虫卵必须下水才能发育。第一中间宿主是淡水螺，第二中间宿主因种而异。生活史中有世代交替现象。（基本过程：卵入水孵出毛蚴—侵入第一中间宿主形成胞蚴—许多雷蚴—许多尾蚴入侵第二中间宿主形成囊蚴—进入终宿主体内—成虫）。感染期一般为囊蚴。

自然界中有保虫宿主，吸虫病为人兽共患病。血吸虫是一种特殊的吸虫，在某些方面例外。通过观看《舌尖上的中国》顺德鱼生视频片段，引导学生开展“鱼生是否会导致寄生虫病”的讨论，让学生掌握专业知识，提高专业技能，培养学生的专业素养。

3. 绦虫病检验技术

绦虫成虫背腹扁平、两侧对称呈带状，无体腔。虫体分节，分为头节、颈节和链体。雌雄同体。无消化系统，通过体壁吸收营养。生活史复杂，属于生物源性蠕虫需要 1 ~2 个中间宿主。在中间宿主体内的发育阶段称为中绦期。教师在教学过程中引入“泰男子爱吃生肉长 18 米长绦虫”“我的菊花里爬出一条绦虫!”两个案例，通过对案例进行讨论，让学生掌握专业知识，提高专业技能，培养学生专业素养和敬业精神。

4. 阿米巴检验技术

溶组织内阿米巴又称为痢疾阿米巴，主要生活于人体结肠腔内，在一定条件下可侵入肠壁组织或其他器官组织分别引起肠阿米巴病与肠外阿米巴病。主要通过病原学检查：滋养体的检查和包囊的检查来进行确诊。另外还可以通过溶组织内阿米巴的培养、免疫学检查、分子生物学检查、影像学检查等来辅助诊断。针对这部分内容，通过肝脓肿图片引入学习内容，再通过观看铁苏木素染色和碘液染色等学习视频，来培养学生的专业素养和敬业精神，让学生掌握专业知识，提高专业技能。

5. 孢子虫检验技术

隐孢子虫为体积微小的球虫类寄生虫，广泛寄生于多种哺乳动物以及人体胃肠上皮细胞内，导致人畜共患的隐孢子虫病。寄生于人体的隐孢子虫主要为微小隐孢子虫，主要临床症状是腹泻，是艾滋病患者主要的死因之一。

寄生人体的疟原虫有 4 种：间日疟原虫、恶性疟原虫、三日疟原虫、卵形疟原虫。在我国最常见的是间日疟原虫，恶性疟原虫次之，其他两种罕见。

针对这部分内容，教师代入“中国获世卫组织‘无疟疾国家’认证，从 3000 万到 0 值得点赞”和“男子因妻子怀孕将狗和猫从楼上扔下，活活摔死”两个案例，让学生进行讨论，通过案例，让学生掌握专业知识，提高专业技能，培养学生的家国情怀、专业素养、协作精神和社会责任意识。

6. 鞭毛虫检验技术

蓝氏贾第鞭毛虫简称贾第虫，主要寄生于人体小肠，引起以腹泻为主要症状的贾第虫病。

杜氏利什曼原虫又名黑热病原虫，寄生于人和哺乳动物的肝、脾、骨髓、淋巴结等器官的巨噬细胞内，引起内脏利什曼病。

阴道毛滴虫简称阴道滴虫。主要寄生于女性阴道、尿道及男性尿道、前列腺内，引起滴虫性阴道炎、尿道炎和前列腺炎，是以性传播为主的传染病之一。

结合“面部溃烂、容貌尽毁：食肉的利什曼寄生虫正在美国蔓延”案例，重点讲解这三种鞭毛虫的形态、生活史和检验方法，并以图片、视频等形式辅助学生理解。整个教学过程在传授专业知识的基础上，让学生掌握专业知识，提高专业技能，培养学生的专业素养、协作精神。

7. 节肢动物检验技术

疥螨专性寄生于人和哺乳动物表皮层内。人疥螨在皮肤表皮层内挖掘隧道、寄居、繁殖，引起以皮疹和皮肤剧烈瘙痒为典型特征的皮肤传染病，即疥疮。

蠕形螨寄生于人和哺乳动物的毛囊和皮脂腺的永久寄生螨，俗称毛囊虫。根据寄生部位分为毛囊蠕形螨和皮脂腺蠕形螨。

结合“中央农办、农业农村部等 8 部门联合部署推动农村‘厕所革命’”案例，重点讲解这两种节肢动物的形态、生活史和检验方法。并以图片、视频等形式辅助学生理解。整个教学过程在传授专业知识的基础上，培养学生的家国情怀、协作精神。

（六）模块六：脱落细胞学检验

1. 脱落细胞学基础知识和检验技术

脱落细胞学检查，以人体各种体腔积液（如胸腹水、关节腔积液）或含腔道器官（气管、食管、生殖道、泌尿道等）黏膜或组织表面脱落或刮取的细胞制作成涂片，并进行适当染色后作光镜观察，用于诊断疾病（主要为肿瘤）的一种方法。临床上比较常用的有阴道涂片或子宫颈刮片诊断早期宫颈癌，痰涂片诊断肺癌，尿涂片诊断泌尿道肿瘤，食管拉网细胞诊断早期食管癌，胸、腹水涂片诊断胸、腹腔器官的肿瘤等。课前布置学生参考图书《脱落细胞学检验》，收集资料，课中进行分享，教师进行总结归纳，鼓励学生学习脱落细胞学基础知识和检验技术，让学生掌握专业知识，提高专业技能，培养学生的专业素养、协作精神。

2. 脱落细胞病理学检验

脱落细胞病理学检验是检验医学的一个分支，是通过检查细胞的形态结构，进行健康和疾病的筛查、诊断和研究，即对无症状个体进行癌前病变的筛检，对有症状或有体征患者进行诊断和鉴别诊断。基本步骤包括标本采集、涂片制备、标本固定、标本浓缩、染色、镜检。针对这部分内容，教师课前布置学生参考图书《临床脱落细胞学图谱》《临床脱落细胞学图谱分析及诊断》，收集资料，课中进行分享，教师进行总结归纳，鼓励学生学习脱落细胞学基础知识和检验技术，让学生掌握专业知识，提高专业技能，培养学生的专业素养、协作精神。

3. 针吸细胞病理学检验

针吸细胞学，又称细针细胞病理学（fine needle aspiration cytopathology，FNAC）、细针吸取活检或细针吸取等，是用细针穿刺病灶吸出少量的细胞成分作涂片来观察病灶部位非肿瘤或肿瘤性组织细胞形态改变的诊断细胞学。目前已经成为一种重要的早期诊断手段。涂片制备方法包括推片法、涂抹法、压拉涂片法、吸管推片法、喷射法、印片法、微孔滤膜过滤法。针对这部分内容，教师课前布置学生参考材料：针吸细胞学中常见的问题及对策、针吸细胞学的发展以及临床应用价值，收集资料，课中进行分享，教师进行总结归纳，鼓励学生学习脱落细胞学基础知识和检验技术，让学生掌握专业知识，提高专业技能，培养学生的专业素养、协作精神。

（七）模块七：显微镜技术

显微镜技术（microscopical technique）是指在光学显微镜或电子显微镜下进行观察或实验操作的技术。采用情景模拟、小组讨论的方法，在讲授资料整理理论的同时，教师引入“显微镜发明的故事”，培养学生的创新精神和创造精神。

四、课程“五育融合”双创教育教学实施路径

“临床基础检验学技术”课程“五育融合”双创教育教学实施路径见表3－1。

表 3－1 “临床基础检验学技术”课程“五育融合”双创教育教学实施路径

课程模块	课程内容	双创要素	教学素材	教学实施建议	考核评价	备注
模块一：血液检验	血液标本的采集技术	1.1 家国情怀 2.1 专业知识 2.2 专业技能 2.3 专业素养 5.3 工匠精神	案例：熟能生巧的历史典故	1. 采用案例分析、小组讨论的方法，将熟能生巧的历史典故引入课堂，引起同学们传统文化的认同感和归属感，培养学生的家国情怀。 2. 利用实验实训，分组练习的方法，加强学生的抽血技术训练，做到熟能生巧，让学生掌握专业知识，提高专业技能，培养学生精益求精的工匠精神和专业素养	课堂测验（1）： 以“血液标本的采集”为题，展开课堂测验。专业知识测试题重点考查学生对血液标本的采集的掌握程度，设置实验操作项目考查学生采血的操作	
	血液标本的处理、运送和保存	5.3 工匠精神	案例：迈克生物连续七次通过 RELA 实验，彰显量值溯源核心优势	采用小组讨论的方法，课堂上讨论迈克生物连续七次通过 RELA 实验事件，带领学生分析案例中为什么西南证券可以连续七次通过 RELA 实验，感受量值溯源的优势，使学生感受到检验科从标本的采集、运输、到标本的接收和处理，方方面面都在影响最后的结果。培养学生精益求精的工匠精神	课后作业（1）： 请结合如何在标本处理过程中进行质量控制，撰写不少于 500 字的作业，重点考查学生工匠精神	
	血液标本采集的质量控制	2.1 专业知识 2.2 专业技能 2.3 专业素养 2.4 双创素质	案例：“固步自封”还是“故不自封”？	通过这个案例，让学生进行分组讨论，学习中华优秀传统文化知识；再进一步提出问题“实验室为什么要参加室间质量评价？室间质量评价又能为实验室带来什么积极影响？”在学好课程知识的同时，注重实践，学中干，干中学，从理论与实践结合中提高专业素养，培养创新精神和双创能力，这样才能适应未来医学检验的发展	小组讨论（1）： 围绕课堂问题学生展开小组讨论，个人撰写讨论报告，根据小组讨论评分表进行评分。重点考查学生综合运用专业知识的能力及双创素质的体现	

续表

课程模块	课程内容	双创要素	教学素材	教学实施建议	考核评价	备注
模块一：血液检验	血涂片制备和染色	1.4 敬业精神 2.1 专业知识 2.2 专业技能 2.3 专业素养	视频：《AlphaGo用什么算法击败李世石?》纪录片《阿尔法围棋》	观看“《AlphaGo用什么算法击败李世石》？纪录片《阿尔法围棋》”视频片段，采用任务驱动、小组合作的方法，引导学生开展“在血涂片的制备和染色中仪器能否代替人工”的辩论赛，最终得出虽然很多检验仪器的普及能给检验带来质和量的提升，但在血涂片制备和染色中，人工的地位难以撼动。从中激发学生的专业素养和敬业精神	小组讨论（2）： 围绕辩论赛，学生课后个人撰写心得体会，根据小组讨论评分表进行评分。重点考查学生综合运用专业知识的能力及敬业精神的体现	
	改良牛鲍计数板的结构和使用	2.1 专业知识 2.2 专业技能 2.3 专业素养 2.4 双创素质 5.3 工匠精神 5.4 创造精神	案例：传统牛鲍计数板和改良牛鲍计数板的优缺点对比	采用小组讨论、翻转课堂的方法，课堂上讨论传统牛鲍计数板和改良牛鲍计数板的优缺点，让学生发现改良牛鲍计数板相对于传统牛鲍计数板的优势，使学生感受到不断发现和创新对于检验工作的有利之处，同时在了解牛鲍计数板缺点的时，培养在细胞计数过程中认真细致的工作态度。培养学生的专业素养，激发学生的创新精神和创造精神，学习和发扬工匠精神	小组讨论（3）： 采用翻转课堂的形式，学生以小组为单位，组长汇报学习成果，根据小组汇报评分表进行评分，重点考查学生对改良牛鲍计数板的认知和双创素质的体现	
	红细胞检验	2.1 专业知识 2.2 专业技能 2.3 专业素养 2.4 双创素质 5.3 工匠精神 5.4 创造精神	1. 案例：放血时代留下的痕迹 2. 案例：华盛顿之死	1. 通过“放血时代留下的痕迹”的导入，引入本节课的教学内容——红细胞的重要性，为什么最早的放血疗法会演变为现代的输血疗法？ 2. 分组讨论“华盛顿之死”，通过美国第一任总统乔治·华盛顿感染疾病后的救治过程，让同学们分析得出华盛顿死亡的真正原因是失血过多，引导同学们建立实事求是、追求真理、严谨治学的专业素养、创新创造精神和严谨的工匠精神	课后作业（2）： 请结合血液检验发展史，撰写不少于500字的作业，谈谈中华民族的创新精神和自己的理想追求，题目自拟，重点考查学生的双创素质和工匠精神	

续表

课程模块	课程内容	双创要素	教学素材	教学实施建议	考核评价	备注
模块一：血液检验	白细胞检验	1.1 家国情怀 2.4 双创素质 5.4 创造精神	案例：中国“砒霜治愈白血病”获美国医学大奖	1. 采用案例分析、小组讨论的方法，以案例引入白细胞发生变化最明显也最凶险的疾病——白血病 2. 由张亭栋发表砒霜在癌症治疗中的临床应用结果的故事引入，采用小组讨论的方法，在“白细胞检验学习”任务中，培养学生使命担当、团结奋斗、自强不息的家国情怀，以及刻苦钻研、开拓创新、勇攀高峰的创新精神和创造精神	小组讨论（4）： 围绕课堂问题学生展开小组讨论，个人撰写讨论报告，根据小组讨论评分表进行评分。重点考查学生家国情怀及双创素质的体现	
	血小板检验	2.4 双创素质 4.1 审美素养 4.2 艺术素养 4.4 文化创意 5.3 工匠精神	1. 案例：原本是配角的血小板，到底凭什么“血”洗B站？ 2. 视频：动漫《工作细胞》血小板视频片段	1. 通过案例“原本是配角的血小板，到底凭什么‘血’洗B站？”导入本课，本案例更贴近学生的年龄层次，能激发学生对血小板的兴趣 2. 观看动漫《工作细胞》血小板视频片段，通过启发和讨论，培养学生感受美、鉴赏美的审美素养。同时，由动漫这种独特、有趣的医学视频引申出要向动漫工作者学习，培养学生开拓创新、精益求精的工匠精神，以及创造精神	作品设计（1）： 针对灌血小板检验课程内容，布置绘图作品设计，结合视频内容，模拟血小板检验流程。重点考查学生对血小板检验要点的掌握程度以及审美素质、艺术素质、文化创意	
	血液分析仪检验	1.4 敬业精神 5.3 工匠精神	案例：谁偷走了我的白细胞？	以案例为依托，请学生们讨论检测结果，并由此提出血液分析仪的结果复核原因、复核原则和复核方法，再结合案例中检验人员通过对患者临床症状的分析，怀疑仪器检测结果有误，又通过标本检查、仪器复核、人工镜检、机器检查等操作，纠正了错误结果，发出正确的检测结果的鲜活案例，让学生们看到检验人员不能盲目地相信仪器，碰到异常结果，要利用专业知识进行科学分析的职业道德，以认真负责的态度去伪存真，不厌其烦，为患者发出正确的检验结果，不漏诊，不误诊的敬业精神和工匠精神	课堂测验（2）： 围绕案例发布测验题，专业知识测试题重点考查学生对血液分析仪检验的掌握程度，开放型测试题重点考查学生针对血液分析仪异常结果的处理以及学生的敬业精神及工匠精神	

续表

课程模块	课程内容	双创要素	教学素材	教学实施建议	考核评价	备注
模块一：血液检验	血型检验	1.4 敬业精神 2.1 专业知识 2.2 专业技能 2.3 专业素养 2.4 双创素质 5.4 创造精神	1. 案例：血型发现者——卡尔·兰德斯坦纳 2. 案例：A 型血还是 B 型血	1. 通过卡尔·兰德斯坦纳发现 ABO 血型真相的案例，为挽救千千万万的生命奠定了基础，是当之无愧的“血型之父”的事例激发学生敬业精神和创新、创造精神。 2. 通过青岛某医院鲁老汉求医的真实案例，分小组讨论，引发学生思考。通过鲁老汉前后两次血型不一致却没有发生输血反应，血库工作人员坚持自己的实验结果并提出疑问，最终确保了患者的生命安全，告知学生在检验工作中要诚实守信、实事求是，同时也要探索发现分析问题。通过鲁老汉家人提出血型检测结果不符合 ABO 血型遗传规律的质疑，医院提供的合理解释，说明与患者的良好沟通的重要性，同时培养学生的敬业精神和专业素养	课后作业（3）： 以“会变的血型”为题，撰写不少于 500 字的分析报告，分析为什么鲁老汉的血型会发生变化，结合血型检验技术的发展，给出治疗方案对策。重点考查的专业技能及双创素质的体现	
模块二：尿液检验	尿液标本的采集和处理	2.1 专业知识 2.2 专业技能 2.3 专业素养 5.3 工匠精神	案例：记者用茶水冒充尿液，验出炎症始末	采用案例分析、小组讨论的方法，以案例引入在尿液检查中从标本的采集、运输、到标本的接收和处理，方方面面都影响着最后的结果。所以在检查的过程中不能只追求数量，还要追求质量，以细致谨慎的工作态度和超强的责任心对待每一份标本。通过案例讨论，培养学生的专业素养和工匠精神	小组讨论（5）： 采用案例分析、小组讨论的方法，学生课上对案例讨论结果进行汇报，课后小组撰写讨论报告，根据小组讨论评分表进行评分，考查学生对尿液标本的采集、处理的认识及双创素质的体现	
	尿液一般检验	2.1 专业知识 2.2 专业技能 2.3 专业素养 2.4 双创素质	案例：“一泡尿检测癌症!?”这种异想天开的技术正在成为现实	采用小组讨论的方法，课堂上讨论“一泡尿检测癌症!?”是否可以实现，讨论后，可以通过辩论的形式再进行深化与沟通。让学生感受尿液检查的重要性，同时告知学生这种技术正在成为现实，培养学生的创新精神、创业意识和双创能力	小组讨论（6）： 围绕辩论赛，学生课后个人撰写心得体会，根据小组讨论评分表进行评分。重点考查学生综合运用专业知识的能力及双创素质	

续表

课程模块	课程内容	双创要素	教学素材	教学实施建议	考核评价	备注
模块二：尿液检验	尿液分析仪检验	2.1 专业知识 2.2 专业技能 2.3 专业素养 2.4 双创素质	案例：恭逸科技，国内首个尿液检查全自动智能马桶	采用案例分析、小组讨论的方法，通过对案例的学习与讨论，激发学生开拓创新的创新意识和刻苦钻研、勇攀高峰的科研态度。培养学生的创新精神、创业意识和双创能力	课堂测验（3）： 围绕案例发布测验题，专业知识测试题重点考查学生对尿液分析仪检验的掌握程度，开放型测试题重点考查学生的专业素质及双创素质	
模块三：其他排泄物与分泌物检验	粪便检验	1.1 家国情怀 2.1 专业知识 2.2 专业技能 2.3 专业素养	案例：确诊患者粪便检出新型冠状病毒！	采用任务驱动、小组合作的方法，引导学生开展围绕新冠患者粪便中为什么可以检测出新型冠状病毒及面对新冠肺炎疫情作为一名检验科医生应该如何去做，由学习小组查阅文献、讨论并得出相关结论，然后进行汇报，在行动中培养家国情怀，夯实对知识的掌握	作品设计（2）： 结合粪便检验专业知识进行新冠肺炎宣传板报设计，学生根据要求设计宣传板报，重点考查学生对粪便检验的掌握程度和运用能力，同时结合疫情起到宣传作用，又考查了学生的家国情怀	
	阴道分泌物检验	1.2 社会责任 1.4 敬业精神 2.1 专业知识 2.2 专业技能 2.3 专业素养	1. 案例：7 岁女孩阴道口有分泌物和出血医生从其阴道内取出电池。 2. 案例：23 岁女子外阴癌前病变！罪魁祸首为所有女性敲响警钟！	1. 采用案例分析、小组讨论的方法，在讲授阴道分泌物检验理论的同时，引入相关的案例，让学生感受现代还是有很多人不够重视阴道卫生。 2. 采用实际组建宣传教育团队的方法，让学生走进社区，进行相关知识宣传，在服务和实践中培养学生社会责任感，整个过程都需要团队成员各司其职，共同完成。整个教学过程在传授专业知识的基础上，培养学生的社会责任、敬业精神、专业素养	作品设计（3）： 结合阴道分泌物检验专业知识进行宣传知识手册设计，学生自由设计宣传知识手册，重点考查学生对相关知识的掌握程度和运用能力，同时结合国情起到宣传作用，又考查了学生的社会责任感	

续表

课程模块	课程内容	双创要素	教学素材	教学实施建议	考核评价	备注
模块三：其他排泄物与分泌物检验	精液检验	1.2 社会责任 1.4 敬业精神 2.1 专业知识 2.2 专业技能 2.3 专业素养	案例：都是久坐惹的祸——久坐导致上班族精液质量下降	1. 采用案例分析、小组讨论的方法，在讲授精液检验理论的同时，引入相关的案例，让学生了解精液质量下降的原因。 2. 采用实际组建宣传教育团队的方法，让学生通过制作相关宣传知识手册，进行宣传，在服务和实践中培养学生社会责任感，整个过程都需要团队成员各司其职，共同完成。整个教学过程在传授专业知识的基础上，培养学生的社会责任、敬业精神、专业素养	作品设计（4）： 结合精液检验专业知识进行宣传知识手册设计，学生自由设计宣传知识手册，重点考查学生对相关知识的掌握程度和运用能力，同时结合国情起到宣传作用，又考查了学生的社会责任感	
	前列腺液检验	2.1 专业知识 2.2 专业技能 2.3 专业素养 1.4 敬业精神	视频：广告“前列腺有问题就用前列康	观看广告“前列腺有问题就用前列康”视频，采用任务驱动、小组合作的方法，引导学生开展“这句广告语是否存在问题”的讨论，然后让学生进行讨论结果汇报，最终得出广告语有片面性和误导性的结论，作为医生要对症下药，不能盲目开药的结论。提高学生的知识技能，培养学生的敬业精神	课堂测验（4）： 围绕广告视频发布测验题，专业知识测试题重点考查学生对尿前列腺液检验的掌握程度，开放型测试题重点考查学生的专业素质及敬业精神	
	痰液检验	2.1 专业知识 2.2 专业技能 2.3 专业素养 3.3 协作精神	案例：检测新冠病毒核酸，痰液样本比咽拭子更准确？	采用任务驱动、小组合作、翻转课堂的形式，引导学生开展围绕新冠病毒核酸，痰液样本是否比咽拭子更准确？由学习小组查阅文献、讨论并得出相关结论，然后进行汇报。从中培养学生良好的沟通和团队合作意识，尊重同事，锻造集体主义精神和团队合作精神和求真务实的精神。让学生具备相应的专业素养和协作精神	小组讨论（7）： 采用翻转课堂的形式，学生以小组为单位，组长汇报学习成果，根据小组汇报评分表进行评分，重点考查学生对痰液标本的认知和双协作精神	

续表

课程模块	课程内容	双创要素	教学素材	教学实施建议	考核评价	备注
模块四：体腔液检验	脑脊液检验	2.1 专业知识 2.2 专业技能 2.3 专业素养 2.4 双创素质	材料：脑脊液如何取材？	由“脑脊液如何取材？”展开资料收集，让学生明确脑脊液标本获得的不易、脑脊液检查的重要性，要求学生深刻认识检验精神，对获取的标本应仔细检验、分析，以使检验结果更具参考价值。在检验分析过程，应保持科学态度，需要学生用发展的眼光看问题、解决问题，开拓探索，追求创新。培养学生的专业素养、创新精神	课后作业（4）： 以“脑脊液如何取材”为题，撰写不少于500字的分析报告，分析脑脊液如何进行取材，结合检验技术的发展，给出方案对策。重点考查的专业技能及双创素质的体现	
	浆膜腔积液检验	2.1 专业知识 2.2 专业技能 2.3 专业素养 2.4 双创素质	材料：浆膜腔积液如何取材？	由“浆膜腔积液如何取材？”展开资料收集，让学生明确浆膜腔积液标本获得的不易、浆膜腔积液检查的重要性，要求学生深刻认识检验精神，对获取的标本应仔细检验、分析，以使检验结果更具参考价值。在检验分析过程，应保持科学态度，需要学生用发展的眼光看问题、解决问题，开拓探索，追求创新。培养学生的专业素养、创新精神	课后作业（5）： 以“浆膜腔积液如何取材”为题，撰写不少于500字的分析报告，分析浆膜腔积液如何进行取材，结合检验技术的发展，给出方案对策。重点考查的专业技能及双创素质的体现	
	关节腔积液检验	2.1 专业知识 2.2 专业技能 2.3 专业素养 2.4 双创素质	材料：关节腔积液如何取材？	由“关节腔积液如何取材？”展开资料收集，让学生明确关节腔积液标本获得的不易、关节腔积液检查的重要性，要求学生深刻认识检验精神，对获取的标本应仔细检验、分析，以使检验结果更具参考价值。在检验分析过程，应保持科学态度，需要学生用发展的眼光看问题、解决问题，开拓探索，追求创新。培养学生的专业素养、创新精神	课后作业（6）： 以“关节腔积液如何取材”为题，撰写不少于500字的分析报告，分析关节腔积液如何进行取材，结合检验技术的发展，给出方案对策。重点考查的专业技能及双创素质的体现	

续表

课程模块	课程内容	双创要素	教学素材	教学实施建议	考核评价	备注
模块四：体腔液检验	羊水检验	1.2 社会责任 1.3 诚信品质 2.3 专业素养	案例：羊水穿刺可以测胎儿性别吗？该不该测胎儿性别？	采用任务驱动、小组合作的方法，引导学生开展围绕“羊水穿刺可以测胎儿性别吗？该不该测胎儿性别?”，由学习小组查阅文献、讨论并得出相关结论，然后进行汇报。从中培养学生的专业素养，引导学生理解遵守法律培养学生自觉遵纪守法，严格约束自己，不触碰法律底线的法治意识和规则意识，培养学生的社会责任意识和诚信品质	小组讨论（8）： 采用任务驱动、小组讨论的方法，学生课上对讨论结果进行汇报，课后小组撰写讨论报告，根据小组讨论评分表进行评分，考查学生的专业素质和社会责任意识以及诚信的品格	
模块五：寄生虫临床检验技术	线虫检验技术	1.1 家国情怀 2.4 双创素质 5.4 创造精神	图片：宝塔糖	观看“宝塔糖”图片，采用任务驱动、小组合作的方法，引导学生开展“宝塔糖为什么现在消失了”的讨论，然后让学生进行讨论结果汇报，让学生切身感受到我国医药行业的发展和人民生活条件、卫生条件的提高，增强学生的民族自豪感和对国家的责任感，同时还能培养学生创新精神	小组讨论（9）： 采用翻转课堂的形式，学生以小组为单位，组长汇报学习成果，根据小组汇报评分表进行评分，重点考查学生对痰液标本的认知和双创素质	
	吸虫病检验技术	2.1 专业知识 2.2 专业技能 2.3 专业素养	视频：《舌尖上的中国》顺德鱼生片段	观看《舌尖上的中国》顺德鱼生视频片段，采用任务驱动、小组合作的方法，引导学生开展“鱼生是否会导致寄生虫病”的讨论。就此引导学生树立正确的幸福观；不能一味地追求口感，要在健康的基础上，再追求口感和花样。培养学生的专业素养	课堂测验（5）： 围绕视频发布测验题，专业知识测试题重点考查学生对吸虫病检验技术的掌握程度，开放型测试题重点考查学生的专业素质及对专业知识技能的掌握	

续表

课程模块	课程内容	双创要素	教学素材	教学实施建议	考核评价	备注
模块五：寄生虫临床检验技术	绦虫病检验技术	1.2 社会责任 1.4 敬业精神 2.1 专业知识 2.2 专业技能 2.3 专业素养	1. 案例：泰男子爱吃生肉长 18 米长绦虫。 2. 案例：我的菊花里爬出一条绦虫！	1. 采用案例分析、小组讨论的方法，在讲授绦虫检验理论的同时，引入相关的案例，引发学生学习兴趣，让学生感受到由于饮食习惯，还是存在绦虫病感染的情况。 2. 通过案例学习，引导学生树立正确的幸福观，不能一味地追求口感，改变不良的饮食习惯，同时也要对群众进行宣传相关的卫生饮食知识，可以在社区进行相关知识宣传，提高学生的社会责任感；案例 2 可以让学生向文内医生学习，培养学生专业素养和敬业精神	作品设计（5）： 结合绦虫病检验技术专业知识进行宣传知识手册设计，学生自由设计宣传知识手册，重点考查学生对相关知识的掌握程度和运用能力，同时结合国情起到宣传作用，又考查了学生的社会责任感	
	阿米巴检验技术	1.4 敬业精神 2.1 专业知识 2.2 专业技能 2.3 专业素养	1. 案例：肝脓肿图片。 2. 案例：铁苏木素染色、碘液染色视频	1. 采用案例 1 图片导入学习内容，让学生进行分组讨论，提高对痢疾的认识，了解灭蚊、灭蟑螂的重要性，组织学生们参加社会实践，比如参加灭蚊、灭蟑螂活动等。 2. 通过观看染色视频，在学习理论和操作知识的同时，又能体会到老一辈检验工作者工作时严谨认真、一丝不苟的工作态度。通过对案例进行讨论和视频学习，培养学生专业素养和敬业精神	课堂测验（6）： 围绕案例及染色视频发布测验题，专业知识测试题重点考查学生对阿米巴检验技术的掌握程度，开放型测试题重点考查学生的专业素质及敬业精神	
	孢子虫检验技术	1.1 家国情怀 1.2 社会责任 2.1 专业知识 2.2 专业技能 2.3 专业素养 3.3 协作精神	1. 案例：中国获世卫组织“无疟疾国家”认证，从 3000 万到 0 值得点赞 2. 案例：男子因妻子怀孕将狗和猫从楼上扔下，活活摔死	采用任务驱动、小组合作、翻转课堂的方法，引导学生开展围绕“我国成为无疟国家所做了哪些努力”和“孕妇能养宠物吗”展开讨论，由学习小组查阅文献、讨论并得出相关结论，然后进行汇报。从中培养学生良好的沟通和团队合作意识，尊重同事，锻造集体主义精神和团队合作精神和求真务实的精神；引发对国家的认同感和民族自豪感；还要树立科学态度，了解科学知识，不要盲目冲动地做出违法行为，要遵纪守法。培养学生的家国情怀、专业素养、协作精神和法治意识、规则意识	小组讨论（10）： 采用翻转课堂的形式，学生以小组为单位，组长汇报学习成果，根据小组汇报评分表进行评分，重点考查学生对孢子虫检验技术的认知和协作精神以及学生的家国情怀	

续表

课程模块	课程内容	双创要素	教学素材	教学实施建议	考核评价	备注
模块五：寄生虫临床检验技术	鞭毛虫检验技术	2.1 专业知识 2.2 专业技能 2.3 专业素养 3.3 协作精神	案例：面部溃烂、容貌尽毁：食肉的利什曼寄生虫正在美国蔓延	采用任务驱动、小组合作的方法，引导学生开展围绕“利什曼病”展开讨论，由学习小组查阅文献、讨论并得出相关结论，然后进行汇报。从中培养学生良好的沟通能力和团队合作意识，尊重同事，锻造集体主义精神和求真务实的精神。整个教学过程在传授专业知识的基础上，培养学生的专业素养、协作精神	课堂测验（7）： 围绕案例发布测验题，专业知识测试题重点考查学生对鞭毛虫检验技术的掌握程度，开放型测试题重点考查学生的专业素质及敬业精神	
	节肢动物检验技术	1.1 家国情怀 3.3 协作精神	案例：中央农办、农业农村部等8部门联合部署推动农村“厕所革命”	采用任务驱动、小组合作的方法，引导学生围绕“厕所革命”展开讨论，由学习小组查阅文献、讨论并得出相关结论，然后进行汇报。从中培养学生良好的沟通能力和团队合作意识，尊重同事，锻造集体主义精神和求真务实的精神；让学生切身感受到我国人民生活条件、卫生条件的提高，增强学生的民族自豪感和对国家的责任感。整个教学过程在传授专业知识的基础上，培养学生的家国情怀、协作精神	小组讨论（11）： 采用任务驱动、小组讨论的方法，学生课上对讨论结果进行汇报，课后小组撰写讨论报告，根据小组讨论评分表进行评分，考查学生的家国情怀以及协作精神	
模块六：脱落细胞学检验	脱落细胞学基础知识和检验技术	2.1 专业知识 2.2 专业技能 2.3 专业素养 3.3 协作精神	图书：《脱落细胞学检验》	采用任务驱动、小组合作的方法，引导学生以《脱落细胞学检验》为主要参考资料的基础上，由学习小组查阅文献、讨论并进行自学，然后进行汇报。从中培养学生良好的沟通能力和团队合作意识，尊重同事，锻造集体主义精神能力和求真务实的精神；培养学生科学素养及自学能力。最终达到培养学生的专业素养、协作精神的目的	小组讨论（12）： 采用任务驱动、小组讨论的方法，学生课上对讨论结果进行汇报，课后个人撰写讨论报告，根据小组讨论评分表进行评分，考查学生的专业素质和协作精神	

续表

课程模块	课程内容	双创要素	教学素材	教学实施建议	考核评价	备注
模块六：脱落细胞学检验	脱落细胞病理学检验	2.1 专业知识 2.2 专业技能 2.3 专业素养 3.3 协作精神	图书：《临床脱落细胞学图谱》《临床脱落细胞学图谱分析及诊断》	采用任务驱动、小组合作的方法，引导学生在以《临床脱落细胞学图谱》等为主要参考资料的基础上，由学习小组查阅文献、讨论并进行自学，然后进行汇报。从中培养学生良好的沟通能力和团队合作意识，尊重同事，锻造集体主义精神和求真务实的精神；培养学生科学素养及自学能力。最终达到培养学生的专业素养、协作精神的目的	小组讨论（13）： 采用任务驱动、小组讨论的方法，学生课上对讨论结果进行汇报，课后个人撰写讨论报告，根据小组讨论评分表进行评分，考查学生的专业素质和协作精神	
	针吸细胞病理学检验	2.1 专业知识 2.2 专业技能 2.3 专业素养 3.3 协作精神	材料：针吸细胞学中常见的问题及对策、针吸细胞学的发展以及临床应用价值	采用任务驱动、小组合作的方法，引导学生在指定参考材料的基础上，由学习小组查阅文献、讨论并进行自学，然后进行汇报。从中培养学生良好的沟通能力和团队合作意识，尊重同事，锻造集体主义精神和求真务实的精神；培养学生科学素养及自学能力。最终达到培养学生的专业素养、协作精神的目的	小组讨论（14）： 采用任务驱动、小组讨论的方法，学生课上对讨论结果进行汇报，课后个人撰写讨论报告，根据小组讨论评分表进行评分，考查学生的专业素质和协作精神	
模块七：显微镜技术	显微镜技术	2.4 双创素质 5.4 创造精神	故事：显微镜发明的故事	采用情景模拟、小组讨论的方法，在讲授资料整理理论的同时，引入经典故事，提醒学生应当学以致用，使知识的价值得到充分体现，把学到的知识真正的运用到生活中去，培养科学价值观和创新意识。从而培养学生的创新精神和创造精神	课堂测试（8）： 就显微镜结构、显微镜的使用要点等知识点在学习通布置课堂测验题。重点考查学生对显微镜使用的掌握程度，学生就测试题进行讨论，考查学生的双创素质	

五、考核评价

根据“临床基础检验学技术”课程“五育融合”双创教育教学实施路径中考核评价栏目规定的考核方式，将过程性评价与终结性评价相结合，采用多元化考核评价方式，注重学生创新精神、创业意识和创新创业能力评价。

（一）评价形式

评价形式如表 3－2 所示。

表 3－2　评价形式表

	小组讨论	作品设计	课后作业	课堂测验
数量	14	5	6	8
占比	42.4%	15.2%	18.2%	24.2%

（二）评价标准

1. 小组讨论，组长汇报

本课程过程性评价中，小组讨论共 14 个。组内学生自评占 20%，学生互评占 30%；全体学生评价组长汇报情况占 20%；教师评价小组代表汇报情况占 30%。小组代表汇报成绩作为小组成员成绩（见表 3－3）。

表 3－3　小组讨论评价表

项目	主题突出	思路清晰	价值正向	领悟深刻	备注
权重	0.3	0.3	0.2	0.2	

2. 作品设计

本课程过程性评价中，作品设计共 5 个，每件作品满分 100 分。评分方式为：组内学生评价占 30%；全体学生评价占 30%；教师评价占 40%。作品设计评分要点如表 3－4 所示，适用于所有作品设计。

表 3－4 作品设计评分表

项目	理念新颖	元素丰富	作品完整	价值正向	备注
权重	0.1	0.3	0.3	0.3	

3. 课堂测验

本课程过程性评价中，课堂测验共 8 个，每份课堂作业满分 100 分，通过“学习通”记录学生成绩。课堂测验题包括专业知识测试题和开放型测试题，专业知识测试题中客观题由“学习通”自动评判，主观题和开放型试题由教师评价，考查学生的作答是否具有健康的情感和思想，符合题意，是否有深刻、丰富的内涵，是否有创新，开放型试题旨在激发学生自我表达能力和想象力（见表 3－5）。

表 3－5 课堂测验评分表

项目	测验完成	知识掌握	知识运用	价值正向	备注
权重	0.2	0.2	0.3	0.3	

4. 课后作业

本课程过程性评价中，课后作业共 6 个，课后作业根据学生完成情况由任课教师综合评定，采用百分制赋分（见表 3－6）。

表 3－6 课后作业评分表

项目	作业完成	知识掌握	知识运用	价值领悟	备注
权重	0.3	0.2	0.2	0.3	

5. 终结性评价标准

围绕“五育融合”课程创新创业教育目标，组织终结性评价包含期中考试和期末考试两类，采取百分制计分，期中考试占 15%，期末考试占

25%，采取纸笔作答。试题形式和内容突出基础性、综合性、应用性和创新性，通过设计开放型、探究型试题以及非标准答案的试题，在考查专业知识的基础上，引导学生多角度认识问题，鼓励学生主动思考、发散思维，考查和培养学生的探究意识、独立思考和创新能力。

（三）评价结果计算

根据《“五育融合”大学生创新创业指数综合测评办法》，计算“五育融合”课程创新创业基础指标达成度和学生创新创业基础指标达成度。

（四）评价结果使用

教师针对达成度低的分项指标进行全面分析，从教学目标设计、教学方法使用、教学环境创设、教学活动组织、学生学情等方面撰写教学反思，优化教学设计，持续改进教学方法，提高课程教学质量。

围绕学生个体达成度低的分项指标进行系统分析，从学生的学习态度、学习习惯、学习方式等方面分析存在的原因，对学生进行个性化辅导，引导学生增强创新精神，树立创业意识，提高创新创业能力。

第四章

“临床微生物学检验技术”课程“五育融合”创新创业教育教学设计

一、课程基本情况

“临床微生物学检验技术”是医学检验技术专业的一门专业核心课程，本门课程学习微生物检验项目的基本理论和基本技能，了解当前新技术、新方法在微生物检验中的运用，是国家医学检验职业资格考试的核心内容。

通过本课程的学习，使学生具有独立进行微生物学检验的能力，并让学生在完成具体检验的过程中，明确检验对象、采用仪器、检验工作要求，完成相应工作任务并构建相关理论知识，发展职业技能。课程内容突出对学生医学检验职业能力的培养，理论知识的选取紧紧围绕检验工作任务完成的需要来进行，同时又充分考虑高等教育对理论知识学习的需要，并融合了相关职业素质对知识与技能、过程与方法、情感态度与价值观的要求。通过系统的检验方法，快速准确地对临床标本做出微生物学诊断和抗菌药物敏感性的报告，为临床疾病微生物感染的诊断、治疗和预防提供科学依据。

二、课程“五育融合”双创教育教学目标

本课程围绕医学检验技术专业人才培养目标，结合教学内容，落实“五育融合”要求，在创新创业教育方面达到以下教学目标。

（1）结合细菌耐药性检测、医院内感染和质量保证等教学内容，培养

学生的家国情怀、社会责任、诚信品质和敬业精神，强化创新创业的意识、增强坚韧不拔的意志和艰苦奋斗的精神。

（2）结合革兰染色阴性病原性杆菌检验、分枝杆菌属检验、其他原核细胞型微生物和病毒学检验等教学内容，提高学生的科学素质、人文素养、专业水平和实践能力，挖掘学科专业中的创新创业元素，促进学生独立思考，激发学生拼搏向上的精神。

（3）结合细菌检验、真菌和病毒检验基本技术等教学内容，使学生养成坚持锻炼身体的良好习惯，增强体质、健全人格、锤炼意志。培养学生的协作精神、竞争意识。

（4）结合临床标本的细菌学检验和实验室安全防护及菌种保存技术等教学内容，引导学生树立正确的审美观和艺术观，培养学生的审美素养、人文素养、艺术素养、文化创意，激发学生的创新灵感和创造活力。

（5）结合病原性球菌检验和厌氧性细菌检验等教学内容，引导学生树立正确的劳动价值观，崇尚劳动、尊重劳动、勤勤恳恳、任劳任怨。弘扬劳动精神、劳模精神、工匠精神、创造精神，培养学生的创新创业精神和提升其实践能力。

三、课程知识与“五育”中的双创元素

（一）模块一：细菌检验基本技术

1. 细菌形态学检查法

采用案例分析的方法，在讲授显微镜结构和使用方法的同时，引入列文虎克发明显微镜，激励学生奋发学习，培养其不畏艰辛、锲而不舍、勇于探索的科学精神。

2. 细菌的培养与分离技术

采用小组讨论的方法，课堂上讨论历史上对微生物研究有卓越贡献的人物和事件，通过讨论，有利于对培学生养基本概念的深入理解，使学生从研究初始到研究现状的整个过程都有所了解，培养学生对科学知识不断探索的科学精神。

通过对细菌的生长规律的讲解，类比我国国防事业的发展，通过播放一些《大国崛起》《人工造岛》的视频，激发学生的爱国热情和民族精神。

3. 细菌的生物化学鉴定技术

采用项目驱动、小组合作的方法，通过观看《张树政研究高效糖化酶为国节约大量粮食》的视频，通过学习，增强学生的爱国主义精神、民族精神、文化自信。

4. 细菌检验的自动化

采用案例分析、情景模拟的方法，播放医院检验科细菌检验自动分析仪的使用的视频资料，穿插医学检验科和第三方医学检验机构的宣传片，让学生深刻认识自动化在医学检验的重要性，了解医学检验技术的发展前沿和趋势。

（二）模块二：真菌检验基本技术

1. 真菌的形态学检查

结合真菌分类的知识点，介绍戴芳澜教授在艰苦卓绝的环境下培养人才，解决生产实践面临问题的精神，戴芳澜教授曾谈到当年中国受外侮青年人，无不义愤填膺希望实业救国，而他也志愿学农，开始研究时，以植物病害真菌为目标，戴芳澜教授在艰苦的条件下坚持完成了大量的工作，亲自采集标本、搜集资料，为我国的真菌学事业奠定了基础，其巨著《中国真菌总汇》，对祖国真菌资源的开发利用有着不可磨灭的贡献。戴芳澜教授有凛然的爱国之心和强烈的民族自尊心、自信心，对国家资源十分珍视，坚持中国采集的真菌标本必须在中国鉴定，在外国专家认为中国没有鉴定能力时，他坚持承担并出色地完成了鉴定任务。戴芳澜教授不仅为祖国做出了巨大贡献，还培养了大批优秀的学生，其中涌现出了许多领域的领军人物，戴芳澜教授研究和育人的事迹可以激发学生的爱国之心和民族自尊心、自信心。

2. 真菌的培养及鉴定技术

通过对真菌孢子的特性的讲解，提出孢子的广泛播散性，类比我国知识文化的传播途径，鼓励学生从点滴入手，加强对我国知识文化传统的弘扬。

（三）模块三：病毒检验基本技术

1. 病毒的形态学检查

在讲到病毒的形态学检查时，列举一些我国帮助非洲等不同国家抗击埃博拉病毒等病毒感染性疾病的事例，让学生深深地体会国家在病毒防控方面的坚定信心，并看到与其他国家同舟共济、科学防治、精准施策的战略成果，从而培养学生的爱国情感及责任担当。

2. 病毒的培养与鉴定技术

在讲到病毒的培养与鉴定技术时，让学生分组组建检验团队，写出检验流程，在过程中培养学生团队协作的精神，以此培养学生的职业认同感和职业道德。

3. 病毒的非培养检验技术

咽拭子采集是病毒非培养检验技术的重要环节，采用视频展示、教师演示的方式，让学生熟练掌握咽拭子采集的操作过程，以及在咽拭子采集过程中应做好个人防护，增强学生的检验操作的专业素养。

（四）模块四：细菌耐药性检测

1. 临床常用抗菌药物

青霉素的发现归功于英国科学家弗莱明（Fleming），1928 年 9 月，在面对被青霉菌污染的平板时，他发现青霉菌的菌落周围形成没有葡萄球菌生长的透明环，此现象的出现可能与青霉菌产生了某种物质、抑制葡萄球菌的生长有关，并经过反复多次的试验，提取获得了青霉素。通过上述事例的介绍，教育学生在日常的学习和工作中，要养成仔细认真观察各种现象、发现和分析问题的习惯，提升学生的洞察力。

2. 抗菌药物敏感实验

通过观看视频，了解耐药菌在临床治疗过程中存在的问题，使学生了解滥用抗生素的危害性，增强学生在抗生素使用中的规范性。

3. 细菌耐药机制和检测

如超级细菌、HIV 感染等，根据教学内容，联系相关热点问题开展思政教育。在讲解细菌耐药性变异的机制中要指出，抗菌药物的发现和应用挽救了无数人的生命，但是随着抗菌药物的广泛应用尤其是不合理滥用，出现了许多耐药菌、多重耐药菌甚至超级细菌，为人类的健康带来了严峻挑战，提醒各位未来的医务人员在今后的工作岗位上一定要合理使用抗菌药物，否则，人类将会陷入“无药”可治疗“超级细菌”感染的困境。

（五）模块五：医院内感染

1. 医院内感染的定义和分类

在讲授院内感染时，讲到由于医务人员职业防护不当，出现了感染，让学生意识到医务人员要正确使用消毒用品。通过上述的理论联系实际，培养学生掌握从事医学检验工作应具备的一些职业素养。

2. 医院内感染控制

在讲授医院感染的发生原因和危害时，结合输血后传播丙肝病毒、HIV以及医院感染造成新生儿的死亡等案例，教育医学生医源性感染既加重了患者的病情，甚至危及患者生命，还会延长住院时间，增加患者和社会的负担。让他们深刻认识到在医疗工作中责任重大，医护人员的一举一动有可能是生命攸关的大事，牵扯到千家万户的悲欢离合，稍有疏忽则可能酿成大错；充分认识严格执行消毒隔离、无菌操作和严谨认真的工作作风在医学生涯中的重要性。

（六）模块六：质量保证

在讲到检验前质量保证时，讲到安徽省医科大附属巢湖医院检验科人员的故事。他们及时组织培训，提高每个检验人员的自我防护意识和能力，严格做好防护工作；他们团队作战，确保疑似病例样本得到及时检验。对学生进行“团结协作教育”，鼓励学生要有合作精神；加强学生“生命教育”，使其敬畏尊重生命。

（七）模块七：实验室安全防护及菌种保存技术

1. 实验室安全防护

实验室教学和研究是医学生培养中不可或缺的环节。实验室生物安全关乎师生的健康，但往往不能够引起学生的重视，因此，教学中应用典型实验室生物安全事故（如动物实验室的布鲁菌安全事故、发生在新加坡以及我国台湾地区和大陆的三起 SARS 冠状病毒实验室生物安全事故、德国的马尔堡实验室生物安全事故等），告诫学生无论是在在校学习阶段还是在今后漫长的工作生涯中，安全是永恒的主题，关系到家庭幸福和国家的稳定和发展。侥幸、麻痹和疏忽、管理不善等是实验室安全的隐患，必须加以杜绝；要严格遵守各项安全管理规定，严谨操作，防范生物安全及其他安全事故的发生。

2. 菌种保存技术及管理

在讲到菌种保存技术及管理时，提到毕业于高职院校的“95”后检验人员，正是由于他们在校期间老师对每一项操作的严格要求、对每一次技能考核的严格把关，以及各种近乎严苛的训练，才让他们具备了足够的专业技能，才能依法开展检验工作、严格遵守检验规范，以此培养学生科学求实、公正高效的检验作风。

（八）模块八：病原性球菌检验

1. 葡萄球菌属

以耐甲氧西林金黄色葡萄球菌的感染为例，根据教学内容，联系相关热点问题开展思政教育。在讲解细菌耐药性变异的机制中要指出，抗菌药物的发现和应用挽救了无数人的生命，但是随着抗菌药物的广泛应用尤其是不合理滥用，出现了许多耐药菌、多重耐药菌甚至超级细菌，为人类的健康带来了严峻挑战，提醒各位未来的医务人员在今后的工作岗位上一定要合理使用抗菌药物，否则，人类将会陷入“无药”可治疗“超级细菌”感染的困境。

2. 链球菌属

在检验工作中要把病人和检验标本视为传染标本，应根据标准检验操作程序进行检验，防止在检验过程中被传染。要求学生须具备严谨的工作作风。

3. 奈瑟菌属

尊重医学伦理和道德，坚持患者至上、生命至上，尊重病人，全心全意为人民的身心健康服务的原则是医学伦理和道德教育的主要内容，可以结合教学内容对学生进行教育。如讲授淋病的传播途径时，强调日常生活接触、节肢动物叮咬不传播淋病，提醒学生能够正确面对患有性病的病人，尊重病人，保护病人的隐私。

（九）模块九：革兰染色阴性病原性杆菌检验

1. 埃希菌属

实验过程中，经常需要对环境样品如空气、水样、食品、药品、化妆品等进行卫生指标菌检测，如菌落总数、大肠菌群数定量检测以及环境致病微生物检测，以此作为评价其卫生质量以及进行卫生监督执法的重要依据。检测的每个环节都要认真严谨，任何一个细节的疏漏，会影响检测结果的评判，关系到人群健康。因此，教育学生尊重科学，尊重事实；科学的工作作风、严谨的实验态度是从事各项卫生工作的基本素养。

2. 志贺菌属

细菌性痢疾极易引发公共卫生事件，应指导学生掌握公共卫生事件的爆发的应急处理办法，教育学生尊重科学，尊重事实；科学的工作作风、严谨的实验态度是从事各项卫生工作的基本素养。

3. 沙门菌属

在检验工作中要把病人和检验标本视为传染标本，研究根据标准检验操作程序进行检验，防止在检验过程中被传染。要求学生须具备严谨的工作作风。

4. 耶尔森菌属

生物恐怖是犯罪分子通过人为制造和播散病原微生物或其代谢产物，造成普通人群的伤亡，并引起社会恐慌。这些病原微生物或其代谢产物往往具有毒力强、容易传播、对环境的抵抗力强等特征，如炭疽芽孢杆菌、鼠疫耶尔森菌、肉毒毒素等。如“二战”期间，日本帝国主义曾多次对我国发动生物武器袭击，造成了严重的人员伤亡；2001 年美国 9 · 11 事件后的炭疽芽孢杆菌邮件事件造成 22 人发病，5 人死亡。以此既告知学生相关病原体的致病、传播特征，同时也提醒当代大学生生物恐怖的威胁仍然是当前世界范围内的重要安全威胁之一，需要人类社会提高警惕，高度重视。

5. 弧菌属

创设场景，组织和引导学生参与和体验，创设霍乱食物中毒场景，学生分别扮演不同角色，进行突发公共卫生事件应急演练，从病人角度需要哪些救治，疾控中心专家该如何开展食物中毒调查与处理，如何控制食物中毒疫情进一步发展，检验检疫人员该如何进行致病因子及原因的筛查。在情境中使学生体验不同情感，从模拟实践中提高学生对抽象理论的感性认识以及对突发公共卫生事件处理的能力和责任心、使命感。

6. 螺杆菌属

1981 年，澳大利亚科学家巴里·马歇尔（Barry J. Marshall，1951）和罗宾·沃伦（J. Robin Warren，1937）成功培养出幽门螺杆菌后，为了探索该菌的致病性，马歇尔将幽门螺杆菌的菌液吞服下去，引发了急性胃炎，证明了该菌就是胃炎和消化性溃疡的致病因子，从此，给上消化道疾病的诊治带来了一场革命，他们共同获得了 2005 年的诺贝尔生理学或医学奖。通过他们的事迹引导学生感悟工匠精神。

7. 非发酵菌检验

通过对条件致病菌和菌群微生态的分析，提出生态平和的重要性，加强学生对和谐思想的认识。

8. 鲍特菌属

鼓励和指导学生积极参加社会实践，使他们走出校园，走进农村基层，接触社会，充分发挥专业知识特点，调查当地各类传染病的流行状况，并宣传防病知识，为基层群众的健康提供服务；同时，将书本知识应用于实践，增强对知识的理解和体会；培养和锻炼他们的吃苦耐劳和奉献精神；引导他们进一步了解社会，提高对党的十九大提出的“实施健康中国战略”的认识和理解，增强责任感和使命感，提升大学生的综合素质。

9. 军团菌属

指导学生掌握公共卫生事件的爆发的应急处理办法，教育学生尊重科学，尊重事实；并让学生意识到科学的工作作风、严谨的实验态度是从事各项卫生工作的基本素养。

10. 布鲁菌属

检验检疫人员该如何进行致病因子及原因的筛查，在情境中使学生体验不同情感，从模拟实践中提高学生对抽象理论的感性认识以及对突发公共卫生事件处理的能力和责任心、使命感。

（十）模块十：需氧革兰阳性杆菌检验

1. 棒状杆菌属

中国人发明的“人痘术”预防天花，开创了人类采用接种技术预防传染病的先河，比牛痘预防天花早数百年历史，被誉为人类免疫学历史的里程碑。以此增强学生对免疫接种重要性的认识。

2. 炭疽芽孢杆菌

炭疽杆菌能以芽孢状态在土壤中长期存活，动物进食时将炭疽杆菌芽孢摄入体内，从而被感染。炭疽芽孢的抵抗力非常强，可以在动物尸体及土壤中存活数年，寒冷地带的土壤和动物尸体里的炭疽芽孢，甚至几十年后仍有传染性，这正是炭疽病难以彻底消除的原因。通过对炭疽杆菌芽孢知识的学习，提示学生在实验操作过程中要谨慎且规范，才能防范抵抗力非常强的细菌芽孢。

3. 产单核细胞李斯特菌

李斯特菌对环境忍耐性强，在冰箱里可快速生长，在 -20℃下仍能生存一年。常常潜藏于猪肉、火腿、奶酪、牛奶、蔬菜、水果的生产链，引起食源性感染。在食源性感染中，李斯特菌病的死亡率排名靠前，仅次于创伤弧菌、肉毒杆菌。近年来全球范围不断有李斯特菌食物中毒的报道。通过对耐冷的李斯特菌的学习，深化学生对细菌的生长特性的认识，提示学生要全面并辩证地认识事物，培养学生严谨和辩证的思维方式。

（十一）模块十一：分枝杆菌属检验

1. 结核分枝杆菌

预防结核病用的卡介苗制剂经历 13 年的研发过程中隐藏了从业人员爱岗敬业、执着坚守等品格。至今，结核病还严重影响人类的健康，法国科学家卡尔梅特（Calmette，1863）从得知玉米种子种植多代后出现退化的现象入手，将毒力强的牛型结核分枝杆菌接种到含有甘油、马铃薯等的培养基上，坚持不懈，历时 13 年，传代 230 余代，终于获得了毒力显著减弱而仍保留免疫原性的减毒牛型结核分枝杆菌，被命名为卡介苗（BCG）。BCG 的发明和广泛接种意义重大，降低了结核病尤其是儿童结核病的发生。通过对卡介苗研制过程的学习，引导学生养成不怕困难、勇往直前的精神品质。

2. 麻风分枝杆菌

一个最典型的例子就是“李桓英——情暖麻风村”。在整个医学微生物学的教学中，分枝杆菌是一个比较重要的章节，一般均会安排 1 ~ 2 学时的理论授课学时，重点讲授结核分枝杆菌，而麻风分枝杆菌的内容会安排学生课下自学或者进行重点内容的串讲，对于中国防治麻风病第一人李桓英教授的事迹，基本上没有时间去提及。在网络教学平台中，我们精心准备了介绍李桓英教授事迹的图文资料，还提供了来自央视 CCTV10 “大家” 栏目的视频资料《李桓英情暖麻风村》。通过这些资料的阅读与观看，同学们可以感受到她浓浓的爱国情，严谨认真的科学态度。

（十二）模块十二：厌氧性细菌检验

1. 破伤风梭菌

实验动物为人类的健康做出了巨大的牺牲和贡献，因此，提醒学生在使用动物时一定要爱护动物、尊重动物的伦理。

2. 肉毒梭菌

微量的肉毒毒素可以有效面部除皱，但如果剂量控制不好，就会引发面部表情僵硬等副反应，甚至会引发更严重的医疗事故，强调医疗行业要严格遵循行业规则进行，任何违法乱纪行为都会引起很严重的后果，督促学生遵循行业守则，严守职业道德。

（十三）模块十三：其他原核细胞型微生物

1. 衣原体

中国医学病毒学家汤飞凡院士放弃美国实验研究条件，回国致力衣原体研究，并采用鸡胚卵黄囊接种法将衣原体种进自己眼睛，造成典型沙眼。这些事例的介绍既展示了微生物学发展历程中的标志性内容，也诠释了中华儿女的聪明才智，以此增强学生的民族自豪感和自信心，培养了爱国、敬业、奉献等价值观。

2. 立克次体

1909 年，美国青年科学家霍华德·泰勒·立克次（Howard Taylor Ricketts）在研究斑点热时，不幸被当时还未知的病原体感染，并献出了宝贵的生命，1916 年，巴西学者发现该类病原体后，就以已逝的立克次医生的名字命名了这种微生物，即立克次体。

3. 支原体

童村教授实现青霉素国产化，介绍童村教授基于我国国情勇于探索，利用低价原材料生产出青霉素的重要贡献。20 世纪 40 年代，美国正在进行青霉素的研制，此时我国尚不能自主生产这种救命药，赴美进修的童村教授将青霉素产生株带回国，开始试制国产青霉素。在当时简陋的条件下，童村教授不畏艰险，克服设备、材料技术等重重困难，并基于我国国情开发出价廉易得的原材料替代技术，使用花生粉饼等代替玉米浆，及时生产出中国自己的青霉素，为国家做出了巨大贡献，为国人所铭记。童村教授在祖国最需要的时候回国工作，体现了爱国精神和社会责任心；在简陋的条件下攻坚克难，体现了不畏艰险、勇于奋斗、脚踏实地的科学精神。

4. 螺旋体检验

为发现治疗传染病的有效药物，德国科学家艾利希（Paul Ehrlich）及其助手合成了数千种砷苯化合物，并对其进行一一筛选，花了多年的时间，在筛选到编号第 606 种化合物时，获得了具有抗梅毒螺旋体活性的砷。砷凡纳明的发明过程鼓励大学生为了实现理想，取得科学领域的突破，必须要有坚持不懈和持之以恒的信心和决心，才能克服在今后学习和工作中遇到的各种困难。

（十四）模块十四：常见感染性真菌检验

通过对条件致病菌卡氏肺孢子菌的学习，提示学生重视自身的心理和身体的健康，使学生明白具备自强不屈的精神，加强体育锻炼，才能有足够的免疫力战胜条件致病菌，更好地为社会贡献自己的力量。

（十五）模块十五：病毒学概论

通过对病毒感染治疗运用中医中药的疗法，体现我国中医药的博大精深和特色，加强学生的创新意识，提升学生的创新思维。

（十六）模块十六：病毒学检验

1. 新型病毒

生态环境的破坏给人类的生活带来的是全方位的影响，甚至威胁人类的生存。人类的扩张、捕食等影响到野生动物的栖息和生存，原本感染野生动物的病原可经过一定的环节感染人类。许多新现病原体如 SARS 冠状病毒、MERS 冠状病毒、埃博拉病毒、人粒细胞减少综合征病毒等都有可能是通过接触野生动物或通过节肢动物传播的自然疫源性病原。自然环境的破坏导致灾害的发生增多，而灾后病原体（如钩端螺旋体、日本血吸虫、志贺菌、沙门菌等）引起的感染和流行是次生灾害发生的重要原因之一，灾后防疫是灾后救援和重建的重要内容。因此，讲解相关病原时，提醒和教育学生，为了人类的生存和社会的持续发展，必须要爱护动物，保护好生态环境，保护好地球。

2. 脊髓灰质炎病毒

苏联学者将脊髓灰质炎活疫苗技术教给顾方舟等中国科学家，从而让学生认识到加强文明互鉴，实现合作共赢。

3. 乙型肝炎病毒

在美国哈佛医学院从事研究的李文辉教授选择回到祖国，在北京生命科学研究所，历经漫长的 5 年研究，确证发现了乙型肝炎功能性受体，对研究高效的特异性的 HBV 治疗药物做出巨大贡献。

4. 人免疫缺陷病毒

在讲解人类免疫缺陷病毒（HIV）的传播途径时，分析 HIV 的传播风险，尤其是针对近年来大学生人群中 HIV 感染有升高趋势的现象，告知学生要洁身自好，自觉预防艾滋病，保护自身健康，同时鼓励他们进一步向周围的亲朋好友以及全社会做好 HIV 传播途径和预防的宣传工作。

5. 人免疫缺陷病毒的检验

在教学过程中，我们应时刻注意与时政热点相联系，及时融入鲜活案例，坚定文化自信，讲好中国医德。例如，2018 年 6 月，药监局批准中国自主研发的一类新药“艾可宁”上市，该药填补了中国抗艾研发领域的空白，开创了长效抗艾药物的新篇章，体现了中国的原创实力。在讲到 HIV 的防治时，将这一事例融入课堂教学，激发同学们的民族自豪感。

6. 出血热病毒

中国作为发展中国家，非常关注和积极参与全球传染病疫情的防控。以埃博拉病毒防治为例，2014 年春季开始，在西非地区的部分国家（几内亚、利比里亚、塞拉利昂等）暴发了埃博拉出血热疫情，造成了当地大量人员的感染，数以万计的生命惨遭吞噬，形势极为严峻。在此危难时刻，我国政府和人民发扬了国际人道主义精神，提供了大量救援物资，并展开了新中国成立以来最大规模的卫生援外行动，派出数批医疗队亲临一线，为抗击当地埃博拉疫情做出了巨大贡献，彰显了一个负责任大国的风范和担当精神。

7. 狂犬病病毒

鼓励和指导学生积极参加社会实践，使他们走出校园，走进农村基层，接触社会，充分发挥专业知识特点，调查当地各类传染病的流行状况，并宣传防病知识，为基层群众的健康提供服务；同时，将书本知识应用于实践，增强对知识的理解和体会；培养和锻炼他们的吃苦耐劳和奉献精神；引导他们进一步了解社会，提高对党的十九大提出的“实施健康中国战略”的认识和理解，增强责任感和使命感，提升大学生的综合素质。

（十七）模块十七：临床标本的细菌学检验

1. 血液标本的细菌学检验

通过学习检验科人员加班进行血培养的检验，及时得出检验结果，挽救菌血症患者的故事，了解到他们及时组织检验，团队作战，确保疑似病例样本得到及时检验。引导学生应具备团结协作的精神。

2. 粪便标本的细菌学检验

教学中经常会选用一些病原体感染后的患者或标本的图片，许多图片的感官性状较差，引起部分学生产生不适或不愉快的生理反应。面对这样的场景，要及时开展思政教育，教育学生要牢记《医学生誓言》，明白不怕脏、不怕累、甘于奉献是成为一名合格医生的最基本素质。

3. 脑脊液标本的细菌学检验

在医学检验人员开展疑似样本检验的过程中，既要有勇，更要有谋。严格按照要求开展检验工作，既保护了自身安全，也确保了检验结果的真实有效性。立足“规则意识教育”，强化遵纪守法意识。

4. 呼吸道标本的细菌学检验

通过了解全国各地医疗机构的医学检验人员坚守岗位、与呼吸道病毒面对面“零接触”，教育学生应尽忠职守确保病例的高效筛查和诊断。在教学中突出职业道德教育，增强学生的责任意识。

四、课程“五育融合”双创教育教学实施路径

“临床微生物学检验技术”课程“五育融合”双创教育教学实施路径见表4－1。

表 4－1　“临床微生物学检验技术”课程“五育融合”双创教育教学实施路径

课程模块	课程内容	双创要素	教学素材	教学实施建议	考核评价	备注
模块一：细菌检验基本技术	细菌形态学检查法	2.3 专业素养 5.4 创造精神	案例：列文虎克发明显微镜	采用案例分析的方法，在讲授显微镜结构和使用方法的同时，引入列文虎克发明显微镜的案例，激励学生奋发学习，培养其不畏艰辛、锲而不舍、勇于探索的科学精神	课后作业（1）： 请结合列文虎克发明显微镜等微生物发展进程，撰写不少于500字的作业，谈科学的创造精神和自己的理想追求，题目自拟，重点考查学生专业素养和创造精神	
	细菌的培养与分离技术	2.3 专业素养 5.3 工匠精神 1.1 家国情怀	1. 案例：巴斯德否定自然发生学说、创立巴氏消毒法；科赫常用固体培养基分离鉴定微生物 2. 材料：《大国崛起》《人工造岛》	1. 采用小组讨论的方法，课堂上讨论历史上对微生物研究有卓越贡献的人物和事件，通过讨论，有利于培养学生对基本概念的深入理解，使学生对从研究初始到研究现状的整个过程都有所了解，培养学生对科学知识不断探索的科学精神。 2. 通过对细菌的生长规律的讲解，类比我国国防事业的发展，通过播放一些《大国崛起》《人工造岛》的视频，激发学生的爱国热情和民族精神	小组讨论（1）： 围绕案例开展小组讨论，组长汇报，重点考查学生对细菌培养与分离技术的掌握，对细菌的生长规律的反思，激发学生的爱国热情和民族精神	
	细菌的生物化学鉴定技术	1.1 家国情怀 2.4 双创素质	材料：《张树政教授研究高效糖化酶为国节约大量粮食》	采用项目驱动、小组合作的方法，通过观看《张树政研究高效糖化酶为国节约大量粮食》的视频，通过学习，增强学生的爱国主义、民族精神、文化自信	小组讨论（2）： 围绕案例组织学生小组讨论，个人撰写讨论报告。结合细菌的生化鉴定技术，重点考查学生的家国情怀和双创素质	

续表

课程模块	课程内容	双创要素	教学素材	教学实施建议	考核评价	备注
模块一：细菌检验基本技术	细菌检验的自动化	5.3 工匠精神 5.4 创造精神	1. 视频：医院检验科细菌检验自动分析仪的使用 2. 视频：医院检验科和第三方医学检验机构的发展现状	采用案例分析、情景模拟的方法，播放医院检验科细菌检验自动分析仪的使用的视频资料，穿插医学检验科和第三方医学检验机构的宣传片，让学生深刻认识自动化在医学检验的重要性，了解医学检验技术的发展前沿和趋势	小组讨论（3）： 围绕课堂问题学生展开小组讨论，个人撰写讨论报告。重点考查学生对医学检验自动化在医学检验行业的重要性的理解，激发学生的工匠精神和创造精神	
模块二：真菌检验基本技术	真菌的形态学检查	1.1 家国情怀 1.4 敬业精神	材料：戴芳澜教授钻研植物病害真菌的实际问题为国培养人才	结合真菌分类的知识点介绍戴芳澜教授在艰苦卓绝的环境下培养人才解决生产实践面临问题的精神，戴芳澜教授在艰苦的条件下坚持完成了大量的工作，亲自采集标本搜集资料，为我国的真菌学事业奠定了基础，坚持中国采集的真菌标本必须在中国鉴定，在外国专家认为中国没有鉴定能力时，他坚持承担并出色地完成了鉴定任务。戴芳澜教授研究和育人的事迹正是真菌学与思政建设的典范事例，以此激发学生的家国情怀和敬业精神	作品设计（1）： 围绕真菌的基本形态特征，按照作品评价标准进行评分，重点考查学生对真菌形态鉴别的掌握程度，对戴芳澜教授钻研植物病害真菌案例中的家国情怀和敬业精神的理解	
	真菌的培养及鉴定技术	3.3 协作精神 3.4 竞争意识	材料：孢子的传播性	通过对真菌孢子的特性的讲解，提出孢子的广泛播散性，类比我国知识文化的传播途径，鼓励学生从点滴入手，加强对我国知识文化传统的弘扬	课堂测验（1）： 在“学习通”布置课堂测验，专业知识测试题重点考查学生真菌的培养和鉴定技术的掌握程度，开放型测试题重点考查学生的协作精神和竞争意识	

续表

课程模块	课程内容	双创要素	教学素材	教学实施建议	考核评价	备注
模块三：病毒检验基本技术	病毒的形态学检查	1.1 家国情怀 1.2 社会责任 1.4 敬业精神	视频：中国帮助非洲抗击埃博拉病毒的视频资料	采用项目驱动、视频观看的方法，由学生利用文案调查法搜集国内外疫情防控的资料，并在课上进行分享，让学生深深地体会国家在疫情防控方面的坚定信心和同舟共济、科学防治、精准施策的战略成果，进一步意识到在国内的安全感远高于其他很多国家，从而培养学生的爱国情感及责任担当	小组讨论（4）： 采用翻转课堂的形式，学生以小组为单位，组长汇报学习成果，重点考查学生对病毒形态学检查的认知和家国情怀、社会责任和敬业精神的体现	
	病毒的培养与鉴定技术	5.3 工匠精神 3.3 协作精神	材料：医学检验人员坚守岗位，对埃博拉等病毒的检验	1. 采用案例分析、小组讨论的方法，以如何进行埃博拉等病毒的检验引入，由学习小组组建检验团队，写出检验流程，在过程中培养团队协作的精神。 2. 采用实地调查，组织学生到医学检验中心观察检验过程，以此培养学生职业认同感和职业道德	小组讨论（5） 以“病毒的培养与鉴定技术”为题，小组撰写讨论报告，重点考查学生综合应用所学知识解决复杂问题的工匠精神和协作精神的体现	
	病毒的非培养检验技术	1.4 敬业精神 5.3 工匠精神	材料：咽拭子采集过程和医院检验科人员的战疫故事	观看咽拭子采集的视频片段，通过老师演示，使学生能熟练掌握咽拭子采集过程，提高每个检验人员的自我防护意识，确保疑似病例样本得到及时检验。讲述医院检验科的战疫故事，增强学生的职业使命感、敬业精神和工匠精神	课堂测验（2）： 就咽拭子采集技巧知识点在“学习通”布置课堂测验题。重点考查学生对咽拭子采集的掌握程度，学生就测试题进行讨论，考查学生的敬业精神和工匠精神	
模块四：细菌耐药性检测	临床常用抗菌药物	5.4 创造精神	案例：青霉素的发现	采用案例分析的方法，通过介绍历史上青霉素的发现的案例，引导学生提高对临床常用抗菌药物的认知，教育学生在日常的学习和工作中，要养成仔细认真观察各种现象、发现和分析问题的习惯，提升学生的洞察力	课堂测验（3）： 结合青霉素发现的案例，在“学习通”布置课堂测验，专业知识测试题重点考查学生对临床常用抗菌药物的掌握程度，开放型测试题重点考查学生对弗莱明创造精神的理解	

续表

课程模块	课程内容	双创要素	教学素材	教学实施建议	考核评价	备注
模块四：细菌耐药性检测	抗菌药物敏感实验	2.3 专业素养	视频：耐药菌在临床治疗过程中的问题	通过观看视频，了解耐药菌在临床治疗过程中存在的问题，使学生了解滥用抗生素的危害性，增强学生在抗生素使用中的规范性	小组讨论（6）： 围绕案例组织学生小组讨论，个人撰写讨论报告。结合抗菌药物敏感实验分析，重点考查学生对专业素养的认识	
	细菌耐药机制和检测	1.2 社会责任	材料：超级细菌的出现	通过问题导向，引导学生讨论社会热点问题如超级细菌、HIV 感染等，在讲解细菌耐药性变异的机制中要指出，抗菌药物的发现和应用挽救了无数人的生命，但是随着抗菌药物的广泛应用尤其是不合理滥用，出现了许多耐药菌、多重耐药菌甚至超级细菌，为人类的健康带来了严峻挑战，提醒各位未来的医务人员在今后的工作岗位上一定要合理使用抗菌药物，否则，人类将会陷入“无药”可治疗，“超级细菌”感染的困境，激发学生的社会责任感	课后作业（2）： 请结合细菌耐药机制和检测，撰写不少于 300 字的作业，谈超级细菌的危害及未来抗生素的发展设想，题目自拟，重点考查学生的社会责任	
模块五：医院内感染	医院内感染的定义和分类	3.1 坚强意志 5.3 工匠精神	材料：引起医务人员发生院内感染的相关报道	通过小组讨论引发医务人员感染的各个因素，使学生熟悉院内感染的途径，培养学生严谨求实的工作作风	小组讨论（7）： 围绕案例开展小组讨论，组长汇报，重点考查学生对医院内感染的重要性认识，对工匠精神重要性的认知	

续表

课程模块	课程内容	双创要素	教学素材	教学实施建议	考核评价	备注
模块五：医院内感染	医院内感染控制	1.4 敬业精神 4.2 人文素养	1. 材料：新时期爱岗敬业的典范人物。 2. 故事：团队的价值	在讲授医院感染的发生原因和危害时，结合输血后传播丙肝病毒、HIV 以及医院感染造成新生儿的死亡等案例，教育医学生医源性感染既加重了患者的病情，甚至危及患者生命，还会延长住院时间，增加患者和社会的负担。让他们深刻认识到在医疗工作中责任重大，医护人员的一举一动有可能是生命攸关的大事，牵扯到千家万户的悲欢离合，稍有疏忽则可能酿成大错；充分认识严格执行消毒隔离、无菌操作和严谨认真的工作作风在医学生涯中的重要性	小组讨论（8）： 围绕案例开展小组讨论，组长汇报，重点考查学生对医院内感染控制的重要性认识，提升学生的敬业精神和人文素养	
模块六：质量保证	检验前质量保证	5.2 劳模精神 5.3 工匠精神	材料：安徽省医科大附属巢湖医院检验科人员的故事	通过案例分析，安徽省医科大附属巢湖医院检验科人员的故事。他们及时组织培训，提高每个检验“战士”的自我防护意识和能力，严格做好防护工作；他们团队作战，确保疑似病例样本得到及时检验。让学生学习检验前的质量保证体系，开展“团结协作教育”，鼓励合作精神；加强“生命教育”，敬畏尊重生命	小组讨论（9）： 围绕案例开展小组讨论，组长汇报，重点考查学生对检验前质量保证的重要性认识，提升学生的劳模精神和工匠精神	

续表

课程模块	课程内容	双创要素	教学素材	教学实施建议	考核评价	备注
模块七：实验室安全防护及菌种保存技术	实验室安全防护	1.4 敬业精神 5.3 工匠精神	材料：典型实验室生物安全事故	通过引导学生讨论典型的实验室安全事故，如动物实验室的布鲁菌安全事故、发生在新加坡以及我国台湾地区和大陆的三起 SARS 冠状病毒实验室生物安全事故、德国的马尔堡实验室生物安全事故等，告诫学生无论是在校学习阶段还是在今后漫长的工作生涯中，安全是永恒的主题，关系到家庭幸福和国家的稳定和发展。要严格遵守各项安全管理规定，严谨操作，防范生物安全及其他安全事故的发生	小组讨论（10）： 围绕案例组织学生小组讨论，个人撰写讨论报告。结合典型实验室生物安全事故，重点考查学生对敬业精神和工匠精神的认识	
	菌种保存技术及管理	2.1 专业知识 5.1 劳动精神	案例：高职院校“95”后检验人员的检验故事	通过一些抗疫案例，如毕业于高职院校的“95后”们也出现在了抗“疫”战场上，正因为有在校期间老师对每一项操作的严格要求、对每一次技能考核的严格把关，以及各种近乎严苛的训练，才让这些老师眼中的“孩子”们具备了足够的专业技能，成了病人心中的依靠。从而激励学生依法开展检验工作，遵章守纪严格遵守检验规范，鼓励学生做到科学求实、公正高效	课堂测验（4）： 以“菌种保存技术及管理”为题，展开课堂测验。专业知识测试题重点考查学生对菌种保存技术的认知程度，设置开放式测试题考查学生对依法开展检验工作，遵章守纪严格遵守检验规范的理解	

续表

课程模块	课程内容	双创要素	教学素材	教学实施建议	考核评价	备注
模块八：病原性球菌检验	葡萄球菌属	2.1 专业知识 2.2 专业技能	材料：耐甲氧西林金黄色葡萄球菌作为院内感染菌的感染案例	以耐甲氧西林金黄色葡萄球菌的感染为例，根据教学内容，联系相关热点问题开展思政教育。在讲解细菌耐药性变异的机制中要指出，抗菌药物的发现和应用挽救了无数人的生命，但是随着抗菌药物的广泛应用尤其是不合理滥用，出现了许多耐药菌、多重耐药菌甚至超级细菌，为人类的健康带来了严峻挑战，提醒各位未来的医务人员在今后的工作岗位上一定要合理使用抗菌药物，否则，人类将会陷入“无药”可治疗、“超级细菌”感染的困境	课堂测验（5）： 以“葡萄球菌检验”为题，展开课堂测验。专业知识测试题重点考查学生对葡萄球菌检验认知程度，设置开放式测试题考查学生对专业知识和专业技能的理解	
	链球菌属	2.2 专业技能	案例：猩红热的病例	在检验工作中要把病人和检验标本视为传染标本，应根据标准检验操作程序进行检验，防止在检验过程中被传染。要求学生须具备严谨的工作作风	课堂测验（6）： 以“链球菌检验”为题，展开课堂测验。专业知识测试题重点考查学生对链球菌检验认知程度，设置开放式测试题，考查学生对专业知识和专业技能的理解	
	奈瑟菌属	1.2 社会责任 2.3 专业素养	资料：淋病的防治原则	通过资料讲授淋病的传播途径，结合教学内容进行教育。强调日常生活接触、节肢动物叮咬不传播淋病，提醒学生能够正确面对患有性病的病人，尊重病人，保护病人的隐私。让学生了解全心全意为人民的身心健康服务的原则是医学伦理和道德教育的主要内容	课堂测验（7）： 以“奈瑟菌检验”为题，展开课堂测验。专业知识测试题重点考查学生对奈瑟菌检验认知程度，设置开放式测试题，考查学生对专业知识和专业技能的理解	

续表

课程模块	课程内容	双创要素	教学素材	教学实施建议	考核评价	备注
模块九：革兰染色阴性病原性杆菌检验	埃希菌属	2.3 专业素养 2.4 双创素质	材料：大肠埃希菌在卫生检验中的应用	通过讲述在实验过程中，对空气、水样、食品、药品、化妆品等进行卫生指标菌检测，如菌落总数、大肠菌群数定量检测以及环境检品致病微生物检测，以此作为评价其卫生质量以及进行卫生监督执法的重要依据。引导学生检测的每个环节都要认真严谨，任何一个细节的疏漏，会影响检测结果的评判，关系到人群健康。因此，教育学生尊重科学，尊重事实；科学的工作作风、严谨的实验态度是从事各项卫生工作的基本素养	课堂测验（8）： 以“埃希菌检验”为题，展开课堂测验。专业知识测试题重点考查学生对埃希菌检验认知程度，设置开放式测试题，考查学生对专业知识和专业技能的理解	
	志贺菌属	1.4 敬业精神	资料：细菌性痢疾的防治	细菌性痢疾极易引发公共卫生事件，指导学生掌握公共卫生事件的爆发的应急处理办法，教育学生尊重科学，尊重事实	课堂测验（9）： 以“志贺菌检验”为题，展开课堂测验。专业知识测试题重点考查学生志贺菌检验认知程度，设置开放式测试题，考查学生对专业知识和专业技能的理解	
	沙门菌属	1.2 社会责任 2.2 专业技能	故事：伤寒玛丽的故事	在检验工作中要把病人和检验标本视为传染标本，研究根据标准检验操作程序进行检验，防止在检验过程中被传染。要求学生须具备严谨的工作作风	课堂测验（10）： 以“沙门菌检验”为题，展开课堂测验。专业知识测试题重点考查学生对沙门菌检验认知程度，设置开放式测试题，考查学生对专业知识和专业技能的理解	

续表

课程模块	课程内容	双创要素	教学素材	教学实施建议	考核评价	备注
模块九：革兰染色阴性病原性杆菌检验	耶尔森菌属	2.1 专业知识 1.2 社会责任	资料：历史上鼠疫的暴发流行	通过分析案例，如“二战”期间，日本军国主义曾多次对我国发动生物武器袭击，造成了严重的人员伤亡；2001 年美国 911 事件后的炭疽芽孢杆菌邮件事件造成 22 人发病，5 人死亡。以此既告知学生相关病原体的致病、传播特征，同时也提醒当代大学生生物恐怖的威胁仍然是当前世界范围内的重要安全威胁之一，需要人类社会提高警惕，高度重视	课堂测验（11）： 以“耶尔森菌检验”为题，展开课堂测验。专业知识测试题重点考查学生对耶尔森菌检验认知程度，设置开放式测试题，考查学生对专业知识和专业技能的理解	
	弧菌属	2.2 专业技能 1.4 敬业精神	资料：历史上霍乱的爆发流行	通过创设场景，组织和引导学生参与和体验，创设霍乱食物中毒场景，学生分别扮演不同角色，进行突发公共卫生事件应急演练，从病人角度需要哪些救治，疾控中心专家该如何开展食物中毒调查与处理，如何控制食物中毒疫情进一步发展，检验检疫人员该如何进行致病因子及原因的筛查，在情境中使学生体验不同情感，从模拟实践中提高学生对抽象理论的感性认识以及对突发公共卫生事件处理的能力和责任心、使命感	课堂测验（12）： 以“弧菌检验”为题，展开课堂测验。专业知识测试题重点考查学生对弧菌检验认知程度，设置开放式测试题，考查学生对专业知识和专业技能的理解	
	螺杆菌属	2.4 双创素质 4.4 文化创意	资料：幽门螺杆菌发现的故事	通过案例分析，巴里·马歇尔（Barry J. Marshall）和罗宾·沃伦（J. Robin Warren）成功培养出幽门螺杆菌后，为了探索该菌的致病性，马歇尔将幽门螺杆菌的菌液吞服下去，引发了急性胃炎，证明了该菌就是胃炎和消化性溃疡的致病因子，从此，给上消化道疾病的诊治带来了一场革命，他们共同获得了 2005 年的诺贝尔生理学或医学奖，以此激发学生永不放弃的科学精神	作品设计（2）： 围绕幽门螺杆菌发现的故事，绘制幽门螺杆菌形态图，根据作品设计评分表进行评分。重点考查学生对幽门螺杆菌的形态鉴别的掌握程度，以及对案例中所蕴含的双创素质的认识	

续表

课程模块	课程内容	双创要素	教学素材	教学实施建议	考核评价	备注
模块九：革兰染色阴性病原性杆菌检验	非发酵菌检验	4.2 人文素养	资料：条件致病菌和菌群微生态	通过对条件致病菌和菌群微生态的分析，提出生态平和的重要性，加强学生对和谐思想的认识	小组讨论（11）： 围绕案例开展小组讨论，组长汇报，重点考查学生对非发酵菌检验的掌握、人文素养提升重要性的认知	
	鲍特菌属	2.2 专业技能	案例：百日咳的防治	鼓励和指导学生积极参加社会实践，使他们走出校园，走进农村基层，接触社会，充分发挥专业知识特点，调查当地各类传染病的流行状况，并宣传防病知识，为基层群众的健康提供服务；同时，将书本知识应用于实践，增强对知识的理解和体会；培养和锻炼他们的吃苦耐劳和奉献精神；引导他们进一步了解社会，提高对党的十九大提出的“实施健康中国战略”的认识和理解，增强责任感和使命感，提升其综合素质	课堂测验（13）： 以“鲍特菌检验”为题，展开课堂测验。专业知识测试题重点考查学生对鲍特菌检验认知程度，设置开放式测试题，考查学生对专业知识和专业技能的理解	
	军团菌属	2.2 专业技能	资料：历史上军团菌的发现	使学生掌握公共卫生事件的爆发的应急处理办法，教育学生尊重科学，尊重事实；科学的工作作风、严谨的实验态度是从事各项卫生工作的基本素养	课堂测验（14）： 以“军团菌检验”为题，展开课堂测验。专业知识测试题重点考查学生对军团菌检验认知程度，设置开放式测试题，考查学生对专业知识和专业技能的理解	
	布鲁菌属	1.4 敬业精神 3.3 协作精神	资料：兰州布鲁菌群体性感染事件	通过兰州布鲁菌的群体事件的讨论，使学生了解检验检疫人员该如何进行致病因子及原因的筛查，在情境中使学生体验不同情感，从模拟实践中提高学生对抽象理论的感性认识以及对突发公共卫生事件处理的能力和责任心、使命感	小组讨论（12）： 围绕案例组织学生小组讨论，个人撰写讨论报告。结合布鲁菌群体性感染的原因分析，重点考查学生对敬业精神和协作精神的认识	

续表

课程模块	课程内容	双创要素	教学素材	教学实施建议	考核评价	备注
模块十：需氧革兰阳性杆菌检验	棒状杆菌属	4.2 人文素养	案例：白喉的防治	中国人发明的“人痘术”预防天花，开创了人类采用接种技术预防传染病的先河，比牛痘预防天花早数百年历史，被誉为人类免疫学历史的里程碑。以此增强学生对免疫接种的重要性的认识	课堂测验（15）： 以“棒状杆菌检验”为题，展开课堂测验。专业知识测试题重点考查学生对棒状杆菌检验认知程度，设置开放式测试题，考查学生对专业知识的理解	
	炭疽芽孢杆菌	2.1 专业知识 3.4 竞争意识	案例：芽孢的“抗逆性”带来的启示	通过对芽孢抗逆性的讲解，提出逆境中的个人奋斗体会健康奋斗和永不放弃的精神	作品设计（3）： 绘制炭疽芽孢杆菌形态图，根据作品设计评分表进行评分。重点考查学生对炭疽芽孢杆菌的形态鉴别的掌握程度，以及考查案例中所蕴含的专业知识和竞争意识	
	产单核细胞李斯特菌	2.1 专业知识	案例：冰箱里的“杀手”	低温环境下，李斯特菌也会大量生长，提示学生要有严谨的工作作风	课堂测验（16）： 以“产单核细胞李斯特菌检验”为题，展开课堂测验。专业知识测试题重点考查学生对产单核细胞李斯特菌检验认知程度，设置开放式测试题，考查学生对专业知识和专业技能的理解	

续表

课程模块	课程内容	双创要素	教学素材	教学实施建议	考核评价	备注
模块十一：分枝杆菌属检验	结核分枝杆菌	5.3 工匠精神 5.4 创造精神	卡介苗的制备	通过讲述卡介苗的制备过程：预防结核病用的卡介苗制剂经历13年的研发过程体现了研发人员爱岗敬业、执着坚守的品格；激发学生的工匠精神和创造精神	作品设计（4）： 围绕卡介苗的制备故事，绘制结核分枝杆菌形态图，根据作品设计评分表进行评分。重点考查学生对结核分枝杆菌的形态鉴别的掌握程度，以及考查案例中所蕴含的工匠精神和创造精神	
	麻风分枝杆菌	1.2 社会责任 4.2 人文素养	材料：李桓英——情暖麻风村	通过介绍典型的例子“李桓英——情暖麻风村”。介绍李桓英教授事迹的图文资料，提供来自央视 CCTV10“大家”栏目的视频资料《李桓英——情暖麻风村》。通过这些资料的阅读与观看，激发学生浓浓的爱国情、严谨认真的科学态度	课后作业（3）： 请结合李恒英——情暖麻风村，撰写不少于300字的作业，谈中华民族的创新精神和自己的理想追求，题目自拟，重点考查学生社会责任	
模块十二：厌氧性细菌检验	破伤风梭菌	4.2 人文素养	材料：破伤风毒素引起小鼠的旗杆尾	实验动物为人类的健康做出了巨大的牺牲和贡献，因此，提醒学生在使用动物时一定要爱护动物、尊重动物的伦理	作品设计（5）： 绘制结核分枝杆菌形态图。重点考查学生对结核分枝杆菌的形态鉴别的掌握程度，案例中所蕴含的工匠精神和创造精神	
	肉毒梭菌	4.1 审美素养 1.3 诚信品质	问题：美容行业利用肉毒毒素面部除皱的优缺点	通过学生讨论微量的肉毒毒素用于面部除皱的优缺点，但如剂量控制不好，就会引发面部表情僵硬等副作用，甚至会引发更严重的医疗事故，强调医疗行业要严格遵循行业规则进行，任何违法乱纪行为都会引起很严重的后果，督促学生遵循行业守则，严守职业道德	课后作业（4）： 请结合美容行业利用肉毒毒素面部除皱，撰写不少于300字的作业，谈遵循行业守则，严守职业道德的重要性，题目自拟，重点考查学生审美素养和诚信品质	

续表

课程模块	课程内容	双创要素	教学素材	教学实施建议	考核评价	备注
模块十三：其他原核细胞型微生物	衣原体	1.1 家国情怀 2.1 专业知识 5.3 工匠精神	案例：汤飞凡的故事	通过典型案例分析，中国医学病毒学家汤飞凡院士放弃美国实验研究条件，回国致力衣原体研究，并将衣原体种进自己眼睛，造成典型沙眼，这些事例的介绍既展示了微生物学发展历程中的标志性内容，也诠释了中华儿女的聪明才智，体现了爱国、敬业、奉献等价值观，增强学生的民族自豪感和自信心	课堂测验（17）： 以“衣原体”为题，展开课堂测验。专业知识测试题重点考查学生对衣原体检验认知程度，设置开放式测试题，考查学生对专业知识和工匠精神的理解	
	立克次体	2.1 专业知识 4.2 人文素养	案例：立克次医生的事迹	通过典型案例美国青年科学家霍华德·泰勒·立克次（Howard Taylor Ricketts）在研究斑点热时，不幸被当时还未知的病原体感染，并献出了宝贵的生命，讲解立克次体的检验，激发学生无私奉献的科学精神	课堂测验（18）： 以“立克次体检验”为题，展开课堂测验。测试题重点考查学生对立克次体检验认知程度，设置开放式测试题，考查对专业知识和人文素养的理解	
	支原体	1.1 家国情怀	资料：童村实现青霉素国产化	介绍童村教授基于我国国情勇于探索，利用低价原材料生产出青霉素的重要贡献。20 世纪 40 年代，美国正在进行青霉素的研制，此时我国尚不能自主生产这种救命药，赴美进修的童村教授将青霉素产生株带回国，开始试制国产青霉素。在当时简陋的条件下，童村教授不畏艰险，克服设备、材料技术等重重困难，并基于我国国情开发出价廉易得的原材料替代技术，使用花生粉饼等代替玉米浆，及时生产出中国自己的青霉素，为国家做出了巨大贡献，为国人所铭记。让学生认识到童村教授在祖国最需要的时候回国工作，体现了爱国精神和社会责任心；在简陋的条件下攻坚克难，体现了不畏艰险勇于奋斗脚踏实地的科学精神	小组讨论（13）： 围绕案例组织学生小组讨论，个人撰写讨论报告。结合典型案例，重点考查学生对家国情怀的认识	

续表

课程模块	课程内容	双创要素	教学素材	教学实施建议	考核评价	备注
模块十三：其他原核细胞型微生物	螺旋体检验	3.2 拼搏精神 5.4 创造精神	材料：梅毒有效药物的发现	通过介绍德国科学家艾利希（Paul Ehrlich）及其助手合成了数千种砷苯化合物，并对其进行一一筛选，花了多年的时间，在筛选到编号第606种化合物时，获得了具有抗梅毒螺旋体活性的砷。砷凡纳明的发明过程鼓励学生为了实现理想，取得科学领域的突破，必须要有坚持不懈和持之以恒的信心和决心，才能克服在今后学习和工作中遇到的各种困难	课后作业（5）： 以“梅毒的防治”为题，撰写不少于500字的分析报告，分析梅毒的传播途径。重点考查学生的专业技能及创造精神	
模块十四：常见感染性真菌检验	卡氏肺孢菌	3.4 竞争意识 4.2 人文素养	真菌感染和自身免疫力的关系	人的自身免疫力强，能有效避免条件致病性真菌的感染，我们要加强自身的免疫力，才能战胜疾病。鼓励学生遇到困难要有战胜困难的决心和自信心	小组讨论（14）： 采用翻转课堂的形式，学生课上对卡氏肺孢子菌检验汇报，小组撰写讨论报告，考查学生对竞争意识和人文素养的理解	
模块十五：病毒学概论	抗病毒治疗	1.4 敬业精神	资料：张伯礼院士抗病毒治疗的中医药特色疗法	通过张伯礼院士对病毒感染治疗运用中医中药的疗法的讲述，体现我国中医药的博大精深和特色，培养学生的敬业精神	课后作业（6）： 以突发性公共事件的应急防控为题，撰写不少于500字的分析报告，分析防控方案。重点考查的专业技能及创造精神	

续表

课程模块	课程内容	双创要素	教学素材	教学实施建议	考核评价	备注
模块十六：病毒学检验	新型病毒	4.2 人文素养 3.3 协作精神	近年新型病毒不断出现的原因	生态环境的破坏给人类的生活带来的是全方位的影响，原本感染野生动物的病原可经过一定的环节感染人类。许多新现病原体如 SARS 冠状病毒、MERS 冠状病毒等都有可能是通过接触野生动物或通过节肢动物传播的自然疫源性病原。灾后病原体（如钩端螺旋体、日本血吸虫、志贺菌、沙门菌等）引起的感染和流行是次生灾害发生的重要原因之一，灾后防疫是灾后救援和重建的重要内容。因此，讲解相关病原时，提醒和教育学生，为了人类的生存和社会的持续发展，必须要爱护动物，保护好生态环境，保护好地球	作品设计（6）： 围绕近年新型病毒不断出现，按照作品评价标准进行评分，重点画出新型病毒的形态特征，考查学生对人文素养和协作精神的理解	
	脊髓灰质炎病毒	1.1 家国情怀	故事：顾方舟与脊髓灰质炎活疫苗的研制	通过介绍典型案例：苏联学者将脊髓灰质炎活疫苗技术教给顾方舟等中国科学家，引导学生加强文明互鉴，实现合作共赢。激发学生的家国情怀	小组讨论（15）： 以“顾方舟与脊髓灰质炎活疫苗的研制”为题，小组撰写讨论报告，重点考查学生综合应用所学知识解决复杂问题的家国情怀的体现	
	乙型肝炎病毒	1.1 家国情怀 2.3 专业素养	故事：李文辉发现乙肝受体	通过分析案例：在美国哈佛医学院从事研究的李文辉教授，毅然选择回到祖国，在北京生命科学研究所，历经漫长的五年研究，确证发现了乙型肝炎功能性受体，对研究高效的特异性的 HBV 治疗药物做出巨大贡献。激发学生的理想信念和严谨的科学素养	课堂测验（19）： 在“学习通”布置课堂测验，专业知识测试题重点考查学生对乙型肝炎病毒的掌握程度，开放型测试题重点考查学生的创造精神和双创素质的体现	

续表

课程模块	课程内容	双创要素	教学素材	教学实施建议	考核评价	备注
模块十六：病毒学检验	人免疫缺陷病毒	1.2 社会责任	艾滋病的宣传防控	通过学生自己收集整理免疫缺陷病毒的防治方式，总结免疫缺陷病毒的预防，并且通过免疫缺陷病毒在大学人群中传播逐年增多的现状，告诫学生要在大学期间以提高自身专业知识和创新能力为重，洁身自好，提高预防意识	课堂测验（20）： 在“学习通”布置课堂测验，专业知识测试题重点考查学生对人免疫缺陷病毒掌握程度，开放型测试题重点考查学生的社会责任的体现	
	人免疫缺陷病毒的检验	1.1 家国情怀 2.4 双创素质	材料：新药“艾克宁”	通过学习免疫缺陷病毒的检验，并了解我国原创药物艾可宁，提示学生检验和治疗同等重要，鼓励学生在检验方面应有创新和突破，提升自己在检验专业上的创新能力	课后作业（7）： 针对案例，采用课后小组作业，形成艾滋病传播途径和诊疗报告，在“学习通”上提交，考查学生的家国情怀、双创素质	
	出血热病毒	4.2 人文素养 1.4 敬业精神	材料：防控“埃博拉病毒”	中国作为发展中国家，非常关注并积极参与全球传染病疫情的防控。以埃博拉病毒防治为例，2014 年春季开始，在西非地区的部分国家（几内亚、利比里亚、塞拉利昂等）暴发了埃博拉出血热疫情，造成了当地大量人员的感染，数以万计的生命惨遭吞噬，形势极为严峻。在此危难时刻，我国政府和人民发扬了国际人道主义精神，提供了大量救援物资，并展开了新中国成立以来最大规模的卫生援外行动，派出数批医疗队亲临一线，为抗击当地埃博拉疫情做出了巨大贡献，彰显了一个负责任大国的风范和担当精神	课后作业（8）： 针对案例，采用课后小组作业，形成防控“埃博拉病毒”报告，在“学习通”上提交，考查学生的人文素养和敬业精神	

续表

课程模块	课程内容	双创要素	教学素材	教学实施建议	考核评价	备注
模块十六：病毒学检验	狂犬病病毒	1.2 社会责任	材料：我国健康中国战略	鼓励和指导学生积极参加社会实践，使他们走出校园，走进农村基层，接触社会，充分发挥专业知识特点，调查当地各类传染病的流行状况，并宣传防病知识，为基层群众的健康提供服务。同时，让学生将书本知识应用于实践，增强对知识的理解和体会；培养和锻炼他们的吃苦耐劳和奉献精神；引导他们进一步了解社会，提高对党的十九大提出的“实施健康中国战略”的认识和理解，增强责任感和使命感，提升大学生的综合素质	小组讨论（16）： 围绕案例组织学生小组讨论，个人撰写讨论报告。重点考查学生对社会责任的认识	
模块十七：临床标本的细菌学检验	血液标本的细菌学检验	5.2 劳模精神	材料：安徽省医科大的检验科工作的故事	通过讲述安徽省医科大附属巢湖医院检验科人员的“战疫”故事，加强“团结协作教育”，鼓励合作精神；加强“生命教育”，使学生敬畏、尊重生命	小组讨论（17）： 采用翻转课堂的形式，学生以小组为单位，组长汇报学习成果，加强“团结协作教育”，鼓励合作精神；加强“生命教育”，使学生敬畏、尊重生命	
	粪便标本的细菌学检验	4.1 审美素养 1.4 敬业精神	材料：检验工作中的遇到困难后的处理	教学中经常会选用一些病原体感染后的患者或标本的图片，许多图片的感官性状较差，引起部分学生产生不适或不愉快的生理反应。面对这样的场景，要及时开展思政教育，教育学生要牢记《医学生誓言》，明白不怕脏、不怕累、甘于奉献是成为一名合格医生的最基本素质	小组讨论（18）： 围绕案例组织学生小组讨论，个人撰写讨论报告。重点考查学生对检验工作中的遇到困难后的处理，对案例中所蕴含的敬业精神的理解	

续表

课程模块	课程内容	双创要素	教学素材	教学实施建议	考核评价	备注
模块十七：临床标本的细菌学检验	脑脊液标本的细菌学检验	1.4 敬业精神	微生物检验员的职业道德规范	在医学检验人员开展疑似样本检验的过程中，既要有勇，更要有谋。严格按照要求开展检验工作，既保护了自身安全，也确保了检验结果的真实有效性。立足“规则意识教育”，强化学生的遵纪守法意识	小组讨论（19）： 以微生物检验员的职业道德规范为题，小组撰写讨论报告，重点考查学生综合应用所学知识解决复杂问题的敬业精神的体现	
	呼吸道标本的细菌学检验	1.4 敬业精神	微生物检验员的职业道德规范	通过小组讨论全国各地医疗机构的医学检验人员坚守岗位、与呼吸道病毒“零接触”的检验故事，学习他们尽忠职守确保病例的高效筛查和诊断，对学生进行职业道德教育，增强学生的职业使命感	小组讨论（20）： 围绕案例组织学生小组讨论，个人撰写讨论报告。重点考查学生对检验工作中遇到困难后的处理，对案例中所蕴含的敬业精神的理解	

五、考核评价

根据“临床微生物学检验技术”课程“五育融合”双创教育教学实施路径中考核评价栏目规定的考核方式，将过程性评价与终结性评价相结合，采用多元化考核评价方式，注重学生创新精神、创业意识和创新创业能力评价。

（一）评价形式

评价形式如表 4 - 2 所示。

表 4 - 2　　评价形式表

	小组讨论	作品设计	课堂测验	课后作业
数量	20	6	20	8
占比	37%	11%	37%	15%

（二）评价标准

1. 小组讨论，组长汇报

本课程过程性评价中，小组讨论共 20 个。组内学生自评占 20%，学生互评占 30%；全体学生评价组长汇报情况占 20%；教师评价小组代表汇报情况占 30%。小组代表汇报成绩作为小组成员成绩（见表 4 - 3）。

表 4 - 3　　小组讨论评价表

项目	主题突出	思路清晰	价值正向	领悟深刻	备注
权重	0.3	0.3	0.2	0.2	

2. 作品设计

本课程过程性评价中，作品设计共 6 个，每件作品满分 100 分。评分方式为：组内学生评价占 30%；全体学生评价占 30%；教师评价占 40%。作品设计评分要点见作品设计评分表，适用于所有作品设计（见表4-4）。

表4-4　　作品设计评分表

项目	理念新颖	元素丰富	作品完整	价值正向	备注
权重	0.1	0.3	0.3	0.3	

3. 课堂测验

本课程过程性评价中，课堂测验共20个，每份课堂作业满分100分，通过“学习通”记录学生成绩。课堂测验题包括专业知识测试题和开放型测试题，专业知识测试题中客观题由“学习通”自动评判，主观题和开放型试题由教师评价，考查学生的作答是否情感、思想健康，是否符合题意、是否有深刻、丰富的内涵，是否有创新，开放型试题旨在激发学生自我表达能力和想象力（见表4-5）。

表4-5　　课堂测验评分表

项目	测验完成	知识掌握	知识运用	价值正向	备注
权重	0.2	0.2	0.3	0.3	

4. 课后作业

本课程过程性评价中，课后作业共8个，课后作业根据学生完成情况由任课教师综合评定，采用百分制赋分（见表4-6）。

表4-6　　课后作业评分表

项目	作业完成	知识掌握	知识运用	价值领悟	备注
权重	0.3	0.2	0.2	0.3	

5. 终结性评价标准

围绕“五育融合”课程创新创业教育目标，组织终结性评价包含期中考试和期末考试两类，采取百分制计分，期中考试占15%，期末考试占

25%，采取纸笔作答。试题形式和内容突出基础性、综合性、应用性和创新性，通过设计开放性、探究性试题以及非标准答案的试题，在考查专业知识的基础上，引导学生多角度认识问题，鼓励学生主动思考、发散思维，考查和培养学生的探究意识和独立思考、创新能力。

（三）评价结果计算

根据《“五育融合”大学生创新创业指数综合测评办法》，计算“五育融合”课程创新创业基础指标达成度和学生创新创业基础指标达成度。

（四）评价结果使用

教师针对达成度低的分项指标进行全面分析，从教学目标设计、教学方法使用、教学环境创设、教学活动组织、学生学情等方面撰写教学反思，优化教学设计，持续改进教学方法，提高课程教学质量。围绕学生个体达成度低的分项指标进行系统分析，从学生的学习态度、学习习惯、学习方式等方面分析存在的原因，对学生进行个性化辅导，引导学生增强创新精神，树立创业意识，提高创新创业能力。

第五章

“临床生物化学检验技术”课程“五育融合”创新创业教育教学设计

一、课程基本情况

“临床生物化学检验技术”是医学检验技术专业的核心课程之一，是化学、生物化学与临床医学的结合，是一门以化学和医学知识为基础，理论和实践性较强的边缘性应用学科。它在临床医学中所起的作用和地位已日益受到重视，并已成为检验医学中的主要学科之一和医学检验专业必修的专业课程。临床生物化学检验的主要任务是研究人体器官、组织、体液的化学组成和进行着的生化过程，以及疾病、药物对这些过程的影响，为疾病诊断、病情监测、药物疗效、预后判断和疾病预防等方面提供信息和理论依据。

二、课程“五育融合”双创教育教学目标

本课程围绕医学检验技术专业人才培养目标，结合教学内容，落实“五育融合”要求，在创新创业教育方面达到以下教学目标：

（1）结合生物化学检验指标等教学内容，挖掘家国情怀、法治意识、职业道德、敬业精神元素，培育学生为国为民，依法创新创业的使命担当。

（2）结合生物化学检验技术基本原理等教学内容，挖掘双创元素，强化学生的专业素养，提升学生的创新精神、创业意识和创新创业能力。

（3）结合临床生物化学检验的质量管理等教学内容，挖掘拼搏精神、

协作精神、规则意识、竞争意识元素，使学生树立规则意识，塑造顽强拼搏、团结协作、敢为人先的意志和精神。

（4）结合生物化学检验结果报告等教学内容，挖掘审美素养、人文素养、艺术素养、文化创意元素，激发学生创新灵感和创造活力。

（5）结合生物化学检验科实习等教学内容，挖掘劳动精神、劳模精神、工匠精神、创造精神元素，提升学生的创新创业精神和实践能力。

三、课程知识与“五育”中的双创元素

（一）模块一：临床生物化学检验基础知识

1. 临床生物化学检验的基础知识

临床生物化学检验基础知识主要内容为临床生物化学检验的发展及现状、临床生物化学检验的主要内容、临床生物化学检验实验室的任务以及临床生物化学检验在医学教育中的地位。

在临床生物化学学科的建立学习时，引入吴宪教授的案例，吴宪教授首次在世界上提出蛋白质变性的机制，改良了血糖测定的方法，不仅是中国的生物化学和营养学之父，更是第一位获得诺贝尔科学奖提名的中国科学家，以此激发同学们产生强烈的民族自豪感，培养学生的家国情怀。

2. 酶学分析技术

酶学分析技术主要教学内容创包括酶的概念、结构及功能、酶促反应动力学。血清酶测定的方法及标本处理对测定结果的影响；常用血清酶及其同工酶测定在临床诊断中的应用。

引入“核酶的发现”的故事，引导学生学习切赫和奥尔特曼两位科学家敢于质疑权威、开拓进取的科学精神。

（二）模块二：临床常用代谢物的生物化学检验

1. 血浆蛋白质与含氮化合物的生物化学检验

蛋白质是血浆成分中含量最多的物质，大部分血浆蛋白质由肝脏合成并通过肝血窦和中央静脉进入血液，血浆中的免疫球蛋白来源于浆细胞，这些

均属于血浆固有蛋白质，在血浆中起生理作用，血浆中固有蛋白质的含量变化以及组织细胞蛋白质出现于血浆，可能是疾病的标志。学生分组进行血清总蛋白测定并分析检测结果，渗透与生命有关的现象，让学生了解生命的脆弱，体会生命的珍贵。

2. 糖代谢紊乱的生物化学检验

血糖是指血液中的葡萄糖，在体内多种因素的调节下血糖浓度维持着相对恒定，血糖浓度过高或过低，以及糖代谢过程中由于酶先天性缺陷所导致的单糖或糖原在体内的积累称为糖代谢紊乱。通过对血糖和糖尿病的实验室检测指标（糖化血红蛋白、糖化白蛋白、胰岛素及 C 肽、胰岛素原、酮体、丙酮酸及乳酸、尿微量白蛋白）的检测可对糖代谢紊乱类型进行辅助诊断。

在进行检验项目血液抗凝剂的选择时，告诉学生要多从病人的角度出发，合理选择肝素锂、氟化钠和草酸钾，培养学生对患者的人文关怀精神，树立医者仁心的职业态度。

3. 血脂及血浆脂蛋白检验

血脂是血浆脂类的简称，其含量与血浆有机成分相比只占其小部分，然而其代谢却相当活跃，包括胆固醇、甘油三酯、磷脂和游离脂肪酸等。血脂的降解和合成不断进行，维持动态平衡，血脂异常已被证实为缺血性心血管疾病发生的独立危险因素，血脂检测可对血脂异常的诊断提供可量化的依据。

围绕“动脉粥样硬化”发生机制进行讨论汇报，讲解血脂异常会导致动脉粥样硬化等心血管疾病，帮助学生充分认识不良生活方式的危害性，树立科学的健康观念。

4. 电解质与酸碱平衡紊乱的生物化学检验

体内存在的液体称为体液，包括水和溶解于其中的物质，人体的细胞、组织和器官发挥正常生理功能依赖于其所处体液环境的正常和稳定。正常情况下，机体的内环境相对稳定，但在病理情况下，当致病因素的作用超过机体的调控能力时，引起体液容量、组成和酸碱度发生改变，造成水、电解质和酸碱平衡紊乱，从而影响组织器官的正常生理功能，甚至危及患者生命。因此，水、电解质和酸碱平衡的生物化学检验已成为临床许多疾病诊断、治疗评估和预后判断的重要依据。

介绍人体的酸碱平衡系统。让学生了解人体的酸碱性是由体内酸碱平衡缓冲体系所决定的，过酸或过碱都会影响身体健康，人体需要酸碱平衡才能保持身体健康，大自然也是一样，需要维持生态平衡才能和谐共生。

5. 微量元素与维生素异常的生物化学检验

播放“富贵病的新闻报道”强调要想健康就不能吃得太“好”，饮食不挑不偏，不要过于精细，注意粗细搭配；保持营养均衡。

（三）模块三：器官组织疾病的生物化学检验

1. 肝胆疾病的生物化学检验

肝脏是体内最大的多功能实质性器官，在消化、吸收、排泄、生物转化以及各类物质的代谢中均起着重要的作用，被誉为“物质代谢中枢”。正常情况下肝脏各种代谢反应相互配合，有条不紊地进行。当肝脏发生病变或肝内、外胆道梗阻时，易引起肝细胞内物质代谢紊乱，导致血液中某些生物化学成分的改变。临床实验室通过检测相应生物化学指标评价肝脏的生理或病理状况。这些指标的检测对肝脏疾病预防、早期诊断、治疗决策及预后评估等都具有重要的价值。

吴孟超院士首创肝脏外科“五叶四段”解剖学理论和间歇性肝门阻断切肝法，完成了以世界首例中肝叶肿瘤切除为代表的一系列标志性手术，创造切除肿瘤重量最大、肝脏手术年龄最小、肝癌术后存活时间最长等世界纪录。让学生认识到吴孟超院士的先进事迹和崇高精神永远是同学们学习的榜样，激励着同学们在强军征程上开拓奋进、砥砺前行。

2. 黄疸生化检验

以新生儿黄疸检验案例导入黄疸的分型及检验要点，提醒学生在检验过程中注意给予患者人文关怀和精神鼓励，提升职业素养。

3. 肝功能检验

分析肝功化验单，布置作业：设计肝功检查生化检验项目组合，从布置作业到完成方案设计的各个阶段，实施严格管理。培养学生自学、自省、自控的能力。

4. 胰腺功能检验

组织学生分组收集急性胰腺炎案例，换位思考患者的痛苦。教育学生应富有爱心和同情心、细心和耐心，真心热爱检验工作。

5. 心血管疾病的生物化学检验

心血管系统疾病是以心脏和血管异常为主的循环系统疾病，包括心脏病、心肌病、动脉粥样硬化、高血压及各种原因导致的心功能不全等，一直以来是发达国家的第一位死因。心血管系统疾病的生物化学检验在该类疾病的预防、诊断、治疗决策及预后判断中起着重要的作用。

引入“心肌损伤的生化标志物的发现”的材料，让学生意识到人类对物质世界的认识是不断发展进步的，要培养敢于批判、勇于探索的精神，并坚持理论创新和实践创新的良性互动。

6. 内分泌功能的生化检验

组织学生观看甲状腺功能检验视频，学习内分泌功能检验所有的实验方法和原理，使学生具有辅助相关实验室进行科学研究工作的能力。

7. 内分泌疾病的生物化学检验

话题导入：不能食用激素培养的蔬菜水果？男性食用大豆制品会变娘？让同学们运用专业知识对这些社会流传的说法进行辨析。既可以让学生将专业理论应用于理解社会现象，又可以培养理性思维。

8. 消化系统疾病的生物化学检验

通过食物消化吸收视频导入，介绍核心知识点，可顺势引申出文明只有不断消化吸收外界营养，才能不断更新发展，以此培养同学们对中华文明的高度自信。

9. 神经及精神疾病的生物化学检验

神经系统是由神经元相互联系组成的错综复杂的电－化学信号网络，具有协调控制人体的运动、感觉、语言和思维等多种生命活动功能。任何原因引起的神经系统结构和功能的改变，或者神经系统与其他系统相互关系的协调，均可能导致神经及精神系统疾病。目前，神经系统疾病的诊断主要通过临床症状结合实验室检查进行，其中生物化学检验为一些精神疾病的诊断及鉴别诊断提供了重要依据。

观看帕金森科普视频，使学生了解其致病机理仍是未知之谜，人类社会的进步本质上依赖于科技的进步，即科技发展是第一生产力，教师将神经领域内的关键科技突破以时间轴串联，并在每个突破点上加上该突破带来的人类知识的飞跃，激发学生学好专业知识，以科技报国、推动人类进步的热情。

10. 妊娠及新生儿的生物化学检验

通过引入我国助产教育的开拓者——杨崇瑞的人物传记，让学生学习其爱岗敬业、甘于奉献的品质，提升学生的人文素养及家国情怀。

11. 临床毒物检验

临床毒物学是毒物学的重要分支，它通过分析人体体液和组织中的药物、金属和其他化学物质为人类健康服务。临床毒物检验是以临床诊断为目的，对人体内体液或组织中的毒物成分进行分析。

引入“奋战在毒品毒物检验鉴定领域的雪城公安杨健”的故事，引导学生学习不畏苦难、爱岗敬业、勇于创新的品质。

（四）模块四：临床生物化学检验质量管理

1. 临床生物化学检验方法的选择与评价

临床生物化学检测方法很多，方法选择的依据离不开方法学的性能评价。方法学的性能分为实用性和可靠性两类。作为医学检验的学生，当遇到某一检验项目单独明显异常且难以用临床表现进行解释时，应尽早寻找可能的干扰因素，而不能一味地复查该项目，以减轻患者的负担，节约医疗资源。正如马克思所说的：在科学上没有平坦的大道，只有不畏艰险沿着陡峭山路攀登的人，才有希望达到光辉的顶点。在工作中，应时刻保持着“打破砂锅问到底”的心态，对于工作中的难题要刻苦钻研，迎难而上，精益求精，提升自身专业素养。

2. 临床生物化学检验项目临床应用性能评价

生物化学检验项目是指应用各种生物化学检验技术和方法，通过对患者血液、体液和组织中的物质进行检验，为临床对疾病的预防、诊断、治疗、监测和预后判断等提供实验信息和诊断依据的实验室诊断方法或试验。检验项目设计是否科学，操作过程是否规范，检验结果是否准确，都将影响到临床医疗决策的正确性，以及患者的健康。因此，临床生物化学检验实验室不仅要对检验项目的实验方法进行选择和评价，而且还应对检验项目的临床应用价值进行科学研究和系统评价，不断提高临床生物化学检验的临床服务质量。

以患者质疑化验单结果的一起医疗纠纷为例，说明医学检验质量控制的重要性。让学生明白医疗质量是医院赖以生存和发展的关键，强化人文关怀意识，端正服务态度，尊重病人。让学生了解检验师的责任不仅是通过实验室技术和仪器操作为临床提供数据和信息，而是需要与临床医师进行双向的沟通，使检验数据更加客观、充分、准确地服务于疾病的诊断、治疗、疗效观察与预后评估。

3. 临床生物化学检测方法发展历史

播放国内外检验方法进展的视频，通过学习国内科学家积极投身科研，不断探索新方法，向国外先进检验方法学习模仿并超越的视频案例，培养学生的家国情怀和竞争意识。

四、课程“五育融合”双创教育教学实施路径

“临床生物化学检验技术”课程“五育融合”双创教育教学实施路径见表5－1。

表 5－1　“临床生物化学检验技术”课程“五育融合”双创教育教学实施路径

课程模块	课程内容	双创要素	教学素材	教学实施建议	考核评价	备注
模块一：临床生物化学检验基础知识	临床生物化学检验基础知识	1.1 家国情怀 1.2 社会责任	案例：生化学家吴宪教授的经历	在临床生物化学检验学科的建立学习中，引入吴宪教授案例。吴宪教授首次在世界上提出蛋白质变性的机制，改良了血糖测定的方法，不仅是中国的生物化学和营养学之父，更是第一位获得诺贝尔科学奖提名的中国科学家，以此激发学生的爱国意识和民族自豪感，提升学生对文化自信、道路自信的认知	课堂测验（1）： 在“学习通”布置课堂测验，专业知识测试题重点考查学生知识点的掌握程度，考查学生对生化检验发展史的掌握程度以及家国情怀	
	酶学分析技术	2.1 专业知识 2.4 双创素质 3.2 拼搏精神	案例：核酶的发现	虽然酶的研究历史悠久，但直到 1878 年才有了术语“酶”，到 20 世纪 30 年代，酶是具有催化活性的蛋白质的说法才普遍被人们所接受。20 世纪 80 年代初，切赫和奥尔特曼不受传统观念的束缚，通过实验观察，反复验证，分别在四膜虫的 rRNA 剪接和酵母的 tRNA 的剪接中发现了具有催化功能的 RNA，并命名为核酶。这一发现打破了酶是蛋白质的传统观念，开辟了酶学研究的新领域。让学生学习两位科学家的这种敢于质疑权威、开拓进取的科学精神	课堂测验（2）： 在“学习通”布置课堂测验，专业知识测试题重点考查学生知识点的掌握程度，考查学生对酶学基础知识的掌握程度以及双创素质	
模块二：临床常用代谢物的生化学检验	血浆蛋白质与含氮化合物的生物化学检验	4.2 人文素养	材料：血清总蛋白化验单	学生分组进行血清总蛋白测定并分析检测结果，渗透与生命有关的现象，让学生了解生命的脆弱，体会生命的珍贵，提升对生命的认知，增强对生命的感悟。让学生在今后的医学检验职业生涯中，重视患者的感受，关爱患者	小组讨论（1）： 根据小组汇报情况，教师、学生和组内成员分别对各个小组进行评价，重点考查科学的健康观念，强化人文素养	

续表

课程模块	课程内容	双创要素	教学素材	教学实施建议	考核评价	备注
模块二：临床常用代谢物的生化学检验	糖代谢紊乱的生物化学检验	2.3 专业素养 2.4 双创素质 4.2 人文素养	问题：血糖检测抗凝剂的选择	在课堂上，通过检验项目血液抗凝剂的选择，告诉学生要多从病人的角度出发，采用不干扰其他检验项目的肝素锂，而不是氟化钠和草酸钾，培养学生对患者的感同身受和人文关怀，培养学生的医者仁心；运用已糖激酶法测血糖时，第一个反应不能直接测定糖的含量，而是要第二个反应跟第一个反应偶联，启示学生：遇到困难时，要多动脑筋，办法总比困难多。本次课程内容丰富，润物细无声中完成了课程思政的教学	作品设计（1）： 糖尿病患者的鉴别诊断及实验检测方案设计，按照作品设计评分表 5 -6 进行评分，重点考查学生对血糖检测专业知识和技能的掌握程度和运用能力。同时考查学生的双创素质	
	血脂及血浆脂蛋白的生物化学检验	2.4 双创素质 3.2 拼搏精神 3.3 协作精神 5.4 创造精神	材料：1985 年诺贝尔成果奖：体内胆固醇代谢调节机制的阐明	案例式教学：以“胆固醇与诺贝尔奖”展开，先用图表显示一下围绕胆固醇的研究有哪些成果获得了诺贝尔奖，引发学生对胆固醇研究的关注，接下来，教师以 1985 年的诺贝尔奖——体内胆固醇代谢调节机制的阐明为案例，介绍美国科学家布朗和戈德斯坦在研究家族性高胆固醇血症时发现了什么，然后根据他们的知识进行假设，当对假设验证的时候出现了什么问题，解释不通的时候又根据实验结果提出了什么假设，科学家通过实验观察—理论预测—实验检验—理论解释等多次重复步骤，最终阐明了胆固醇代谢机制，强调科学精神中理性思维的重要性	小组讨论（2）： 学生以小组为单位汇报学习成果，小组撰写讨论报告，根据小组讨论评分表进行评分。重点考查学生的协作精神	

续表

课程模块	课程内容	双创要素	教学素材	教学实施建议	考核评价	备注
模块二：临床常用代谢物的生化学检验	电解质与酸碱平衡紊乱的生物化学检验	1.2 社会责任 2.3 专业素养 3.3 协作精神	案例：人体内的酸碱平衡系统	案例式教学；人体的酸碱性是由体内酸碱平衡缓冲体系所决定的。让学生了解过酸或过碱都会影响身体健康，人体需要酸碱平衡才能保持身体健康。大自然也是一样，需要维持生态平衡才能和谐共生	小组讨论（3）： 学生以小组为单位汇报学习成果，小组撰写讨论报告，根据小组讨论评分表进行评分。重点考查学生对酸碱平衡紊乱的生化检验项目检测方法的职业素养，同时考查协作精神	
	微量元素与维生素异常的生物化学检验	2.3 专业素养 4.2 人文素养	材料：富贵病的新闻报道	新闻报道：在我国南方一个相当富裕的村子里，一段时间内有不少婴儿发生了抽风、昏迷和心力衰竭，甚至死亡的现象，这引起了有关部门的重视，开始展开调查。结果发现：原来这个地方的人们吃大米要反复碾三遍，这样得到的大米色白纯净，口感很好，大家以为这样的大米才是真正的好米。殊不知，这样的加工却使存在玉米皮中的维生素 B1 大大减少。母亲经常吃这种米，引起维生素 B1 的缺乏，并且殃及婴儿。 以此让学生了解饮食精细会减少人体对纤维素的摄取，而人体内纤维素缺乏就易引起便秘，甚至增加患胃癌、直肠癌、消化道肿瘤的机会。要想健康就不能吃得太“好”，饮食不挑不偏，不要过于精细，注意粗细搭配；保持营养均衡	作品设计（2）： 儿童微量元素与维生素检查实验检测方案设计，按照作品设计评分表 5－6 进行评分，重点考查学生对微量元素与维生素检测专业知识和技能的掌握程度和运用能力，同时考查人文素养	

续表

课程模块	课程内容	双创要素	教学素材	教学实施建议	考核评价	备注
模块三：器官组织疾病的生物化学检验	肝胆疾病的生物化学检验	5.3 工匠作神 5.4 创造精神	案例：人物传记："中国肝胆外科之父"吴孟超院士	吴孟超院士首创肝脏外科"五叶四段"解剖学理论和间歇性肝门阻断切肝法，完成了以世界首例中肝叶肿瘤切除为代表的一系列标志性手术，创造切除肿瘤重量最大、肝脏手术年龄最小、肝癌术后存活时间最长等世界纪录。吴孟超院士的先进事迹和崇高精神永远是大家学习的榜样，激励着大家在强军征程上开拓奋进、砥砺前行	课后作业（1）： 撰写小论文：肝脏疾病检测的研究进展，按照课后作业评分表、学生课后作业情况进行评价，重点考查学生的创造精神	
	黄疸的生化检验	2.3 专业素养 4.2 人文素养	案例：新生儿黄疸检验	案例式教学：以新生儿黄疸检验案例导入黄疸的分型及检验要点，提醒学生在检验过程中注意给予学生人文关怀和精神鼓励，提升职业素养	课堂测验（3）： 在"学习通"布置课堂测验、专业知识测试题，重点考查学生对黄疸的检验及鉴别的知识点的掌握程度，同时考查学生的人文素养	
	肝功能检验	2.2 专业技能 2.3 专业素养	材料：肝功检查化验单	分析肝功化验单，布置作业：设计肝功检查生化检验项目组合，从布置作业和到完成方案设计的各个阶段，实施严格管理。培养学生自学、自省、自控的能力，培养诚信意识	课后作业（2）： 设计肝功检查生化检验项目组合，按照课后作业评分表，按学生课后作业情况进行评价，重点考查学生创造精神	
	胰腺功能检验	2.3 专业素养 4.2 人文素养	材料：急性胰腺炎病例	分组收集急性胰腺炎案例，换位思考患者的痛苦。让学生富有爱心和同情心，细心和耐心，真心热爱检验工作	小组讨论（4）： 学生以小组为单位汇报学习成果，小组撰写讨论报告，根据小组讨论评分表进行评分。重点考查学生的创造精神	

续表

课程模块	课程内容	双创要素	教学素材	教学实施建议	考核评价	备注
模块三：器官组织疾病的生物化学检验	心血管疾病的生物化学检验	1.3 诚实品质 1.4 敬业精神 5.3 工匠精神	材料：心肌损伤的生化标志物的发现	引入“心肌损伤的生化标志物的发现”的材料，让学生意识到人类对物质世界的认识是不断发展进步的，要形成敢于批判、勇于探索，理论创新和实践创新的良性互动	小组讨论（5）： 学生以小组为单位汇报学习成果，小组撰写讨论报告，根据小组讨论评分表进行评分。重点考查学生的诚实品质	
	内分泌功能检验	2.2 专业技能 5.4 创造精神	材料：甲状腺功能检验视频	观看甲状腺功能检验视频，学习内分泌功能检验所有的实验方法的原理。使学生具有辅助相关实验室进行科学研究工作的能力	课堂测验（4）： 在“学习通”布置课堂测验，专业知识测试题重点考查学生知识点的掌握程度，考查学生的专业技能	
	内分泌疾病的生物化学检验	1.2 社会责任 2.1 专业知识	材料：话题：不能食用激素培养的蔬菜水果？	话题导入不能食用激素培养的蔬菜水果？男性食用大豆制品会变娘？教师在本章结束时，请同学们运用专业知识对这些社会流传的说法进行辨析。这既是一个将专业理论应用于理解社会现象的过程，也是一个培养理性思维的过程	小组讨论（6）： 学生以小组为单位汇报学习成果，小组撰写讨论报告，根据小组讨论评分表进行评分。重点考查学生的创造精神	
	消化系统疾病的生物化学检验	1.1 家国情怀 4.1 审美素养	材料：食物的消化吸收	案例式教学：以食物消化吸收视频导入，介绍完核心知识点，便可顺势引申，文明也像集体一样，只有不断消化吸收外界营养，才能不断更新发展，我们的中华文明就是一种善于消化吸收其他文明优秀成果的文化，从古代胡服骑射到现今对外来词汇的包容吸收，都是中华文明具有强大生命力的体现，培养学生高尚的审美素养和对中华文明的高度自信	课堂测验（5）： 在“学习通”布置课堂测验，专业知识测试题重点考查学生知识点的掌握程度，考查学生的专业技能	

续表

课程模块	课程内容	双创要素	教学素材	教学实施建议	考核评价	备注
模块三：器官组织疾病的生物化学检验	神经及精神疾病的生物化学检验	1.1 家国情怀 2.4 双创素质 4.4 文化创意	材料：帕金森科普视频	观看帕金森科普视频，了解到其致病机理仍是未知之谜，人类社会的进步本质上依赖于科技的进步，即科技发展是第一生产力，教师将神经领域内的关键科技突破以时间轴串联，并在每个突破点上加上该突破带来的人类知识的飞跃、社会和工业的显著进步以及知识的爆发增长，让学生领悟到科学技术发展的重要性，培养创新思维，开发快速检测试剂盒，激发他们学好专业知识，以科技报国、推动人类进步的热情	课后作业（3）： 撰写小论文：帕金森的研究进展，按照课后作业评分表和学生课后作业情况进行评价，重点考查学生的双创素质	
	妊娠及新生儿的生物化学检验	1.1 家国情怀 4.2 人文素养	材料：人物传记：我国助产教育的开拓者——杨崇瑞	1952 年，杨崇瑞主持制定了全国性的妇幼卫生工作计划，组织举办了全国妇幼卫生行政干部训练班、保育干部培育班，建立妇幼卫生保健院、儿童卫生研究所等机构，在全国建立起一套妇幼卫生保健网，使妇幼卫生工作有了组织保证。为了妇幼卫生事业，杨崇瑞博士终生未婚	作品设计（3）： 为孕 12 周的孕妇设计一份检验单，按照作品设计评分表 5－6 进行评分，重点考查学生对妊娠妇女检测的专业知识和技能的掌握程度和运用能力。同时考查学生的人文素养	
	临床毒物检验	1.4 敬业精神 2.4 双创素质	案例：毒物毒品检验教导员杨健的事迹	杨健，从事基层刑事技术毒物毒品检验鉴定工作 13 年，现任牡丹江市公安局刑事技术支队 DNA 理化检验大队教导员。每天，杨健和同事们都要跟胃内容物、血液、尿液等检材打交道，将它们分离、提取、净化、浓缩、浸压，处理成仪器可识别的检材，在这个过程中，检验人员都要接触高毒高致癌的衍生化学试剂。曾经，杨健因为还没有形成自我保护意识，在试剂标签脱落后，亲自去闻这些试剂，而一度失去嗅觉和味觉。通过本案例，引导学生学习这种不畏苦难、爱岗敬业、勇于创新的品质	课堂测验（6）： 在“学习通”布置课堂测验，专业知识测试题重点考查学生知识点的掌握程度，考查学生的专业技能	

续表

课程模块	课程内容	双创要素	教学素材	教学实施建议	考核评价	备注
模块四：临床生物化学检验质量管理	临床生物化学检测方法的选择与评价	2.3 专业素养 3.2 拼搏精神	材料：成语典故——打破砂锅问到底	作为医学检验的学生，当遇到某一检验项目单独明显异常且难以用临床表现进行解释时，应尽早寻找可能的干扰因素，而不能一味地复查该项目，以减轻患者的负担，节约医疗资源。正如马克思所说的：在科学上没有平坦的大道，只有不畏艰险沿着陡峭山路攀登的人，才有希望达到光辉的顶点。使学生认识到在工作中，应时刻保持着“打破砂锅问到底”的心态，对于工作中的难题要刻苦钻研、迎难而上、精益求精，提升自身专业素养	课后作业（4）： 按照课后作业评分表，按学生课后作业情况进行评价，重点考查学生的创造精神	
	临床生物化学检测项目临床应用性能评价	1.2 社会责任 4.2 人文素养	材料：患者质疑化验单结果的一起医疗纠纷	案例式教学：以患者质疑化验单结果的一起医疗纠纷为例，说明医学检验质量控制的重要性。让学生明白医疗质量是医院赖以生存和发展的关键，强化人文关怀意识，端正服务态度，尊重病人	小组讨论（6）： 学生以小组为单位汇报学习成果，小组撰写讨论报告，根据小组讨论评分表进行评分。重点考查学生的创造精神	
	临床生物化学检测方法发展历史	1.1 家国情怀 3.4 竞争意识	材料：国内外检验方法的进展	播放国内外检验方法进展的视频，以国内科学家积极投身科研，不断探索新方法，向国外先进检验方法学习模仿并超越的视频案例，培养学生的家国情怀和竞争意识	课后作业（5）： 按照课后作业评分表，按学生课后作业情况进行评价，重点考查学生的家国情怀	

五、考核评价

根据“临床生物化学检验技术”课程“五育融合”双创教育教学实施路径中考核评价栏目规定的考核方式，将过程性评价与终结性评价相结合，采用多元化考核评价方式，注重学生创新精神、创业意识和创新创业能力评价。

（一）评价形式

评价形式如表 5－2 所示。

表 5－2　评价形式表

	小组讨论	作品设计	课堂测验	课后作业
数量	7	3	6	5
占比	33.3%	14.3%	28.6%	23.8%

（二）评价标准

1. 小组讨论

方式一：小组讨论，组长汇报。组内学生自评占 20%，学生互评占 30%；全体学生评价组长汇报情况占 20%；教师评价组长汇报情况占 30%。组长汇报成绩作为小组成员成绩。适用于小组讨论（1）（5）（7）（见表 5－3）。

表 5－3　小组汇报评分表

项目	主题突出	时间控制	仪表仪容	应变能力	回答问题	备注
权重	0.3	0.1	0.1	0.2	0.3	

方式二：小组讨论，个人撰写讨论报告。组内学生自评占 30%，学生互评占 40%，教师评价学生撰写报告情况占 30%。适用于小组讨论（2）

(3)(6)(见表5-4)。

表5-4 小组讨论评分表

项目	逻辑分析	沟通能力	人际合作	举止与仪表	组织协调	备注
权重	0.3	0.3	0.1	0.1	0.2	

方式三：小组讨论，小组撰写讨论报告。组内学生自评占30%，学生互评占40%，教师评价小组报告撰写情况占30%。小组报告成绩作为小组成员成绩。适用于小组讨论(4)(见表5-5)。

表5-5 小组汇报评分表

项目	主题突出	时间控制	仪表仪容	应变能力	回答问题	备注
权重	0.3	0.1	0.1	0.2	0.3	

2. 作品设计

本课程过程性评价中，作品设计共3个，每件作品满分100分。评分方式为：组内学生评价占30%；全体学生评价占30%；教师评价占40%。作品设计评分要点见作品设计评分表。适用于所有作品设计(见表5-6)。

表5-6 作品设计评分表

项目	设计理念新颖	设计方案合理	符合设计要求	新技术应用	设计作品完整	备注
权重	0.1	0.3	0.3	0.2	0.1	

3. 课堂测验

本课程过程性评价中，课堂测验共6个，每份课堂作业满分100分，通过“学习通”记录学生成绩。课堂测验题包括专业知识测试题和开放型测试题，专业知识测试题中客观题由“学习通”自动评判，主观题和开放型试题由教师评价，考查学生的作答是否情感、思想健康、符合题意，是否有深刻、丰富的内涵，是否有创新，开放型试题旨在激发学生自我表达能力和想象力，培养创新型人才。

4. 课后作业

本课程过程性评价中，课后作业共5个，根据考核内容分为报告式作业和论文式作业，报告式作业主要考查学生是否能够根据要求查阅资料、内容和材料是否翔实、是否能够将相关专业知识及理论联系，适用于课后作业（2）（3）（5）；论文式作业主要考查学生是否能综合分析问题、条理是否清晰，解决问题的方法是否有创新性，适用于课后作业（1）（4）。课后作业根据学生完成情况由任课教师综合评定，采用五级制方式赋分。

5. 终结性评价标准

围绕“五育融合”课程创新创业教育目标，终结性评价包含期中考试和期末考试两类，采取百分制计分，期中考试占15%，期末考试占25%，采取纸笔作答。试题形式和内容突出基础性、综合性、应用性和创新性，通过设计开放性、探究性试题以及非标准答案的试题，在考查专业知识的基础上，引导学生多角度认识问题，鼓励学生主动思考、发散思维，考查和培养学生的探究意识和独立思考、创新能力。

（三）评价结果计算

根据《“五育融合”大学生创新创业指数综合测评办法》，计算“五育融合”课程创新创业基础指标达成度和学生创新创业基础指标达成度。

（四）评价结果使用

教师针对达成度低的分项指标进行全面分析，从教学目标设计、教学方法使用、教学环境创设、教学活动组织、学生学情等方面撰写教学反思，优化教学设计，持续改进教学方法，提高课程教学质量。

围绕学生个体达成度低的分项指标进行系统分析，从学生的学习态度、学习习惯、学习方式等方面分析存在的原因，对学生进行个性化辅导，引导学生增强创新精神，树立创业意识，提高创新创业能力。

第六章

“临床免疫学检验技术”课程“五育融合”创新创业教育教学设计

一、课程基本情况

“临床免疫学检验技术”课程是医学检验技术专业的一门专业核心课程，是在了解机体免疫系统的结构、生理功能、免疫应答的过程及其调节的基础上，研究有关免疫性疾病的发病机理，以及应用免疫学基本理论及技术进行疾病的诊断、预防及治疗的一门学科。通过本课程的学习和训练，使学生系统地掌握免疫学的基本技术及其相关的理论知识，掌握常用的免疫学诊断方法，掌握常见免疫性疾病的免疫学特征及免疫学诊断的临床意义，提高对免疫学的新知识、新理论及新技术的理解和认识，使学生既能适应一般临床检验工作，又富有创新工作的能力，将来为国家建设和保护人民的生命财产做出贡献。

二、课程“五育融合”双创教育教学目标

本课程围绕医学检验技术专业人才培养目标，结合教学内容，落实“五育融合”要求，在创新创业教育方面达到以下教学目标：

（1）结合免疫学基础及其相关成分检测、抗原抗体制备等教学内容，挖掘家国情怀、社会责任、诚信品质、敬业精神元素，培育学生为国为民，依法创新创业的使命担当。

（2）结合免疫学检验新技术、新方法及临床免疫检验自动化分析等教学内容，挖掘双创元素，强化专业知识、专业技能和专业素养，提升学生的创新精神、创业意识和创新创业能力。

（3）结合临床免疫检验的质量保证等教学内容，挖掘坚强意志、拼搏精神、协作精神、竞争意识元素，使学生树立规则意识，塑造顽强拼搏、团结协作、敢为人先的意志和精神。

（4）结合临床免疫性相关疾病及其免疫学检验等教学内容，挖掘审美素养、人文素养、艺术素养、文化创意元素，激发学生创新灵感和创造活力。

（5）结合标记免疫技术的原理及应用等教学内容，挖掘劳动精神、劳模精神、工匠精神、创造精神元素，提升学生的创新创业精神和实践能力。

三、课程知识与“五育”中的双创要素

（一）模块一：概论

1. 免疫与免疫应答

免疫是指机体免疫系统识别自身与异己物质，并通过免疫应答排除抗原性异物，以维持机体生理平衡的功能。免疫应答是免疫系统各部分生理功能的综合体现，通过有效的免疫应答，机体得以维护内环境的稳定。我国宋明时期利用“人痘”接种防治天花，直接启发了天花疫苗的发明。这些史料蕴含了中华民族的灿烂文明、敢为人先的创新精神，让同学们产生强烈的民族自豪感，培养学生的家国情怀。

2. 免疫学简史

免疫学也是随着社会的发展和科学的进步而逐渐发生、发展和成熟的。免疫学的发展可分为原始、传统和现代三个时期。我国生物学家做出了很大的科研成就，对世界生物制品学发展做出了巨大贡献，如鼠疫斗士伍连德独立思考、敢于怀疑、勇于创新、百折不挠、求真务实的科学精神，疫苗牛人汤飞凡的爱国精神、担当精神、科学精神、仁爱精神。通过学习，使学生感受到中华民族的伟大和中国人民的智慧，激发学生对专业

学习的兴趣；引导学生树立文化自信、坚定理想信念，激励他们像前辈一样，投身于医学事业，为人类的健康服务；培养学生的家国情怀。

3. 免疫系统组成

免疫系统的组成包括免疫器官、免疫细胞、免疫分子三大部分。人体免疫系统的各个成分，虽各有功能，但并非独立发挥作用，而是精密有序、协调统一地保护人体，免疫应答的各环节既相互制约又相互促进、相互协调。通过学习免疫系统的运作原理，对内容进行剖析，让学生明白每个同学都不是孤岛，始终处在一个集体环境中，因此要有团队观念；此外个人的能力是有限的，要善于与他人合作。通过专业知识的学习，培养学生的专业素养、协作精神。

4. 免疫学技术发展历程

免疫学技术是随着各种免疫物质的发现而逐步发展起来的。以抗原与抗体间的特异结合反应为基础的各种免疫学技术的出现，使得我们可以将其检测临床标本中相应的抗原或抗体物质的存在与否或量的变化，用于疾病的诊断和治疗。免疫学技术的发展历程经历了经典、现代、自动化等阶段，并且未来逐步向智能化发展。通过强调免疫学技术的发展趋势，探讨未来临床免疫检验的发展方向，提升大学生的创新精神和双创能力。

（二）模块二：免疫学基础及其相关成分检测

1. 抗体

抗体是机体在抗原刺激下产生的一类能与抗原发生特异性结合的球蛋白，被免疫系统用来鉴别与清除外来物质。用各种病原微生物制作的疫苗，可刺激机体产生对抗该病原或相似病原的抗体。疫苗质量安全事关人民群众尤其是少年儿童生命健康，然而2018年“长春长生问题疫苗”事件给社会带来严重危害和恶劣影响，使学生认识到疫苗规范化生产和标准化管理的重要性，提升学生的社会责任感，培养学生的诚信品质。

2. 抗原抗体结合反应原理

抗原与抗体能够特异性结合是基于两种分子间的结构互补性与亲和性，这两种特性是由抗原与抗体分子的一级结构决定的。2020年诺贝尔生理学或医学奖丙肝病毒的发现，与传统的病毒发现程序是相反的，即首先找到丙肝抗体，然后利用抗体找出抗原，发现基因再寻找病毒。通过对丙肝病毒发现过程的追溯，学习科学家严谨求实、锲而不舍、勇于攻坚克难的科学品质，培养学生的创新精神和拼搏精神。

3. 多克隆抗体

多克隆抗体是由免疫的宿主通过不同来源（多克隆）的 B 细胞分泌产生的抗体。抗原免疫动物所获得的免疫血清其实是含有多种抗体的混合物，即多克隆抗体。在临床应用中，多克隆抗体主要用于病原物的检测、疾病的诊断及治疗。破伤风是由梭菌经由皮肤或黏膜伤口侵入人体，在缺氧环境下生长繁殖，产生毒素而引起肌痉挛的一种特异性感染。临床上存在不同价格（38 元和 380 元）的破伤风疫苗，分别是破伤风抗毒素和破伤风免疫球蛋白。破伤风抗毒素是刺激身体产生抵抗破伤风的抗体，破伤风免疫球蛋白是直接就可以对抗破伤风病毒的。在讲解多克隆抗体制备时，引入抗血清与免疫球蛋白的区别，从专业内容分析延伸到内涵分析，通过启发和讨论，抗毒素既是抗原也是抗体的两面性，免疫的后果既有有利的方面，也有有害的方面，培养学生的专业素养、思辨能力。

4. 单克隆抗体

单克隆抗体是由单一 B 细胞克隆产生的高度均一、仅针对某一特定抗原表位的抗体，通常采用杂交瘤技术来制备。“糖丸爷爷”顾方舟是我国脊髓灰质炎疫苗研发生产的拓荒者、科技攻关的先驱者，他研发的脊髓灰质炎疫苗“糖丸”护佑了几代中国人的生命健康，使中国进入无脊髓灰质炎时代。让学生感受科学严谨的态度、百折不挠的意志、开拓创新的精神、舍己为人的奉献和淡泊名利的品格，树立大学生崇拜和学习的偶像，培养学生的敬业精神、创新精神。

5. 直接免疫凝集试验

免疫凝集是颗粒性抗原与相应抗体结合后发生凝集的血清学试验。直接免疫凝集反应指颗粒性抗原（细菌、螺旋体和红细胞等）在适当电解质参与下可直接与相应抗体结合出现的肉眼可见的凝集现象。常用的凝集试验有玻片法和试管法两种。前者为定性试验，方法简便快速，常用于鉴定菌种，测定人类红细胞 ABO 血型等；后者为定量试验，常用已知抗原测定受检者血清中有无某种抗体及其相对含量，以协助临床诊断或供流行病学调查研究。在讲授直接免疫凝集试验原理的同时，通过对自身 ABO 血型的检测，直观观察免疫凝集现象的产生。引导学生思考输血前要进行血型鉴定和交叉配血；否则，就有可能发生输血错误的医疗事故。通过组织学生进行输血错误案例讨论，培养学生的专业素养和职业道德。

6. 液相免疫沉淀试验

免疫沉淀反应主要用于抗原或者抗体的定性检测。其原理是指可溶性抗原与相应抗体在有电解质存在的情况下，按适当比例所形成的可见沉淀物现象。据此现象设计的沉淀实验主要包括液相沉淀试验和凝胶内的沉淀试验。液相免疫沉淀的免疫浊度测定使免疫测定实现了自动化分析，通过观看临床检验科工作现场视频，让学生了解目前临床检验科的工作日常，深刻体会检验人员的职业责任，初步树立从事相关工作的理想，培养学生的专业素养、创新精神。

7. 免疫细胞分类

免疫细胞是参与免疫应答或与免疫应答相关的细胞。免疫细胞在肿瘤的发生、发展及治疗中均起着重要作用。在肿瘤的治疗方面，除了传统的手术、化疗、放疗以外，免疫疗法是一种新兴的治疗方法。2016 年的魏则西事件引起了巨大反响，也将免疫疗法推向普通大众面前。在讲述免疫细胞类型时，引入魏则西事件，帮助学生正确认识免疫细胞疗法的现状，同时使学生深刻思考该事件中过度医疗、莆田系、医院科室外包、百度竞价排名等一系列问题，引导学生思考其中的医学伦理学问题、医疗监管问题、法律问题，同时培养学生的社会责任。

8. 免疫细胞来源

免疫细胞是由骨髓中的造血干细胞分化发育而来，造血干细胞分化为多能干细胞，多能干细胞又分化为淋巴样干细胞和骨髓样干细胞。之后这些干细胞由在不同组织器官中发育成不同的免疫细胞。干细胞的研究是当前基础研究的重要方向之一，但是在研究过程中频现科研造假等学术不端现象，如小保方晴子科研造假事件，引起了巨大的不良影响，同时通过对 2020 年的十大学术不端事件的整理分析，提醒学生实事求是的原则，教育学生养成科研诚信的良好学风，杜绝学术不端行为发生，培养学生的诚信品质。

9. 细胞因子与黏附因子概述

20 世纪 80 年代以来细胞因子的研究进展迅速，新的细胞因子被不断被发现和鉴定，现已达 60 ~ 70 种。细胞因子是由活化的免疫细胞分泌的活性物质，与多种疾病的发生、发展有密切关系，有的还被应用于临床的生物学治疗，具有深远的意义。细胞黏附因子是介导细胞间及细胞与细胞外基质间黏附作用的分子。细胞因子与黏附因子的检测，不仅有助于临床疾病的诊断、预后判断和疗效观察，而且被视为评估体液免疫状态的重要方面。干扰素就是一种细胞因子。我国抗艾大使桂希恩除了在艾滋病防治方面的巨大贡献，为了研究干扰素的作用，还亲身注射干扰素。通过讲解，让学生感受典范人物的事迹，宣扬科学家勇于实践、乐于奉献的精神，培养学生的敬业精神和人文素养。

10. 细胞因子测定

细胞因子（Cytokine）是由免疫细胞或者非免疫细胞合成和分泌的具有多种生物活性的低分子量可溶性的多肽和蛋白质，在免疫应答中发挥着重要的作用。免疫系统的日常工作是清除感染，但是如果免疫系统被激活到极限程度或者失去控制，它就会伤害宿主，极端的免疫攻击是细胞因子风暴。新冠病毒感染的最后阶段，细胞因子风暴才是夺命杀手。目前，细胞因子检测有细胞生物学测定法、分子生物学测定法和免疫学测定法。通过了解新冠肺炎危重病人后期机体细胞因子风暴发生造成机体损伤、检测方法。让学生体会到创造性的思维以及从本质出发对细胞因子系统性的认识，科学研究应该是逻辑性思维与创造性思维、科学与假设的统一，培养学生的专业素养。

11. 抗体产生规律

特定抗原初次刺激机体引发初次应答；初次应答中所形成的记忆淋巴细胞当再次接触相同抗原刺激后可引发迅速、高效、持久的再次应答。初次应答以 IgM 为主，再次应答以 IgG 为主。新冠病毒抗体检测试剂盒为病毒检测做出巨大贡献。通过盘点不同新冠病毒抗体检测试剂，讨论不同新冠病毒检测试剂盒的特点，同时结合抗体产生规律，让同学分思考 IgM 和 IgG 共同检测的原理，培养学生的专业素养、创新意识、创业意识，让学生增强自信心。

12. 补体的生物学功能

补体是存在于正常人和动物血清与组织液中的一组经活化后具有酶活性的蛋白质。补体系统的生物学作用包括炎症介质作用、杀菌作用、免疫作用、调理作用、病毒作用等，大多是由补体系统激活时产生的各种活性物质（主要是裂解产物）发挥的。补体系统是人体内的“小炸弹”。补体活化后可溶解病原微生物，也可能破坏自身细胞。补体生物学功能的发挥是在多种补体因子及其他免疫分子的相互协作下完成的。在教学过程中，通过补体作用的学习，让学生了解团队协作的重要性，培养学生的协作精神。

13. 补体激活途径

补体的各成分为抗原抗体复合体以及其他成分，离子等相继会合连锁被活化，结果引起免疫细胞溶解和免疫溶血，也就是细胞和细菌、红血球等的溶解或免疫黏着等许多免疫生物学现象。补体三条激活途径分别是经典激活途径、旁路激活途径、MBL 激活途径。通过观看《补体激活 3D 动画》视频中补体激活途径中各补体成分级联活化作用，让学生采用实际分组的方法，团队共同完成分组任务，过程中需要团队成员各司其职，共同完成，从而培养学生良好的团队精神和协作精神。

14. 生物素、亲和素结合的特点

生物素—亲和素系统是 20 世纪 70 年代末发展起来的一种新型生物反应放大系统。生物素与亲和素之间高亲和力的牢固结合以及多级放大效应，使生物素—亲和素免疫标记和有关示踪分析更加灵敏。但是在临床检验中要注意生物素感干扰对检验结果的影响，能发现并预防问题的发生，避免对疾病的判断产生影响，加强学生对专业知识的理解，培养学生的专业素养。

（三）模块三：免疫标记技术

1. 标记物的种类及特性

在免疫学检测中，可用荧光素、酶、放射性同位素等标记抗原或抗体进行的抗原抗体反应，提高抗原抗体反应的敏感性。其中，鲁米诺就是一种常见的标记物，除了可应用于临床免疫学检验，也是犯罪现场的血迹检测（潜血反应）常用的物质。通过分组讨论，使学生了解标记物在不同领域的创新应用，学会用专业知识发现问题、解决问题，提升学生的专业技能。

2. 放射免疫分析方法

放射免疫技术为一种将放射性同位素测量的高度灵敏性、精确性和抗原抗体反应的特异性相结合的体外测定超微量物质的新技术。但是由于该方法标记物的放射性危害，放射免疫技术大多被化学发光免疫技术代替。通过学习新冠病毒检测的实验室要求和检验人员的个人防护措施，以及医护人员和很多“检验人”不畏危险、舍小家顾大家的奉献精神，培养学生的敬业精神。

3. 荧光免疫技术原理

荧光免疫技术是将免疫学方法（抗原抗体特异结合）与荧光标记技术结合起来研究特异蛋白抗原在细胞内分布的方法。由于荧光素所发的荧光可在荧光显微镜下检出，从而可对抗原进行细胞定位。荧光标记是标记免疫技术中发展最早的一种。将荧光免疫技术原理与荧光 PCR 检测核酸的原理进行比较，巩固学生专业知识，培养学生的专业素养。

4. 酶联免疫吸附试验的类型

酶联免疫吸附试验是酶免疫测定技术中应用最广的技术，根据其反应特点可分成不同类型。常用的酶联免疫吸附试验有双抗体夹心法、间接法、竞争法和捕获法，分别用于检测不同的分子。在讲述 ELISA 类型时，融入“乙肝病毒检测方法”，介绍 ELISA 在疾病检测中的优势和用途。同时恰当地融入国家治理乙型肝炎病毒的状况、控制力度，取得的成绩，让学生在掌握专业技术的同时感悟专业技术的应用价值和国家对人民生命安全、身体健康的重视，强化学生的民族自信心与自豪感，并对专业知识保持持续性的学习热情，培养学生的家国情怀、专业素养。

5. 酶免疫试验的临床应用

酶免疫试验之所以能成为临床免疫检验中的主导技术，是与它的方法上的特异性和灵敏性、操作上的简便性以及试剂的稳定性分不开的，还有很重要的一点是，其对环境没有污染威胁。尽管如此，作为一项免疫检验技术，酶免疫试验还是有其局限性的，不但所检测的生物学体液样本如血清中有可能存在各种干扰实验的因素，而且在实验过程中，影响结果的因素也很多，尤其是进行手工的 ELISA 测定时。讲述酶免疫试验临床应用时，引入酶免疫技术的重要性及其检测方法以手工操作为主，对检验人员的技术要求高。强调检验人员的责任心和专业素养，严格按照操作要求，认真完成实验，将实验误差减至最小。同时，让学生分组讨论，能否开发新的方法检测新冠病毒？给出论文《SARS 诊断试剂盒的开发应用现状》供学生参考，培养学生创新精神。

6. 化学发光免疫原理

化学发光免疫分析包含两个部分，即免疫反应系统和化学发光分析系统。化学发光分析系统是利用化学发光物质经催化剂的催化和氧化剂的氧化，形成一个激发态的中间体，当这种激发态中间体回到稳定的基态时，同时发射出光子，利用发光信号测量仪器测量光量子产额。免疫反应系统是将发光物质（在反应剂激发下生成激发态中间体）直接标记在抗原（化学发光免疫分析）或抗体（免疫化学发光分析）上，或酶作用于发光底物。在新冠病毒检测中，我国首个获批上市化学发光法新冠病毒抗体检测试剂盒，其研制成功离不开专业的技术知识和探索精神。采用分组讨论的方法，在讲解化学发光免疫原理，与学生一起分析讨论化学发光法检测新冠病毒感染者血清的原理和意义，提高学生专业能力，培养学生专业素养和拼搏精神。

7. 胶体金免疫层析试验原理

胶体金免疫色谱技术是胶体金免疫层析技术，以胶体金作为示踪标志物，应用于抗原抗体反应中的一种新型免疫标记技术，可用于定性或半定量的快速免疫检测方法中。该方法非常适用于新冠病毒的快速检测。在讲解胶体金免疫技术的原理后，要求学生分组设计新冠病毒双抗体免疫检测试剂盒，并与学生一起分析其可能性、优缺点，培养学生拼搏精神和创新能力。

8. 胶体金竞争法测小分子抗原

胶体金技术是一种将抗原抗体免疫反应与胶体金标记示踪技术结合用于抗原、抗体含量定性定量检测的技术。由于其快速、简便、成本低、稳定性好等优点，胶体金法检测在临床检测领域得到了广泛的应用。目前，胶体金检测平台常用的检测方法有双抗体夹心法、竞争法、间接法等，不同检测方法检测原理及适合检测的物质不同。小分子抗原很难制备得到配对抗体

（分子量小，很难找到两个结合位点供两个抗体同时结合），因此小分子抗原无法用双抗体夹心法进行检测。对于小分子抗原，如毒品分子，通常利用竞争法进行检测。毒品危害巨大，吸毒对自身、家庭、社会等都带来了危害。通过阅读相关资料《2017 年中国毒品形势报告》等使学生树立正确的价值观、世界观，自觉抵制各种不良诱惑，守住人生的底线，培养学生的法治意识。

9. 胶体金间接法测抗体

目前，胶体金检测平台常用的检测方法有双抗体夹心法、竞争法、间接法等，不同检测方法检测原理及适合检测的物质不同。胶体金间接法一般用于抗体的检测。在临床上，胶体金测胃幽门螺旋杆菌尿素酶抗体就是采用间接法。胃幽门螺旋杆菌可引起胃炎、胃溃疡、胃癌等。巴里・马歇尔（Barry J. Marshall）以身试药论证幽门螺旋杆菌与胃溃疡的关系。在讲述胶体金间接法测抗体时，对巴里・马歇尔的故事进行学习和分析，让学生感受典范人物的事迹，宣扬科学家勇于实践，乐于奉献的精神，培养学生的敬业精神。

10. 免疫组织化学技术的影响因素

免疫组织化学技术又称为免疫细胞化学技术，是指用标记的特异性抗原或抗体在组织细胞原位通过抗原抗体的免疫反应和组织化学的显色反应，对相应的抗原或抗体进行定性、定位、定量测定的一项免疫学检测方法。目前，病理免疫组化诊断是肿瘤确诊的“金标准”，在讲授免疫组织化学技术时，通过分组讨论，引导学生思考免疫组化操作及出具报告时的注意事项；通过组织学生进行肿瘤确诊“金标准”的讨论，培养学生专业素养和严谨认真的工匠精神。

11. 免疫组织化学技术

免疫组织化学技术经过半个多世纪的不断改进和创新，已成为现代研究生物和医学的重要手段之一。通过对前面知识的总结回顾，为同学们期中测试做好准备，进行诚信考试宣传片，开展诚信教育，由考试诚信引申到学术诚信、做人诚信以及对党对祖国的忠诚。专业知识结合诚信教育培养学生的诚信品质和竞争意识。

12. 经典流式细胞仪

流式细胞仪是对细胞进行自动分析和分选的装置。它可以快速测量、存贮、显示悬浮在液体中的分散细胞的一系列重要的生物物理、生物化学方面的特征参量，并可以根据预选的参量范围把指定的细胞亚群从中分选出来。目前，流式细胞仪在临床上应用广泛。但是流式细胞仪自面世以来，一直被国外企业垄断。随着我国科技的快速发展，国产流式细胞仪也逐渐崭露头角。采用小组讨论的方法，在讲述经典流式细胞仪时，强调流式细胞术在科研、临床上的重要性，引入国产化流式细胞仪品牌及产品简介，培养学生的民族自信心、家国情怀和竞争意识。

13. 流式细胞仪工作原理

流式细胞仪是以流式细胞术为基础，快速精确地对单个细胞的理化性质进行定量分析和分选。在讲述流式细胞仪工作原理时，通过观看视频流式细胞术难在哪里，使学生掌握流式细胞术的基本原理、操作步骤及注意事项，提高学生的专业能力，培养学生的专业素养。

14. 临床免疫检验的自动化分析类型

随着临床免疫检验技术和临床检验仪器的不断进步，实验室检测已经从传统的手工操作、半自动化分析，发展为免疫自动化检验，已经成为临床免疫检验的主要方法之一。通过观看临床检验科工作视频，了解目前临床免疫检验技术向自动化、集成化（流水线）和微型化（蛋白芯片、免疫传感器官）方向发展，引出新仪器、新检测项目、新检测技术的发展，促进临床检验手段的不断进步，拓展学生的视野，培养其终身学习的能力，培养学生的专业素养和创造精神。

（四）模块四：临床免疫及检验技术

1. 临床免疫检验的质量保证

临床实验室数据是对患者疾病的诊断、治疗或临床实验研究的重要依据。临床免疫检验的质量保证是保证临床诊疗或实验研究的有效性的重要工具。在讲授临床免疫检验质量保证时，结合社会热点医疗案件（伪造检验结果、使用过期检验试剂）及检验科“三查七对一注意”要求，将这些社会热点问题融入课程，提供一些反面案例让学生讨论，并加以点评，引领学生树立正确的价值取向及是非判断标准，培养学生的诚信品质。

2. 感染性疾病概述

感染性疾病的免疫学检查就是通过检测特异性抗原或抗体，来确定患者是否感染某种特定病原体。回顾 2003 年由 SARS 冠状病毒引起的传染性非典型肺炎事件，是一场威胁全球的公共卫生事件。在抗击非典的过程中，我国涌现出大批先进人物，展现出了“万众一心、众志成城、团结互助、和衷共济、迎难而上、敢于胜利”的抗击非典精神。抗击非典精神作为强大的思想武器，为当代医学生成长成才注入正能量。在教学过程中，将钟南山、陈薇等当代杰出医务工作者的事迹展示给学生，加深学生对职业精神的认同，培养医学生树立社会主义核心价值观、社会责任感和时代担当，培养学生的敬业精神、拼搏精神。

3. 病毒感染性疾病

病毒感染性疾病是能在人体寄生繁殖并能致病的病毒引起的传染病，主要表现有发热、头痛、全身不适等全身中毒症状及病毒寄主和侵袭组织器官导致炎症损伤而引起的局部症状。

艾滋病是由 HIV 病毒引起的严重病毒感染性疾病。在讲授病毒感染性疾病时，通过讲解艾滋病传播方式、检测方法、艾滋病人现状等，提升学生的专业素养，同时引发学生在人文方面的思考。

4. Ⅰ型超敏反应

Ⅰ型超敏反应是指机体受到某些抗原刺激时，引起的由特异性 IgE 抗体介导产生的一种发生快消退亦快的免疫应答，表现为局部或全身的生理功能紊乱，具有明显个体差异和遗传倾向。青霉素过敏即一种Ⅰ型超敏反应，严重可引起过敏性休克。过敏性休克是最严重的超敏反应，我们在使用药物和血清时一定要谨慎，既要严格操作，又要正确判断皮试结果，预防过敏性休克，做好抢救备案，护佑生命。临床上，我国普遍在注射青霉素时进行青霉素皮试，但欧美医院没有青霉素皮试。在讲授Ⅰ型超敏反应时，以青霉素过敏为案例，通过小组讨论方法，思考青霉素过敏的表现、机制，并比对中外对青霉素皮试的不同态度，在加强学生专业知识的同时，培养学生的辩证思考问题的能力、专业素养和人文素养。

5. Ⅱ型超敏反应

Ⅱ型超敏反应是由 IgG 或 IgM 抗体与靶细胞表面相应抗原结合后，在补体、吞噬细胞和 NK 细胞参与下，引起的以细胞溶解或组织损伤为主的病理免疫反应。新生儿溶血病是一种Ⅱ型超敏反应。林巧稚大夫治愈了我国第一例新生儿溶血病，通过观看视频故事，引入林巧稚大夫爱岗敬业的故事，让学生学习典范人物的事迹，不断探索科学领域新课题，具备不治愈患者绝不懈怠的坚韧作风，并从细节感受博大的仁爱之心和全心全意为人民服务的敬业精神。大爱成就大医，使学生明白要树立正确的世界观和人生观，具备救死扶伤的人道主义精神，热爱医护工作的奉献精神，坚持对患者认真负责的敬业精神，不畏艰难、勇于攀登的拼搏精神，相互协作、共同提高的协作精神。

6. 系统性红斑狼疮

系统性红斑狼疮是一种多发于青年女性的累及多脏器的自身免疫性炎症性结缔组织病，严重影响了患者身心健康。传统治疗红斑狼疮只能使用免疫制剂保守治疗，难以根治且存在继发感染等风险。屠呦呦团队发现，双氢青蒿素对治疗具有高变异性的红斑狼疮效果独特，青蒿素对盘状红斑狼疮、系统性红斑狼疮的治疗有效率分别超 90%、80%。在讲授系统性红斑狼疮时，引入屠呦呦的青蒿素在治疗自身免疫病系统性红斑狼疮中的尝试，使同学们学习我国老一辈科学家的艰苦奋斗、坚韧不拔的敬业精神，激发学生的家国情怀，进一步使学生坚定民族文化自信。

7. 常见自身抗体

自身抗体是指针对自身组织，器官、细胞及细胞成分的抗体，正常人体血液中可以有低滴度的自身抗体，如果自身抗体的滴度超过某一水平，就可能对身体产生损伤，诱发疾病。自身免疫如超过一定限度就会引起自身免疫性疾病。在讲授自身免疫性疾病及其免疫检测时，让学生思考自身免疫与自身免疫性疾病的区别，一定限度的自身免疫是必须具备的，可发挥着免疫稳定的功能，但超出界限就会引发自身免疫病；细胞免疫的同时，也会造成炎症效应等，培养学生的思辨能力和专业素养。

8. 免疫增殖性疾病的概念

免疫增殖性疾病是因免疫器官、免疫组织或免疫细胞异常增生所致的一组疾病，表现为免疫功能异常或免疫球蛋白水平增高。电影《滚蛋吧，肿瘤君!》中作者所患疾病是淋巴瘤，免疫增殖性疾病的一种。在讲授免疫增殖性疾病时，通过观看视频《滚蛋吧，肿瘤君!》中作者的得病经历，引导学生要尊重科学、珍爱生命、养成良好的生活习惯，并对肿瘤病人进行共情和提供心理支持，培养学生的人文素养。

9. 免疫增殖性疾病的分类

免疫增殖性疾病按增殖细胞分类，T 细胞相关的有急性淋巴细胞白血病、淋巴母细胞瘤、部分非霍奇金淋巴瘤、Sezary 综合征；B 细胞相关的有慢性淋巴细胞白血病、原发性巨球蛋白血症、多发性骨髓瘤、重链病和轻链病等。白血病已成为威胁儿童健康的重要疾病之一。在 2021 年东京奥运赛场上，有一位体操老将丘索维金娜，因其儿子身患白血病，8 次踏上奥运赛场，“你未痊愈，我不敢老”。通过分享案例及奥运故事，培养学生学习的拼搏精神和竞争意识。

10. 获得性免疫缺陷综合征

获得性免疫缺陷综合征是由人类免疫缺陷病毒引起的主要使体内 CD4 淋巴细胞受损的传染病。该疾病是一种危害性极大的传染病，可导致全身免疫功能缺陷，继发各种机会感染和肿瘤而致死。在讲授免疫缺陷病类型的章节，通过观看世界艾滋病日宣传视频，教育学生增强自我保护意识，降低感染疾病风险；引导学生正确认知艾滋病的传播方式和致病机理，正确对待和关爱艾滋病病人，培养学生的专业素养、人文素养。

11. 免疫缺陷病常用检测项目

免疫缺陷病的检查项目有哪些检查，对于很多的免疫缺陷病例，需要根据实验的数据，才能够对病情有很好的诊断，对病情有所掌握，可以通过血细胞计数的方式，测定 IgG、IgM 和 IgA 浓度，做出临床的和实验室的判断。在临床工作中，医务人员有艾滋病毒职业暴露风险。这时，如何展开自救显得尤为重要。在讲授免疫缺陷病常用检测项目时，通过观看视频《HIV 自救指南》，使学生了解 HIV 感染后如何展开自救，了解 HIV 检测方法；同时引导学生注意保护患者隐私权，培养学生职业道德；用科学、宽容的态度对待艾滋病人，培养学生的人文素养。

12. 肿瘤标志物

肿瘤标志物，是指特征性存在于恶性肿瘤细胞，或由恶性肿瘤细胞异常产生的物质，或是宿主对肿瘤的刺激反应而产生的物质，并能反映肿瘤发生、发展，监测肿瘤对治疗反应的一类物质。肿瘤标志物存在于肿瘤患者的组织、体液和排泄物中，能够用免疫学、生物学及化学的方法检测到。在讲解肿瘤标志物分类时，通过让学生分组讨论常用的肿瘤标志物及在临床上的应用，对肿瘤标志物进行解读，使学生了解目前肿瘤检验的发展现状，深刻体会检验人员的职业责任，初步树立从事相关工作的理想，培养学生的专业素养。

13. 肿瘤靶向治疗

应用靶向技术向肿瘤区域精确递送药物的“靶向治疗”和利用肿瘤特异的信号传导或特异代谢途径控制的“靶点治疗”是肿瘤研究的热点。肿瘤分子靶向药物利用肿瘤细胞与正常细胞之间分子生物学上的差异（包括基因、酶、信号转导等不同特性），抑制肿瘤细胞的生长增殖，最后使其死亡。在讲授肿瘤标志物的临床应用时，通过观看视频《我不是药神》片段，课堂组织学生讨论，引导学生深刻思考专利药物的重要性，体会科技创新对国家的重要性，培养学生的家国情怀和创新精神。

14. 肿瘤免疫学检验

肿瘤免疫学是利用免疫学的理论和方法，研究肿瘤的抗原性、机体的免疫功能与肿瘤发生、发展的相互关系，机体对肿瘤的免疫应答及其抗肿瘤免疫的机制、肿瘤的免疫诊断和免疫防治的科学，即研究肿瘤的发病机制、预防、诊断和治疗的科学，它是免疫学的分支学科之一。恶性肿瘤目前是威胁全球人类健康的主要疾病，对于治愈无望的晚期肿瘤患者，提供全面的照料，包括生理、心理、社会等方面，使临终病人的生命得到尊重，生命质量得到提高，有尊严地走完人生的最后旅程。在我国，临终关怀护理从无到有，从陌生到为社会所了解，默默地发挥着医疗手段无法替代的作用。临终关怀是一项符合人类利益的崇高事业，对人类社会的进步具有重要的意义。临终关怀，让人带着尊严谢幕。通过案例分析的方法，在讲授肿瘤免疫学检验时，响应教育部关于将生死教育纳入整体教学计划的要求，引入临终关怀教育，引导学生积极思考生命价值，用爱去审视生命、珍惜生命、拥抱生命，培养学生的人文素养。

15. 移植的种类

移植是指将一个个体的细胞、组织或器官用手术或其他方法，导入自体或另一个个体的某一部分，以替代原已丧失功能的一门技术。根据导入移植物不同，分为细胞、组织和器官移植。中国器官移植技术目前已经处于世界领先的水平，但今天的成果，无不是站在第一代器官移植探索者的大胆尝试的基础上的。在讲授移植的种类内容时，将中国器官移植“第一例”背后的故事及一些无偿捐献器官、骨髓等事例适时插入教学内容，通过课堂加以宣传、弘扬，使专业课充满人文关怀，培育学生的仁心、爱心和大爱情怀，培养学生的人文素养。

16. 常见的器官移植

临床器官移植术的创建至今已有 50 多年的历史，经历了理论、伦理、技术等考验，逐步走向成熟并越来越多地被人们所接受，成为临床治疗不可逆器官的终末期衰竭性疾病的唯一手段。采用小组讨论的方法，以问题为向导，在讲述常见的器官移植时，询问学生是否会接受器官捐献？如果您的家人或朋友有器官捐献的愿望，您是否会阻止？深刻引发同学们关于器官移植的思考，在普及器官捐献移植知识的同时，提高了学生对器官捐献重要意义的认识，同时也弘扬了无私奉献的志愿精神，倡导崇尚科学、移风易俗、尊重生命、友爱奉献的社会新风尚，促进我国器官捐献事业的发展，让有限的生命传递无线的爱与希望，培养学生的家国情怀、人文素养。

17. 肾脏移植

肾脏移植，始创于 1950 年，是开展最早、应用最多和效果最佳的一种器官移植。肾脏移植已成为临床器官移植的重要项目。肾脏移植患者 1 年和 5 年的存活率分别可达 90% ~95% 和 80% ~90%. 在 HLA 基因背景与供者相同或接近的患者，移植存活率甚至高达十数年或数十年。对于器官移植的器官来源主要是无偿捐献，现在社会还未形成无偿捐献器官的环境，供受之间的比例严重失调，以致“地下市场”非常活跃，但买卖人体器官是违法行为，人的身体器官是不可以做交易买卖的，是法律禁止的行为。通过观看视频《人体器官交易实录》及案例“人体器官违规捐献，假捐献，真买卖”，让学生深刻认识我国法律禁止一切形式的人体器官买卖，使学生树立正确的伦理观、价值观，培养学生的法治意识和社会责任感。

18. 常见心血管疾病

心脑血管疾病是心脏血管和脑血管疾病的统称，泛指由于高脂血症、血液黏稠、动脉粥样硬化、高血压等所导致的心脏、大脑及全身组织发生的缺血性或出血性疾病。心脑血管疾病是一种严重威胁人类，特别是 50 岁以上中老年人健康的常见病，具有高患病率、高致残率和高死亡率的特点，即使应用目前最先进、完善的治疗手段，仍可有 50% 以上的脑血管意外幸存者生活不能完全自理，全世界每年死于心脑血管疾病的人数高达 1500 万人，居各种死因首位。心血管疾病大大影响人类健康，因此应积极预防。根据《ACC/AHA 心血管疾病一级预防指南》，小组深入讨论以患者为中心的综合 ASCVD 预防方法、影响心血管风险的生活方式及其他因素，加深同学们对专业知识的理解，养成健康的生活方式，培养学生的专业素养和人文素养。

19. 心跳和呼吸骤停

心肺复苏术是针对骤停的心脏和呼吸采取的救命技术，是为了恢复患者自主呼吸和自主循环。2020 年 8 月，中国红十字会总会和教育部联合印发《关于进一步加强和改进新时代学校红十字工作的通知》，将学生需了解的健康知识、急救知识，特别是心肺复苏纳入教育内容。在讲授心脏疾病时，引入心肺复苏术，通过观看视频，回顾心跳和呼吸骤停的判断及心肺复苏急救方法，采用小组讨论方法，让学生讨论终末期疾病患者发生心跳呼吸停止是否需要心肺复苏的问题，是否愿意对发生心跳呼吸停止的陌生人施救，以目前实施不久的“好人法”在现实中使用和有关的实例和讨论为主题，进行学生思想道德的教育与提升，培养学生的专业素养和人文素养。

20. 生殖免疫

生殖免疫学是近年来发展起来的生殖生物学与免疫生物学交叉的边缘学科，着眼于研究生殖医学领域免疫学问题。通过基本理论与生殖系免疫相关疾病诊治经验相结合，循序渐进地阐述免疫学和生殖医学这一新型学科。国家现已全面放开三孩生育政策。采用小组讨论的方法，在讲授生殖免疫时，引入国家最新发布三孩生育政策，引导学生关注中国老龄现状、人口政策等方面的问题，加强学生价值观引导；通过小组讨论，让学生深入思考生育政策放开的必要性及带来的问题，如养育教育成本、职场性别歧视、相关配套政策等，培养学生的思辨能力、家国情怀、社会责任。

21. 自然流产免疫学

习惯性自然流产是指自然流产连续发生3次或以上者，其发生率约占妊娠总数的1%，占自然流产数的15%。导致习惯性自然流产的原因较多。近来的研究认为，免疫因素是导致RPL的一类重要原因。如今，无论是在网上还是现实生活中，到处充斥着“无痛人流”的广告，这些广告让人们严重低估了堕胎的危险与严重后果。通过观看视频，引导学生思考人流的危害，通过思考问题引起学习的兴趣，让学生认识到避孕的重要性；大学生应正确处理恋爱关系，具有自我保护意识；同时探讨人流引发的社会问题（性知识缺乏、人流低龄化），正确认识人流术的伤害。通过开展性健康教育，增强学生防范性侵害的自我保护意识和能力，并加强价值观、道德观上的引导，培养学生的职业道德和人文素养。

四、课程“五育融合”双创教育教学实施路径

“临床免疫学检验技术”课程“五育融合”双创教育教学实施路径见表6－1。

表 6－1 “临床免疫学检验技术”课程“五育融合”双创教育教学实施路径

课程模块	课程内容	双创要素	教学素材	教学实施建议	考核评价	备注
模块一：概述	免疫与免疫应答	1.1 家国情怀	案例：我国利用“人痘”预防天花比欧洲早了几百年	通过案例教学法用图片等资料展示我国古代接种“人痘”历史，为 18 世纪发明“牛痘法”治疗天花奠定了基础。世卫组织于 1980 年宣布人类消灭天花，这是首次也是唯一一次人类战胜病毒的例子。这些史料的介绍能够燃起学生的爱国情怀，使他们增强民族自豪感	小组讨论（1）： 围绕案例组织小组讨论，以小组为单位组长汇报学习，根据小组汇报评分表（表 6－3）进行评分，重点考查学生对免疫学发展认知，对案例中蕴含的家国情怀的理解	
	免疫学简史	1.1 家国情怀	案例：汤飞凡、伍连德的故事	采用案例分析、文献查阅的方法，安排学生查阅分享汤飞凡、伍连德的故事，通过讲述我国生物学家的科研成就及对世界生物制品学发展做出的贡献，深刻体会中华民族的伟大和中国人民的智慧，激发专业学习的兴趣，并引导学生树立了文化自信，坚定理想信念，激励他们像前辈一样，投身于医学事业，为人类的健康服务	课后作业（1）： 请结合免疫学简史，撰写不少于 500 字的作业，谈我国免疫学发展的历史、现状及未来发展方向，题目自拟，鼓励学生自主创新，坚定理想追求，重点考查学生对家国情怀的理解	
	免疫系统组成	2.1 专业知识 3.3 协作精神	材料：免疫系统的运作原理	通过观看《免疫系统的运作原理》视频，对内容剖析，让学生明白人体免疫系统的各个成分，虽各有功能，但并非独立发挥作用，而是精密有序、协调统一地保护人体，免疫应答的各环节既相互制约又相互促进，相互协调。犹如每个同学都不是孤岛，始终处在一个集体环境中，因此要有团队观念；此外让学生明白个人的能力是有限的，要善于与他人合作	课堂测验（1）： 以“免疫系统组成”为题，展开课堂测验。专业知识测试题重点考查学生对免疫学基础知识掌握程度，设置开放式测试题考查学生对案例所蕴含的协作精神的理解	

续表

课程模块	课程内容	双创要素	教学素材	教学实施建议	考核评价	备注
模块一：概述	免疫学检验发展历程	2.4 双创素质	材料：免疫学技术经典、现代、自动化、智能化、未来	采用翻转课堂的形式，在讲授免疫学技术发展历程时，强调免疫学技术从经典、现代、自动化、智能化的发展趋势，并探讨未来临床免疫检验的发展方向，提升大学生的社会责任感和勇于创新的精神	小组讨论（2）： 采用翻转课堂的形式，学生以小组为单位组长汇报学习成果，根据小组汇报评分表（表6－3）进行评分，重点考查学生对免疫学检验发展的认识	
模块二：免疫学基础及其相关成分检测	抗体	1.2 社会责任 1.3 诚信品质	案例：2018年“长春长生问题疫苗”事件	采用小组讨论的方法，通过引导学生回忆2018年“长春长生问题疫苗”事件带给社会的危害和恶劣影响，启发学生思考疫苗规范化生产和标准化管理的重要性，增强学生的社会责任感，培养学生的诚信品质	小组讨论（3）： 围绕案例分析，学生以小组为单位汇报学习成果，小组撰写讨论报告，根据小组讨论评分表（表6－5）进行评分，重点考查学生对免疫学检验重要性的认识，增强学生的社会责任感	
	抗原抗体结合反应原理	2.4 双创素质 3.2 拼搏精神	案例：丙肝病毒发现之旅——2020年诺贝尔生理学或医学奖	采用翻转课堂的形式，在讲授抗原抗体结合反应原理时，通过让学生检索丙肝病毒相关研究，了解丙肝病毒通过抗体抗原为基础而发现的过程。通过对丙肝病毒发现过程的追溯，学习科学家严谨求实、锲而不舍、勇于攻坚克难的科学品质，在学习、实践和创新、研究的道路上披荆斩棘，造福人类	课堂测验（2）： 就抗原抗体结合反应原理知识点布置课堂测验，重点考查学生对抗原抗体结合反应原理等专业知识的掌握程度，就丙肝病毒发现之旅案例中所蕴含的双创素质和拼搏精神理解	
	多克隆抗体	2.3 专业素养	案例：38元和380元的破伤风疫苗，有何不同？	采用资料查询、小组讨论的方法，在讲解多克隆抗体制备时，引入抗血清与免疫球蛋白的区别，从专业内容分析延伸到内涵分析，通过启发和讨论，使学生了解抗毒素既是抗原也是抗体的两面性，免疫的后果既有有利的方面，也有有害的方面，以此培养学生的辩证思维和思辨能力	作品设计（1）： 围绕案例组织设计破伤风多克隆抗体制备方案，绘制流程图，根据作品设计评分表（表6－6）进行评分。重点考查学生对多克隆抗体制备的掌握程度，并理解案例中所蕴含的专业素养	

续表

课程模块	课程内容	双创要素	教学素材	教学实施建议	考核评价	备注
模块二：免疫学基础及其相关成分检测	单克隆抗体	1.4 敬业精神 2.4 双创素质	案例：“糖丸爷爷”顾方舟	采用案例分析方法，在讲授单克隆抗体制备时，引入“糖丸爷爷”顾方舟研发出了脊髓灰质炎疫苗的故事，使中国孩子摆脱了小儿麻痹症的诅咒，让学生感受科学严谨的态度、百折不挠的意志、开拓创新的精神、舍己为人的奉献和淡泊名利的品格，树立大学生崇拜和学习的偶像	小组讨论（4）： 围绕案例开展小组讨论，组长汇报，根据小组讨论（汇报）评分表（表6－3）进行评分，重点考查学生对单克隆抗体重要性的认识，对案例中蕴含的敬业精神和双创素质提升的认知	
	直接免疫凝集试验	2.3 专业素养	案例：你了解自己的血型吗之ABO血型鉴定	采用小组讨论的方法，在讲授直接免疫凝集试验原理的同时，通过实际操作，每位同学直观观察免疫凝集现象的产生。引导学生思考输血前要进行血型鉴定和交叉配血；否则，就有可能发生输血错误的医疗事故。通过组织学生进行输血错误案例讨论，培养学生专业职业素养和严谨认真的工作作风	作品设计（2）： 围绕案例，组织设计ABO血型鉴定方案，描述试验原理，根据作品设计评分表（表6－6）进行评分。重点考查学生对直接免疫凝集试验的掌握程度，并使学生理解案例中所蕴含的专业素养	
	液相免疫沉淀试验	2.2 专业技能 2.4 双创素质	材料：临床检验科现场操作视频	由案例引入液相免疫沉淀自动化实现，通过观看临床检验科工作现场视频，让学生了解目前临床检验科的工作日常，深刻体会检验人员的专业技能和检验自动化实现所需的创新创业素养，初步树立从事相关工作的理想	小组讨论（5）： 围绕案例开展小组讨论，组长汇报，根据小组讨论（汇报）评分表（表6－3）进行评分，重点考查学生对液相免疫沉淀试验的掌握，对视频中蕴含的专业技能和双创素质的理解	
	免疫细胞分类	1.2 社会责任	案例：魏则西事件	通过案例分析、小组讨论的方法，在讲述免疫细胞类型时，引入魏则西事件，癌症免疫治疗，帮助学生正确认识细胞免疫疗法的现状；同时通过分组讨论，使学生深刻思考该事件中过度医疗、莆田系、医院科室外包、百度竞价排名等一系列问题，引导学生思考其中的医学伦理学问题、医疗监管问题、法律问题	课后作业（2）： 请结合魏则西事件，撰写不少于500字的作业，谈国家、社会及个人在免疫细胞疗法中的医学伦理等问题，题目自拟，重点考查学生社会责任	

续表

课程模块	课程内容	双创要素	教学素材	教学实施建议	考核评价	备注
模块二：免疫学基础及其相关成分检测	免疫细胞来源	1.3 诚信品质	案例：小保方晴子科研造假事件 材料：2020 年的十大学术不端事件	采用情景模拟、小组讨论的方法，在讲解干细胞时，引入日本小保方晴子论文造假事件的不良影响，通过对 2020 年的十大学术不端事件的整理分析，提醒学生实事求是的原则，教育学生科研诚信的良好学风，杜绝学术不端行为发生	小组讨论（6）： 围绕案例组织学生小组讨论，组长汇报，根据小组讨论（汇报）评分表（表 6－3）进行评分，重点考查学生对诚信品质的认识	
	细胞因子与黏附因子概述	1.4 敬业精神 4.2 人文素养	案例：桂希恩与艾滋病的故事	采用案例分析、小组讨论的方法，在讲解细胞因子的功能时，引入桂希恩为实验亲身注射干扰素及他与艾滋病的故事，让学生感受典范人物的事迹，宣扬科学家勇于实践、乐于奉献的精神	小组讨论（7）： 围绕案例组织学生小组讨论，组长汇报，根据小组讨论（汇报）评分表（表 6－3）进行评分，重点考查学生对敬业精神和人文素质的认识	
	细胞因子测定	2.3 专业素养	材料：重症新冠病人的细胞因子风暴	采用文献检索、小组讨论的方法，在讲解细胞因子测定时，通过了解临床上危重病人机体细胞因子风暴发生及其检测方法，让学生系统性地认识细胞因子，培养学生的专业素养	课堂测验（3）： 以细胞因子测定为题，展开课堂测验。专业知识测试题重点考查学生对细胞因子认知程度，设置开放式测试题考查学生对案例所蕴含的专业素养的理解	
	抗体产生规律	2.1 专业知识 2.4 双创素质	案例：19 家新冠病毒抗体检测试剂大盘点	采用案例分析、分组讨论的方法，在讲述免疫球蛋白检测时，讨论不同免疫球蛋白检测试剂盒的特点；同时结合抗体产生规律，鉴于大多数 IgM 可能在一周内转化为 IgG，让同学们思考怎么同时进行 IgM 和 IgG 共同检测，培养学生的创新意识，让学生增强自己所学知识重要性的信心	小组讨论（8）： 围绕案例组织学生小组讨论，个人撰写讨论报告，根据小组讨论评分表（表 6－4）进行评分。结合抗体产生规律分析，重点考查学生对抗体产生规律专业知识的掌握，理解案例中蕴含的双创素质	

续表

课程模块	课程内容	双创要素	教学素材	教学实施建议	考核评价	备注
模块二：免疫学基础及其相关成分检测	补体的生物学功能	3.3 协作精神	材料：补体系统——人体内的“小炸弹”	通过文献检索、材料阅读的方式，在讲解补体的生物学功能时，让学生充分了解补体发挥作用的机制，在教学过程中，通过补体作用的学习及分组任务的发布，让学生了解团队协作的重要性，培养学生的协作精神	课堂测验（4）： 以“补体的生物学功能”为题，展开课堂测验。专业知识测试题重点考查学生对补体的生物学功能的认知程度，以及对案例中所蕴含的协作精神的理解	
	补体激活途径	3.3 协作精神	视频：补体激活动画	由《补体激活3D动画》引入，通过观看视频中补体激活途径中各补体成分级联活化作用，采用实际分组的方法，团队共同完成分组任务，过程中需要团队成员各司其职，共同完成，从而培养学生良好的团队精神和合作意识	课堂测验（5）： 以“补体激活途径”为题，展开课堂测验。专业知识测试题重点考查学生对补体激活三条途径的认知程度，设置开放式测试题考查学生对视频中所蕴含的协作精神的理解	
	生物素、亲和素结合的特点	2.3 专业素养	材料：关于生物素干扰，检验人需要知道这些	采用文献检索、小组讨论的方法，在讲授生物素与亲和素结合反应的特点时，引入生物素干扰案例，使学生认识生物素对检验结果的影响，能发现并预防问题的发生，避免对疾病的判断产生影响，加强学生对专业知识的理解	小组讨论（9）： 围绕案例组织学生小组讨论，组长汇报，根据小组讨论（汇报）评分表（表6－3）进行评分，重点考查学生对生物素与亲和素专业知识掌握程度和对专业素养的认识	
模块三：免疫标记技术	标记物的种类及特性	2.2 专业技能	案例：犯罪现场的血迹（鲁米诺—潜血反应）	采用案例分析方法，在讲解标记物鲁米洛时，就“犯罪现场的血迹（鲁米诺—潜血反应）”展开讨论，了解标记物在不同领域的创新应用。要求学生做遵纪守法公民，不触碰法律底线；同时保持科学态度，用专业知识发现问题、解决问题，开拓探索，追求创新	课堂测验（6）： 以“标记物的种类及特性”为题，展开课堂测验。专业知识测试题重点考查学生对免疫标记物的掌握程度，设置开放式测试题考查学生对案例中所蕴含的专业技能的理解	

续表

课程模块	课程内容	双创要素	教学素材	教学实施建议	考核评价	备注
模块三：免疫标记技术	放射免疫分析方法	1.4 敬业精神	案例："检验人"太难了	采用案例分析、小组讨论的方法，从放射免疫技术大多被化学发光免疫技术代替的原因，谈新冠病毒检测时的实验室要求和检验人员的个人防护措施；通过"学习通"平台发送检验人员检验新冠病毒状态的链接供学生课后观看和讨论，向学生介绍"检验人"不畏危险，舍小家顾大家，体现了个人价值和社会价值。由此培养学生的职业认同感和社会责任感	小组讨论（10）： 围绕案例组织学生小组讨论，组长汇报，根据小组讨论（汇报）评分表（表6-3）进行评分，重点考查学生对案例中蕴含的敬业精神的认识	
	荧光免疫技术原理	2.3 专业素养	材料：荧光PCR检测新冠病毒核酸的原理	采用分组讨论的方法，将荧光免疫技术原理与荧光PCR检测新冠病毒核酸的原理进行比较，巩固学生专业知识，培养学生的职业素养	作品设计（3）： 围绕案例组织设计荧光免疫技术测新冠病毒的方案，绘制原理图，根据作品设计评分表（表6-6）进行评分。重点考查学生对荧光免疫技术原理的掌握程度和对案例中所蕴含的专业素养的认识	
	酶联免疫吸附试验的类型	1.1 家国情怀 2.3 专业素养	材料：国家治理乙型肝炎病毒取得的成绩	讲述ELISA类型时，融入"乙肝病毒检测方法"，介绍ELISA在疾病检测中的优势和用途。同时恰当地融入国家治理乙型肝炎病毒的状况、控制力度、取得的成绩，让学生在掌握专业技术的同时感悟专业技术的应用价值和国家对人民生命安全、身体健康的重视，强化学生的民族自信心与自豪感，并对专业知识保持持续的学习热情	课后作业（3）： 请结合ELISA法乙肝病毒检测方法，撰写课后作业，完成不同类型ELISA方法检测乙肝五项的原理，重点考查学生的家国情怀和专业素养	

续表

课程模块	课程内容	双创要素	教学素材	教学实施建议	考核评价	备注
模块三：免疫标记技术	酶免疫试验的临床应用	2.3 专业素养 2.4 双创素质 5.4 创造精神	材料：论文《SARS 诊断试剂盒的开发应用现状》	采用文献检索、分组讨论的方法，讲述酶免疫试验临床应用时，引入酶免疫技术的重要性及其检测方法，以手工操作为主，对检验人员的技术要求高。强调检验人员的事业心和责任心，严格按照操作要求，认真完成实验，将实验误差减至最小。同时，请学生分组讨论，能否开发新的方法检测新冠病毒？给出论文《SARS 诊断试剂盒的开发应用现状》供学生参考，培养学生的创新精神	小组讨论（11）： 围绕案例组织学生小组讨论，组长汇报，根据小组讨论（汇报）评分表（表 6－3）进行评分，重点考查学生对案例中蕴含的专业素养、双创素质和创造精神的认识	
	化学发光免疫原理	2.2 专业技能 3.2 拼搏精神	材料：我国首个获批上市化学发光法新冠病毒抗体检测试剂盒研制的背后	采用分组讨论的方法，在讲解化学发光免疫原理时，介绍我国首个获批上市化学发光法新冠病毒抗体检测试剂盒，与学生一起分析讨论化学发光法检测新冠病毒的原理与意义，了解其研制成功所必需的专业知识和探索精神，培养学生的专业技能和拼搏精神	小组讨论（12）： 围绕案例组织学生小组讨论，组长汇报，根据小组讨论（汇报）评分表（表 6－3）进行评分，重点考查学生对案例中蕴含的专业技能、拼搏精神的认识	
	胶体金免疫层析试验原理	2.4 双创素质	新冠病毒胶体金试剂快速检测新冠病毒	通过组内讨论的方法，在讲解胶体金免疫技术的原理后，要求学生分组设计新冠病毒双抗体免疫检测试剂盒，并与学生一起分析其可能性、优缺点，培养学生的探索精神和创新能力	作品设计（4）： 围绕案例组织设计新冠病毒双抗体免疫检测试剂盒，绘制原理图，根据作品设计评分表（表6－6）进行评分。重点考查学生对胶体金免疫层析试验原理的掌握程度，理解案例中所蕴含的双创素质	

续表

课程模块	课程内容	双创要素	教学素材	教学实施建议	考核评价	备注
模块三：免疫标记技术	胶体金竞争法测小分子抗原	2.2 专业技能	材料：《2017 年中国毒品形势报告》	采用案例分析、小组讨论的方法，在讲解胶体金免疫层析法测小分子抗原时，引入毒品的胶体金免疫检测，通过观看视频、资料分析，使学生树立正确的价值观、世界观，自觉抵制各种不良诱惑，守住人生的底线，培养学生的专业技能和竞争意识	作品设计（5）： 围绕案例组织设计胶体金竞争法测小分子抗原试剂盒方案，绘制原理图，根据作品设计评分表（表 6－6）进行评分。重点考查学生对胶体金竞争法测小分子抗原的掌握程度，并让学生理解案例中所蕴含的专业技能	
	胶体金间接法测抗体	1.4 敬业精神	案例：巴里·马歇尔以身试药论证幽门螺旋杆菌与胃溃疡关系	采用案例分析的方法，在讲述胶体金间接法测抗体时，以巴里·马歇尔的故事，让学生感受典范人物的事迹，宣扬科学家勇于实践、乐于奉献的精神	作品设计（6）： 围绕案例组织设计胶体金间接法测抗体试剂盒方案，绘制原理图，根据作品设计评分表（表 6－6）进行评分。重点考查学生对胶体金间接法测抗体的掌握程度，并理解案例中所蕴含的敬业精神	
	免疫组织化学技术的影响因素	2.3 专业素养 5.3 工匠精神	材料：为什么病理诊断是肿瘤确诊的“金标准”?	在讲授免疫组织化学技术时，通过分组讨论，引导学生思考免疫组化操作及出具报告时的注意事项；通过组织学生进行肿瘤确诊“金标准”的讨论，培养学生专业职业素养和严谨认真的工作作风	课堂测验（7）： 结合材料，在“学习通”布置课堂测验，专业知识测试题重点考查学生对免疫组织化学技术要点及影响因素的掌握程度，开放型测试题重点考查学生对专业素养和工匠精神的理解	

续表

课程模块	课程内容	双创要素	教学素材	教学实施建议	考核评价	备注
模块三：免疫标记技术	免疫组织化学技术	1.3 诚信品质 3.4 竞争意识	材料：诚信考试，你做到了吗？（诚信教育宣传片）	结合考试，开展诚信教育，由考试诚信引申到学术诚信、做人诚信以及对党、对祖国的忠诚，培养学生的诚信品质，同时通过考试培养学生的竞争意识	小组讨论（13）： 围绕诚信考试问题学生展开小组讨论，个人撰写讨论报告，根据小组讨论评分表（表6－4）进行评分。重点培养学生的诚信品质和竞争意识	
	经典流式细胞仪	1.1 家国情怀 3.4 竞争意识	材料：流式细胞仪这么火，国产流式江湖了解一下？	采用小组讨论的方法，在讲述经典流式细胞仪时，强调流式细胞术在科研、临床上的重要性，引入国产化流式细胞仪品牌及产品简介，培养学生的民族自信心和爱国主义精神	小组讨论（14）： 采用翻转课堂的形式，学生以小组为单位汇报学习成果，小组撰写讨论报告，根据小组讨论评分表（表6－5）进行评分，重点培养学生家国情怀和竞争意识	
	流式细胞仪工作原理	2.3 专业素养	材料：流式细胞术难在哪里？	采用案例分析的方法，在讲述流式细胞仪工作原理时，通过观看视频流式细胞术难在哪里，使学生掌握流式细胞术的基本原理、操作步骤及注意事项，提高学生的专业能力，培养学生的专业素养	课堂测验（8）： 围绕材料发布测验题，专业知识测试题重点考查学生对流式细胞仪工作原理的掌握程度，考查学生对案例中所蕴含的专业素养的理解	
	临床免疫检验的自动化分析类型	2.3 专业素养 5.4 创造精神	视频：临床检验科视频资料	通过观看临床检验科工作视频，了解目前临床免疫检验技术向自动化、集成化（流水线）和微型化（蛋白芯片、免疫传感器）发展方向，引出新仪器、新检测项目、新检测技术的发展，拓展学生的视野，培养其终身学习的能力	小组讨论（15）： 采用翻转课堂的形式，学生以小组为单位，组长汇报学习成果，根据小组汇报评分（表6－3）表进行评分，重点考查学生对临床免疫检验的自动化分析的认知，让学生理解临床检验中的专业素养和创造精神	

续表

课程模块	课程内容	双创要素	教学素材	教学实施建议	考核评价	备注
模块四：临床免疫及检验技术	临床免疫检验的质量保证	1.3 诚信品质	案例：甘肃省金塔人民医院伪造检验结果事件； 材料：检验科工作之“三查七对一注意”，你做到了吗？	采用案例分析、小组讨论方法，在讲授临床免疫检验质量保障时，结合社会热点医疗案件（伪造检验结果、使用过期检验试剂）及检验科“三查七对一注意”要求，将这些社会热点问题融入课程，提供一些反面案例让学生讨论，并加以点评，引领学生树立正确的价值取向及是非判断标准	小组讨论（16）： 采用翻转课堂的形式，学生以小组为单位，组长汇报学习成果，根据小组汇报评分（表6-3）表进行评分，重点考查学生对临床免疫检验的质量保证重要性的认知，认识在临床检验中的诚信品质	
	感染性疾病概述	1.4 敬业精神 3.2 拼搏精神	材料：2020 全国抗击新冠肺炎疫情表彰大会国家勋章获得者	采用翻转课堂的形式，在教学过程中，将钟南山、陈薇等当代杰出医务工作者的事迹展示给学生，加深学生对职业精神的认同；同时让学生走出课堂进行宣传、服务，鼓励学生用自己的所学服务大众，使学生实实在在地明白学习的目的是回馈社会、为大众服务！	小组讨论（17）： 采用翻转课堂的形式，学生以小组为单位，组长汇报学习成果，根据小组汇报评分（表6-3）表进行评分，重点让学生了解在感染性疾病防控中医务人员的巨大贡献，并认识案例中蕴含的敬业精神和拼搏精神	
	病毒感染性疾病	2.3 专业素养 4.2 人文素养	材料：艾滋病村的故事	通过小组讨论的方法，在讲授病毒感染性疾病时，通过故事分享，讲解艾滋病传播方式、检测方法、艾滋病人现状等，提升学生的专业素养，同时引发学生在人文方面的思考	课后作业（4）： 以“艾滋病与人文关怀”为题撰写论文式作业，根据学生完成情况由专任教师综合评定，重点考查学生的专业素养及人文素养对艾滋病人的重要意义	

续表

课程模块	课程内容	双创要素	教学素材	教学实施建议	考核评价	备注
模块四：临床免疫及检验技术	Ⅰ型超敏反应	2.3 专业素养 4.2 人文素养	材料：欧美医院没有青霉素皮试，他们不怕过敏吗	在讲授Ⅰ型超敏反应时，以青霉素过敏为案例，通过小组讨论方法，思考青霉素过敏的表现、机制，并比对中外对青霉素皮试的不同态度，在加强学生专业知识的同时，培养学生的人文素养。 过敏性休克是最严重的超敏反应，我们在使用药物和血清时一定要谨慎，既要严格操作，又要正确判断皮试结果，预防过敏性休克，做好抢救备案，护佑生命	课堂测验（9）： 结合课程内容，在“学习通”布置课堂测验，专业知识测试题重点考查学生对Ⅰ型超敏反应的认知程度，开放型测试题重点考查学生的专业素养和人文素养	
	Ⅱ型超敏反应	1.4 敬业精神 3.2 拼搏精神 3.3 协作精神	案例：林巧稚大夫治愈了我国第一例新生儿溶血病的故事	通过观看视频，引入爱岗敬业的故事，让学生学习典范人物的事迹，不断探索科学领域新课题，具备不治愈患者绝不懈怠的坚韧作风，并从细节感受博大的仁爱之心和全心全意为人民服务的敬业精神。大爱成就大医，要树立正确的世界观和人生观，具备救死扶伤的人道主义精神、热爱医护工作的奉献精神、对患者认真负责的敬业精神、不畏艰难勇于攀登的创新精神、相互协作共同提高的团队精神	课堂测验（10）： 结合课程内容，在“学习通”布置课堂测验，专业知识测试题重点考查学生对Ⅱ型超敏反应的认知程度，开放型测试题重点考查学生的敬业精神、拼搏精神和协作精神	
	系统性红斑狼疮	1.1 家国情怀 1.4 敬业精神	案例：屠呦呦的青蒿素	采用案例分析的方法，在讲授系统性红斑狼疮时，引入屠呦呦的青蒿素在治疗自身免疫病系统性红斑狼疮中的尝试，使同学们学习我国老一辈科学家艰苦奋斗、坚忍不拔的敬业精神，激发学生的爱国主义情怀，进一步坚定其民族文化自信	小组讨论（18）： 采用翻转课堂的形式，学生以小组为单位，组长汇报学习成果，根据小组汇报评分（表6－3）表进行评分，重点让学生理解案例中蕴含的家国情怀、敬业精神	

续表

课程模块	课程内容	双创要素	教学素材	教学实施建议	考核评价	备注
模块四：临床免疫及检验技术	常见自身抗体	2.3 专业素养	材料：自身免疫与自身免疫性疾病	采用文献检索、小组讨论的方法，在讲授自身免疫性疾病及其免疫检测时，让学生思考自身免疫与自身免疫性疾病的区别，一定限度的自身免疫是必须具备的，可发挥着免疫稳定的功能，但超出界限就会引发自身免疫病；细胞免疫的同时，也会造成炎症效应等。通过学习，培养学生的专业素养	课堂测验（11）： 在“学习通”布置课堂测验，专业知识测试题重点考查学生对常见自身抗体的掌握程度，开放型测试题重点考查学生的专业素养	
	免疫增殖性疾病的概念	4.2 人文素养	视频：《滚蛋吧，肿瘤君！》	在讲授免疫增殖性疾病时，通过观看视频《滚蛋吧，肿瘤君！》中作者的得病经历，引导学生要尊重科学、珍爱生命、养成良好的生活习惯，并对肿瘤病人进行共情和心理支持	小组讨论（19）： 采用翻转课堂的形式，学生以小组为单位，组长汇报学习成果，根据小组汇报评分表（表6－3）进行评分，重点让学生理解案例中蕴含的人文素养	
	免疫增殖性疾病的分类	3.2 拼搏精神 3.4 竞争意识	案例：丘索维金娜8次踏上奥运赛场 “你未痊愈我不敢老”	采用小组讨论的方法，在讲述免疫增殖性疾病的分类时，通过分享2021年东京奥运丘索维金娜为白血病儿子8次踏上奥运赛场的故事，培养学生学习拼搏奋进的奥运精神，并进行感恩教育	小组讨论（20）： 采用翻转课堂的形式，学生以小组为单位，组长汇报学习成果，根据小组汇报评分表（表6－3）进行评分，重点让学生理解案例中蕴含的拼搏精神和竞争意识	
	获得性免疫缺陷综合征	2.3 专业素养 4.2 人文素养	视频：世界艾滋病日宣传视频	在讲授免疫缺陷病类型的章节，通过观看世界艾滋病日宣传视频，教育学生增强自我保护意识，降低感染疾病危险；引导学生正确认知艾滋病毒传播方式和致病机理，正确对待和关爱艾滋病病人	小组讨论（21）： 采用翻转课堂的形式，学生以小组为单位组长汇报学习成果，根据小组汇报评分表（表6－3）进行评分，重点考查学生对艾滋病防治的认知和其中的专业素养、人文素养的体现	

续表

课程模块	课程内容	双创要素	教学素材	教学实施建议	考核评价	备注
模块四：临床免疫及检验技术	免疫缺陷病常用检测项目	4.2 人文素养	视频：HIV 自救指南	通过观看视频《HIV 自救指南》，在讲授免疫缺陷病常用检测项目时，使学生了解 HIV 感染后如何展开自救，了解 HIV 检测方法；同时引导学生注意保护患者隐私权，培养学生职业道德，用科学、宽容的态度对待艾滋病人	作品设计（7）： 围绕案例布置 HIV 自救指南设计，按照作品评价标准（表6－6）进行评分，重点考查学生对免疫缺陷病常用检测项目的掌握程度、对我国艾滋防治中的家国情怀和人文素养的认识	
	肿瘤标志物	2.3 专业素养	材料：肿瘤标志物解读	采用文献检索、小组讨论的方法，在讲解肿瘤标志物分类时，通过让学生分组讨论常用的肿瘤标志物及在临床上的应用，了解目前肿瘤检验的发展现状，深刻体会检验人员的专业素养，初步树立从事相关工作的理想	课堂测验（12）： 结合课程内容，在“学习通”布置课堂测验，专业知识测试题重点考查学生对肿瘤标志物的认知程度，开放型测试题重点考查学生的专业素养	
	肿瘤靶向治疗	1.1 家国情怀 2.4 双创素质	案例：《我不是药神》	在讲授肿瘤标志物的临床应用时，通过观看视频《我不是药神》片段，课堂组织心得交流，深刻思考道义与法律的冲突、专利药物的重要性、进口药医保目录问题，让学生体会科技创新对国家的重要性	小组讨论（22）： 采用翻转课堂的形式，学生以小组为单位组长汇报学习成果，根据小组汇报评分表（表6－3）进行评分，重点考查学生对肿瘤靶向治疗的认知和对案例中蕴含的家国情怀和双创素质的认识	

续表

课程模块	课程内容	双创要素	教学素材	教学实施建议	考核评价	备注
模块四：临床免疫及检验技术	肿瘤免疫学检验	4.2 人文素养	视频：临终关怀，让人带着尊严谢幕	通过案例分析的方法，在讲授肿瘤免疫学检验时，响应教育部关于将生死教育纳入整体教学计划的要求，引入临终关怀教育，引导学生积极思考生命价值，用爱去审视生命、珍惜生命、拥抱生命	小组讨论（23）： 采用翻转课堂的形式，学生以小组为单位组长汇报学习成果，根据小组汇报评分表（表6-3）进行评分，重点考查学生对肿瘤免疫学检验的认知，理解案例中晚期肿瘤患者临终关怀的必要性和其中体现的人文素养	
	移植的种类	4.2 人文素养	案例：中国器官移植“第一例”背后的故事	在讲授移植的种类内容时，引入中国器官移植“第一例”背后的故事，及媒体报道的一些医德高尚的典型人物，一些无偿捐献器官、骨髓、多年来多次无偿献血的普通人群，将这些正面、昂扬的事例适时插入教学内容，通过课堂这块育人阵地加以宣传、弘扬，使专业课充满人文关怀，培育学生的仁心、爱心和大爱情怀	小组讨论（24）： 采用翻转课堂的形式，学生以小组为单位组长汇报学习成果，根据小组汇报评分表（表6-3）进行评分，重点考查学生对移植种类的认知程度，并领悟案例中体现的人文素养	
	常见的器官移植	1.1 家国情怀 4.2 人文素养	调查：你会捐献自己的器官吗？	采用小组讨论的方法，以问题为向导，在讲述常见的器官移植时，询问大家通过学习，是否会接受器官捐献？如果您的家人或朋友有器官捐献的愿望，您是否会阻止？深刻引发同学们关于器官移植的思考，在普及器官捐献移植知识的同时，提高了学生对器官捐献重要意义的认识，同时也弘扬了无私奉献的志愿精神，倡导崇尚科学、移风易俗、尊重生命、友爱奉献的社会新风尚，促进我国器官捐献事业的发展，让有限的生命传递无限的爱与希望	课后作业（5）： 以“你会捐献自己的器官吗”为题撰写论文式作业，根据学生完成情况由任课教师综合评定，重点考查学生案例中的中国器官捐献政策的理解及个人器官捐献的认识，领悟器官捐献中家国情怀、人文素养	

续表

课程模块	课程内容	双创要素	教学素材	教学实施建议	考核评价	备注
模块四：临床免疫及检验技术	肾脏移植	1.2 社会责任	视频：人体器官交易实录 案例：人体器官违规捐献，假捐献，真买卖？	通过观看视频及小组讨论方式，让学生深刻认识我国法律禁止一切形式的人体器官买卖，使学生树立正确的伦理观、价值观，同时要求学生在工作中拒绝参与非法器官移植行为，培养学生的社会责任感	小组讨论（25）： 围绕课堂问题学生展开小组讨论，个人撰写讨论报告，根据小组讨论评分表（表6－4）进行评分。重点考查学生社会责任的体现	
	常见心血管疾病	2.3 专业素养	材料：《2019ACC/AHA 心血管疾病一级预防指南》	在讲授常见心血管疾病简介时，通过阅读心血管疾病一级预防指南，小组深入讨论以患者为中心的综合 ASCVD 预防方法、影响心血管风险的生活方式及其他因素，加深同学们对专业知识的理解，让同学们养成健康的生活方式	小组讨论（26）： 以心血管疾病一级预防指南为题，小组撰写讨论报告，根据小组讨论评分表（表6－5）进行评分，重点考查学生综合应用所学知识解决复杂问题的专业素养	
	心跳和呼吸骤停	2.2 专业技能 4.2 人文素养	视频：心肺复苏术	在讲授心脏疾病时，引入心肺复苏术，通过观看视频，回顾心跳和呼吸骤停的判断及心肺复苏急救方法，采用小组讨论方法，让学生讨论终末期疾病患者发生心跳呼吸停止是否需要心肺复苏的问题，是否愿意对发生心跳呼吸停止的陌生人施救，以目前实施不久的“好人法”在现实中使用和有关的实例和讨论为主题，进行学生思想道德的教育与提升	课后作业（6）： 针对案例中的“心肺复苏术”，采用课后小组作业，形成心肺复苏术要点报告，在“学习通”上提交，考查学生的专业技能和人文素养	
	生殖免疫	1.1 家国情怀 1.2 社会责任	案例：三孩生育政策	采用小组讨论的方法，在讲授生殖免疫时，引入国家最新发布三孩生育政策，引导学生关注中国老龄现状、人口政策等方面的问题，加强学生价值观引导；通过小组讨论，让学生深入思考生育政策放开的必要性及带来的问题，如养育教育成本、职场性别歧视、相关配套政策等，培养学生的家国情怀和社会责任	小组讨论（27）： 围绕案例开展小组讨论，组长汇报，根据小组讨论（汇报）评分表（表6－3）进行评分，重点考查学生对生殖免疫的认识，以及对材料中蕴含的家国情怀和社会责任的认知	

续表

课程模块	课程内容	双创要素	教学素材	教学实施建议	考核评价	备注
模块四：临床免疫及检验技术	自然流产免疫学	4.2 人文素养	视频：人流骗局	通过观看视频，引导学生思考人流的危害，通过思考问题引起学习的兴趣，让学生认识到避孕的重要性；大学生应正确处理恋爱关系，具有自我保护意识；同时探讨人流引发的社会问题（性知识缺乏、人流低龄化），正确认识人流术的伤害。通过开展性健康教育，提高学生防范性侵害的自我保护意识和能力，并加强价值观、道德观上的引导	小组讨论（28）： 围绕案例开展小组讨论，组长汇报，根据小组讨论（汇报）评分表（表6－3）进行评分，重点考查学生对自然流产免疫学的认识，对材料中蕴含的人文素养的认知	

五、考核评价

根据“临床免疫学检验技术”课程“五育融合”双创教育教学实施路径中考核评价栏目规定的考核方式，将过程性评价与终结性评价相结合，采用多元化考核评价方式，注重学生创新精神、创业意识和创新创业能力评价。

（一）评价形式

评价形式如表6－2所示。

表6－2 评价形式表

	小组讨论	作品设计	课堂测验	课后作业
数量	28	7	12	6
占比	53%	13%	23%	11%

（二）评价标准

1. 小组讨论

方式一：小组讨论，组长汇报。组内学生自评占20%，学生互评占30%；全体学生评价组长汇报情况占20%；教师评价组长汇报情况占30%。组长汇报成绩作为小组成员成绩。适用于小组讨论（1）（2）（4）（5）（6）（7）（9）（10）（11）（12）（15）（16）（17）（18）（19）（20）（21）（22）（23）（24）（27）（28）（见表6－3）。

表6－3 小组汇报评分表

项目	主题突出	时间控制	仪表仪容	应变能力	回答问题	备注
权重	0.3	0.1	0.1	0.2	0.3	

方式二：小组讨论，个人撰写讨论报告。组内学生自评占30%，学生

互评占30%，教师评价学生撰写报告情况占40%。适用于小组讨论（8）（13）（25）（见表6－4）。

表6－4　　小组讨论评分表

项目	逻辑分析	沟通能力	人际合作	举止与仪表	组织协调	备注
权重	0.3	0.3	0.1	0.1	0.2	

方式三：小组讨论，小组撰写讨论报告。组内学生自评占30%，学生互评占30%，教师评价小组报告撰写情况占40%。小组报告成绩作为小组成员成绩。适用于小组讨论（3）（14）（26）（见表6－5）。

表6－5　　小组汇报评分表

项目	主题突出	时间控制	仪表仪容	应变能力	回答问题	备注
权重	0.3	0.1	0.1	0.2	0.3	

2. 作品设计

本课程过程性评价中，作品设计共7个，每件作品满分100分。评分方式为：组内学生评价占30%；全体学生评价占30%；教师评价占40%。作品设计评分要点见作品设计评分表。适用于所有作品设计（见表6－6）。

表6－6　　作品设计评分表

项目	设计理念新颖	设计方案合理	符合设计要求	新技术应用	设计作品完整	备注
权重	0.1	0.3	0.3	0.2	0.1	

3. 课堂测验

本课程过程性评价中，课堂测验共12个，每份课堂测验满分100分，通过“学习通”记录学生成绩。课堂测验题包括专业知识测试题和开放型测试题，专业知识测试题中客观题由“学习通”自动评判，主观题和开放型试题由教师评价，考查学生的作答是否情感、思想健康、符合题意；是否有深刻、丰富的内涵，是否有创新，开放型试题旨在激发学生自我表达能力和想象力，培养创新型人才。

4. 课后作业

本课程过程性评价中，课后作业共6个，根据考核内容分为报告式作业和论文式作业，报告式作业主要考查学生是否能够根据要求查阅资料、内容和材料是否翔实、是否能够将相关专业知识及理论联系，适用于课后作业（3）（6）；论文式作业主要考查学生是否能综合分析问题、条理是否清晰，解决问题的方法是否有创新性，适用于课后作业（1）（2）（4）（5）。课后作业根据学生完成情况由任课教师综合评定，采用五级制方式赋分。

5. 终结性评价标准

围绕“五育融合”课程创新创业教育目标，组织终结性评价包含期中考试和期末考试两类，采取百分制计分，期中考试占比15%，期末考试占比85%，采取纸笔作答。试题形式和内容突出基础性、综合性、应用性和创新性，通过设计开放性、探究性试题以及非标准答案的试题，在考查专业知识的基础上，引导学生多角度认识问题，鼓励学生主动思考、发散思维，考查和培养学生的探究意识和独立思考、创新能力。

（三）评价结果计算

根据《“五育融合”大学生创新创业指数综合测评办法》，计算“五育融合”课程创新创业基础指标达成度和学生创新创业基础指标达成度。

（四）评价结果使用

教师针对达成度低的分项指标进行全面分析，从教学目标设计、教学方法使用、教学环境创设、教学活动组织、学生学情等方面撰写教学反思，优化教学设计，持续改进教学，提高课程教学质量。

围绕学生个体达成度低的分项指标进行系统分析，从学生学习态度、学习习惯、学习方式等方面分析存在原因，对学生进行个性化辅导，引导学生增强创新精神，树立创业意识，提高创新创业能力。

第七章

"临床血液学检验技术"课程"五育融合"创新创业教育教学设计

一、课程基本情况

"临床血液学检验技术"是医学检验技术的一门专业核心课程，是以血液学的理论为基础，以临床血液病为研究对象，以化学、物理、免疫和分子生物学等检验技术和方法为手段，来分析和研究血液、造血器官的病理变化，从而为临床血液病的诊断、治疗和预后判断提供实验依据。本课程共96学时，6学分，其中理论48学时，实验48学时。

通过本课程的学习和训练，使学生掌握造血检验、骨髓细胞形态、细胞化学染色，各类贫血、白血病、出凝血疾病等常见血液病的细胞学变化及实验室检查；熟悉血液学检验常用的实验方法及技能；了解血液学及血液学检验的新进展。培养学生根据检验结果，结合临床表现对常见血液病作出正确诊断的能力。

二、课程"五育融合"双创教育教学目标

本课程围绕临床血液学检验技术专业人才培养目标，结合教学内容，落实"五育融合"要求，在创新创业教育方面达到以下教学目标：

（1）结合造血及造血调控等教学内容，挖掘家国情怀、职业道德、敬业精神元素，培育学生为国为民，依法创新创业的使命担当。

（2）结合血栓与止血等教学内容，挖掘双创元素，强化专业素养，提升学生的创新精神、创业意识和创新创业能力。

（3）结合造血检验技术等教学内容，挖掘拼搏精神、协作精神、规则意识、竞争意识元素，使学生树立规则意识，塑造顽强拼搏、团结协作、敢为人先的意志和精神。

（4）结合红细胞检验技术等教学内容，挖掘审美素养、诚信品质、劳动精神元素，激发学生创新灵感和创造活力。

（5）结合白细胞检验技术等教学内容，挖掘家国情怀、社会责任、敬业精神、竞争意识元素，提升学生的创新创业精神和实践能力。

三、课程知识与“五育”中的双创要素

（一）模块一：造血及造血调控

1. 人体胚胎期和出生后造血器官及造血特点

脾脏是人体内最大的淋巴器官和重要免疫器官，也是胚胎时期一个造血器官，外伤性脾破裂、脾功能亢进、脾脏的占位性病变及造血系统疾病为主要脾切除适应症。脾切除后会容易导致对免疫系统、血液成分的影响。通过材料脾切除后影响及后遗症分析加强学生对专业知识的理解，培养学生的专业素养。

2. 造血微环境

造血微环境是造血干细胞赖以生存的一个环境，准确来说是造血干细胞定居，存活，增殖分化和成熟的一个场所。主要是由基质细胞，基质细胞分泌的细胞外基质和各种造血的调节因子和进入骨髓的神经与血管所构成的，在血细胞生成中，对造血干细胞起着调控、诱导以及支持作用，但某些因素使造血环境或者造血干细胞发生受损时就会引起相关造血系统的疾病。学生通过理解造血微环境构成及相互之间的作用，增强团队意识，协作精神。

3. 干细胞分类

根据分化潜能，干细胞可分为全能干细胞、多能干细胞、单能干细胞；根据发育阶段，干细胞可以分为胚胎干细胞和成体干细胞。通过分析讨论我国干细胞研究进展，培养学生民族自豪感及立志创业、报效祖国、服务人民的精神。

4. 造血干细胞、造血祖细胞的概念和特征

造血干细胞是骨髓中具有造血潜能的一类细胞，可进行分裂、增殖和分化。其有两个重要特征，高度的自我更新或自我复制能力，可分化成所有类型的血细胞。造血干细胞来源于骨髓、外周血、脐带血，可以治疗很多的疾病，是一种宝贵的生命资源。通过对造血干细胞自我维持特征的介绍，让学生明白捐献造血干细胞不会对自身造成伤害，培养大学生的科学素养。鼓励造血干细胞捐献，树立大学生的社会责任意识，弘扬救死扶伤、甘于奉献、大爱无疆的崇高精神。

5. 细胞成熟过程形态演变规律

血细胞发生是一连续发展的过程，大致可分原始、幼稚和成熟三个阶段，其形态变化规律可归纳为：胞体：由大变小，但巨核细胞胞体由小变大。胞核：由大变小，红细胞核最终消失，粒细胞核由圆形变为杆状，最终形成分叶核，但巨核细胞核由小变大，呈分叶状；染色质由细疏变粗密，染色由浅变深；核仁由多变少，渐至消失。胞质：由少变多，嗜碱性逐渐变弱，变为嗜酸性，但淋巴细胞和单核细胞仍保持嗜碱性；胞质内的特殊物质逐渐增多，如红细胞中的血红蛋白，粒细胞中的特殊颗粒等。通过分析血细胞形态特点，使学生认识不同发育阶段细胞，掌握辨别细胞种类的专业技能。

6. 血细胞免疫表型及其分化特征

血细胞在分化的不同阶段及细胞活化的过程中出现或消失的细胞表面抗原分子统称细胞分化群，在红细胞系、白细胞系、血小板、巨核细胞系及非造血细胞均有不同的分化抗原簇表达。当发生血液肿瘤时，细胞就会丧失正常细胞的系列专一性和分化阶段的规律性。流式细胞术对确定其来源和分化阶段、判断微量残留病变的存在及推测预后均有价值。流式细胞术是 20 世纪 70 年代初发展起来的一项高新技术，80 年代开始从基础研究发展到临床

医学研究及疾病的诊断和治疗监测。我国在20世纪80年代初引进了第一台流式细胞仪。让学生在学习新技术、新方法的同时感受科学技术的重要性及科技强国的理念，培养学生双创素养和追求卓越拼搏的精神。

7. 造血调控

造血细胞的增殖、分化、成熟是一个受多种因素影响的十分复杂的活动，包括基因水平调控以及神经、神经体液因子、细胞因子等的调控。在这一活动中，造血的基质细胞间通过受体和配体的相互接触、神经体液因子和细胞因子的相互作用，通过不同的信号传导通路的启动和关闭一系列的基因对造血进行调控。让学生围绕造血负调控因子与再生障碍性贫血发病机制的研究进展开展讨论，培养学生的专业素养，感受医学前辈科研道路上攻坚克难、不屈不挠的坚强意志。

8. 细胞凋亡的概念、特征与基因调控

细胞凋亡是指人体自身为维持内环境稳定，由基因控制的细胞自主、有序的死亡，它与细胞坏死不同，细胞凋亡不是一件被动的过程，而是主动过程，是为更好地适应生存环境而主动争取的一种死亡过程。采用案例分析，就地塞米松导致小鼠胸腺细胞凋亡展开讨论，引导学生掌握细胞凋亡的概念、特征，加深对理论知识的理解。告知同学应正确对待试验动物，培养学生尊重生命的人文素养。

9. 细胞凋亡的生物学意义

细胞凋亡是生命的基本现象，是维持体内细胞数量动态平衡的基本措施。在胚胎发育阶段通过细胞凋亡清除多余的和已完成使命的细胞，保证了胚胎的正常发育；在成年阶段通过细胞凋亡清除衰老和病变的细胞，保证了机体的健康。细胞凋亡也是受基因调控的精确过程，但是凋亡过程的紊乱可能与许多疾病的发生有直接或间接的关系，如肿瘤、自身免疫性疾病等。通过对案例——阿尔茨海默病的病因和临床表现的分析，从细胞凋亡角度介绍阿尔茨海默病的病因和临床表现，引导学生掌握细胞凋亡的生物学意义。在使学生学习专业知识的同时培养其关爱老人的传统美德。

10. 造血干细胞移植

造血干细胞移植是指对病人进行全身照射、化疗和免疫抑制预处理后，将正常供体或者自体的造血细胞注入病人体内，使之重建正常的造血和免疫功能，达到治愈疾病的目的。HSCT是多种恶性血液病、部分非恶性血液病以及自身免疫性疾病等疾病治疗的有效方法之一。通过白血病案例分析，介绍造血干细胞移植在白血病治疗中的应用。让学生认识造血干细胞移植的重要意义，提升职业认同感和使命感。

（二）模块二：血栓与止血

1. 血管壁的止血作用

血管壁止血功能主要表现在如下几个方面：收缩反应增强、血小板的激活、凝血系统激活和局部血黏度增高。学生结合案例讨论血管性血友病病因及临床表现，深刻理解和掌握血管壁止血作用，提升专业知识和专业技能。

2. 血小板的超微结构

正常状态下的血小板呈两面微凸的圆盘状，平均直径2～3μm，平均体积为8μm^3。血小板为无核细胞，在光学显微镜下无特别结构，但用电子显微镜，如透射和扫描电镜、冰冻蚀刻、电镜细胞化学和放射自显影等可观察到复杂的超微结构。在学习新知识、新技术的同时鼓励学生通过专业学习，强化专业知识，增强专业技能，提升双创素质。

3. 血小板在止血和血栓形成中的作用

血小板由巨核细胞产生，主要参与机体生理止血作用。当机体组织损伤后，血小板首先释放收缩血管物质，包括肾上腺素、5－羟色胺、儿茶酚胺等，促进血管收缩，其次血小板黏附聚集在血管受损处，形成血小板血栓，起到初步止血的作用。血小板会激活凝血系统，使血浆中纤维蛋白原转变成纤维蛋白，最终形成纤维蛋白网，加固血小板血栓。围绕女性月经不止（血小板无力症）的问题，组织学生展开讨论，加深对血小板作用的认识，增强学生对专业知识的深刻理解，提升专业知识，强调医学检验知识学习与工作的重要性，培养敬业精神。

4. 血小板的生理功能

血小板的功能主要为参与止血以及调节免疫。教师就血小板的含量、生理功能进行讲解，引发学生思考失血过多情况下血小板发挥的重要作用，激发学生的专业技能和创造精神。

5. 凝血途径及凝血因子

血液凝固是凝血因子按一定顺序激活，最终使纤维蛋白原转变为纤维蛋白的过程，可分为凝血酶原激活物的形成、凝血酶形成、纤维蛋白形成三个基本步骤。学生就新生儿为什么要注射维生素 K 这个问题进行小组讨论，教师就学生讨论的结果进行总结，培养学生的团队协作精神；使学生了解凝血途径及凝血因子与维生素 K 之间的关系，掌握专业知识。

6. 蛋白 C 系统的组成及抗凝机制

蛋白 C 系统包括蛋白 C（PC）、蛋白 S（PS）、血栓调节蛋白 TM、活化的蛋白 C 抑制物（APCI），PC 和 PS 都具有依赖维生素 K 的抗凝蛋白，蛋白 C 系统在体液抗凝系统中发挥重要作用。引入蛋白 S 和蛋白 C 缺陷致易栓症的案例，让学生在讨论蛋白 C 系统的组成及抗凝机制时，能正确分析蛋白 S 和蛋白 C 缺陷致易栓症的不同病症，综合处理实际问题，使学生掌握专业知识，通过整个系统相互作用共同完成抗凝作用，使学生感悟知识中蕴含的团队协作精神。

7. 纤维蛋白溶解系统

血液凝固过程中形成的纤维蛋白被分解液化的过程叫纤维蛋白溶解。纤溶的激活物（纤溶酶原和纤维蛋白溶解酶即纤溶酶）和抑制物以及纤溶的一系列酶促反应，总称为纤溶系统。结合案例讲解“溶栓药物治疗理论基础”前沿技术，指导学生运用专业知识和专业技能投身到医学实践中，提升学生的专业知识。通过了解血栓的治疗措施，激发学生的专业技能和创造精神。

8. 纤维蛋白（原）降解产物及机制

纤维蛋白降解产物是纤维蛋白原和纤维蛋白被血浆素分解后产生的降解产物（FDP）。血浆纤维蛋白降解产物检测是测定血清中 FDP 的含量，为定量测定，检测结果以每升血浆中 FDP 的毫克数（mg/L）表示。FDP 含量的高低可反映体内纤溶活性的强度。FDP 能抑制纤维蛋白形成，有抗凝血酶作用，抑制血小板黏附聚集和释放。结合纤溶活性筛查的实验，使学生掌握纤维蛋白（原）降解产物及机制要点，以培养学生的专业知识和专业技能。

9. 血栓分类及血栓形成机制

血栓是由各种因素导致体内的凝血调控机制失衡所致，其形成条件包括血管内皮细胞损伤、血流状态异常以及血液凝固性增加。使学生在学习知识的同时知道平时加强体育锻炼及合理膳食的重要性，提高预防保健科学素养和人文素养。

（三）模块三：造血检验技术

1. 细胞化学染色

血细胞化学染色是细胞学和化学相结合而形成的一门科学，它是以细胞形态学为基础，运用化学反应的原理对血细胞内的各种化学物质进行定性、定位、半定量分析的方法。该类方法对于血细胞的正常生理功能的了解及某些血液病的诊断和鉴别诊断、疗效和判断预后都有一定的帮助，并且对于发病原理的探讨也有一定意义。介绍细胞化学染色在急性白血病诊断中的应用价值及急性淋巴细胞白血病好发于儿童及青少年，是严重威胁儿童健康的重大疾病，让学生学习专业知识，激发学生学好知识服务人们的社会责任感。

2. 骨髓活体组织检验

骨髓穿刺、骨髓活检和骨髓印片检查各有优缺点。骨髓活检是许多造血和淋巴组织疾病诊断的“金标准”，但该检查较复杂、费时，通常不能与骨髓涂片同步检查。通过案例分析，使学生明白各种检查方法的适应证，培养学生实事求是、科学严谨的科学精神，掌握科学知识。突出医疗行业工作者敢为人先、攻坚克难的创新精神和创造精神。

3. 血细胞免疫标志检验技术

血细胞免疫标志检验技术是常用的检测和鉴别白血病各系列的特异性标志，具有检测和鉴别白血病的作用，通过对新技术的学习培养学生的专业素养、创新精神。

4. 正常血细胞形态学检验

正常血细胞形态学检查是抽取人的外周血或骨髓制成载玻片，然后经过染色，在显微镜下观察各种血细胞的形态。通过血细胞形态学检查，使学生认识血细胞，同时学会使用显微镜，并培养学生善于观察、实事求是的科研精神和精益求精的工匠精神、创新精神。

5. 骨髓细胞形态学检验适应证

骨髓细胞形态学检验适应证包括外周血细胞成分及形态异常；不明原因发热，肝、脾、淋巴结肿大；骨痛、骨质破坏和肾功能异常等；化疗后的疗效观察；骨髓活检、造血祖细胞培养、染色体核型分析；等等。使学生牢固掌握骨髓细胞形态学检验的知识内容，引导学生利用自身知识继续进行科学研究，树立维护人民健康的责任意识。

6. 骨髓取材满意

骨髓取材满意指标为抽吸骨髓一瞬间，病人有特殊的疼痛。抽出的骨髓液内含有脂肪小粒。显微镜下可见骨髓特有的细胞，如巨核细胞、浆细胞、组织细胞、原始及幼稚粒细胞。骨髓细胞分类计数中，杆状核细胞与分叶核细胞之比大于血片细胞分类中的杆状核细胞与分叶核细胞之比。通过观看检验前辈高超的技术，使学生收获知识，同时培养学生一丝不苟精益求精的工匠精神。

7. 骨髓增生程度分级

骨髓增生程度分级标准主要是看造血的程度。骨髓增生主要分为五个级别，分别是增生极度活跃、增生明显活跃、增生活跃、增生受抑以及增生极度抑制。小组合作观察对比不同血液病患者骨髓涂片，使学生掌握知识并培养其团队协作精神。

8. 急性白血病

急性白血病是起源于造血干细胞的恶性克隆疾病，发病时骨髓中异常的原始细胞及幼稚细胞（白血病细胞）大量增殖并抑制正常造血，可广泛浸润肝、脾、淋巴结等各种脏器。表现为贫血、出血、感染和浸润等症状。主要分为急性淋巴细胞白血病和急性髓系白血病。白血病是严重威胁人类健康的重大疾病，以此激发学生的救死扶伤社会责任感及关爱生命的人文精神。

9. 常用血细胞培养技术

血细胞培养主要涉及外周血细胞培养及造血细胞培养。就常用血细胞培养技术展开讨论，培养学生专业素养的同时，激发学生创新思维和创新精神。

10. 血细胞染色体检验技术

诺埃尔（Nowell）及亨格福德（Hungerford）于1960年发现慢性粒细胞性白血病血中有一个小于g组的染色体，由于首先在美国费城发现，故命名为ph染色体。举例细胞遗传学技术在血液肿瘤上的广泛应用，以此引导学生追求崇高的职业理想，培养学生对专业的热爱及敬业精神。

（四）模块四：红细胞疾病与检验技术

1. 缺铁性贫血

缺铁性贫血是由于机体缺乏铁，血红蛋白合成减少所导致的贫血。铁参与组成血红蛋白，血红蛋白负责运输氧气。当身体缺乏铁时，血红蛋白无法正常合成，血液中的红细胞无法正常携带氧气，人体无法获得足够氧气，便会出现乏力、气短等贫血的表现。铁性贫血是最常见的贫血类型，随着经济发展、生活水平的提高，其发病率逐渐下降，但仍普遍存在，主要发生在儿童和育龄期妇女。小组讨论不同时期缺铁性贫血原因及特点，学生感受到国家富强、人民生活幸福，激发学生学好学业，立志创业，服务人民的家国情怀。

2. 缺铁性贫血形态学观察

缺铁性贫血形态学特点包括：血片中可见红细胞体小、中心浅染区扩大。网织红细胞计数多正常或轻度增高。白细胞和血小板计数可正常或减低。骨髓象表现增生活跃或明显活跃；以红系增生为主，粒系、巨核系无明显异常；红系中以中、晚幼红细胞为主，其体积小、核染色质致密、胞浆少、边缘不整齐，有血红蛋白形成不良表现（“核老浆幼”）。案例分析，一位19岁花季少女，贫血貌五年，入院检查，血红蛋白77g/L，血片红细胞体积小，中心浅染区明显扩大，伴随棒状红细胞多，所以可诊断为缺铁性贫血。骨穿和骨髓铁染色，符合缺铁贫。现在已步入小康社会，按理说很少有营养贫，患者很大可能是挑食或减肥所致！大家应引起注意，营养不良结果是身体免疫力差，最终拖垮身体。由此引导学生树立正确的审美观，提升审美能力注重塑造心灵美。

3. 巨幼细胞贫血

巨幼细胞贫血是由于血细胞脱氧核糖核酸合成障碍、细胞核发育停滞，而细胞质继续发育成熟，细胞核、质发育不平衡，形成体积较正常细胞偏大的巨幼细胞，在未出骨髓这一“造血工厂”之前就被破坏，使得外周血中的血细胞减少，从而导致的一类贫血。在我国，该病以营养性巨幼细胞性贫血多见，其中又以叶酸缺乏为主，多发于陕西、山西、河南等地。举例过去由于交通运输和冷藏技术不发达北方地区冬天蔬菜水果供应不足，人们会出现叶酸缺乏的现象。学生感受科学技术改变生活、造福人民，引导学生树立拼搏精神和创造精神。

4. 巨幼细胞贫血实验室检查

巨幼细胞贫血的诊断方法包括：外周血常规、骨髓象、血清检测叶酸和维生素 B12 的浓度。谢老伯八十岁，多年前接受胃癌根治术，术后自觉各方面均正常，就拒绝定期复查。近期出现胸闷、消瘦、脸色苍白，住院后，检查显示谢老伯的血红蛋白只有 5 克/升，其他辅助检查均未发现肿瘤复发转移征象。在排除肝、肾脏及造血系统疾病后，临床考虑为胃癌术后巨幼细胞贫血。案例讨论接下来的检查项目。引导学生深刻理解专业知识，提升专业素质。

5. 再生障碍性贫血

再生障碍性贫血，简称再障，是多种原因引起的骨髓造血功能衰竭，呈现全血细胞减少的综合征，患者主要表现为贫血、出血和感染。材料分析，苯中毒是引起再障的一个诱因，除了机动车尾气外，工业排放也是苯的重要来源。室内污染主要来自建筑装饰中使用大量的化工原材料。结合案例：2014 年 4 月 10 日，兰州市威立雅水务（集团）公司检测发现其出厂水苯含量超标事件，引导学生注重良好诚信品质的培养。

6. 再生障碍性贫血的实验室检查

再生障碍性贫血的实验室检查包括：血常规检查、骨髓穿刺检查、骨髓活检、免疫相关指标检测及肝、肾、甲状腺功能，其他生化，病原学及免疫固定电泳检查。组织再生障碍性贫血细胞形态学观察技能比赛，培养学生专业技能、竞争意识和拼搏精神。

7. 珠蛋白生成障碍性贫血

珠蛋白生成障碍性贫血也称地中海贫血是珠蛋白链基因中一个或一个以上缺失或突变，珠蛋白四条肽链中的某一条或一条以上的合成缺失或减少，导致血红蛋白的产生不充分，使红细胞呈现偏薄的低色素性小细胞和靶形特征，同时因不能匹配的珠蛋白链过剩而沉积红细胞内，并引起红细胞氧溶解度下降或携氧能力下降，红细胞及其前期细胞损伤以及骨髓无效造血和溶血的遗传性异质性疾病。基于婚前孕前基因筛查减少患者数量，进行婚前孕前基因筛查问卷调查，锻炼学生实践能力，培养学生劳动精神。

（五）模块五：白细胞疾病及检验技术

1. 急性髓系白血病

急性髓系白血病是一组异质性侵袭性血细胞癌症，源于骨髓内恶性造血前体细胞的克隆性扩增。白血病细胞干扰正常血细胞的生成，导致人体出现虚弱、感染、出血和其他症状及并发症。白血病不仅给患者造成身体上的痛苦更是让患者承受巨大经济压力。以王振义 – 中国最高科学技术奖获得者，被国际医学界称为“癌症诱导分化之父”，是人类癌症治疗史上应用诱导分化疗法获得成功的第一人为例。弘扬他费尽心血研发出来了治疗白血病的药品，却坚持不申报个人专利，他说自己的研发不是为了要挣多少钱，而是要让每个白血病病人都吃得起药，不为药品发愁，让学生感受其为祖国为人民的家国情怀、大爱精神。

2. 前驱型淋巴细胞肿瘤

前驱淋巴细胞肿瘤是指由于未分化或分化很差的淋巴细胞在造血组织无限增殖所致的恶性血液病，分为前驱 B 急性淋巴细胞白血病/淋巴母细胞淋巴瘤、前驱 T 细胞急性淋巴细胞白血病/淋巴母细胞淋巴瘤和 NK 淋巴母细胞白血病/淋巴瘤。主要的实验室检查包括血常规、细胞化学染色、骨髓检查、免疫学检查、遗传学和分子生物学检查等。结合 2022 年 4 月，北京大学邓宏魁团队经多年努力，成功开发化学小分子诱导技术使人成体细胞逆转为多潜能干细胞。为治疗白血病等重大疾病提供新的解决方案。培养学生医学道路上攻坚克难、不屈不挠的坚强意志与敬业精神。

3. 白血病细胞形态学检查

骨髓及外周血涂片染色后，各种类型白细胞的形态学特点各不相同。在病理状态下，除白细胞计数和分类发生变化外，其形态有时也会发生改变。计算各种血细胞比例及观察白细胞形态的变化，对白血病疾病诊断和观察疗效具有重要的意义。利用虚拟仿真实验室组织白血病细胞形态学观察小组比赛，提高学生的专业技能、竞争意识。

四、课程“五育融合”双创教育教学实施路径

“临床血液学检验技术”课程“五育融合”双创教育教学实施路径见表7－1。

表 7－1　“临床血液学检验技术”课程“五育融合”双创教育教学实施路径

课程模块	课程内容	双创要素	教学素材	教学实施建议	考核评价	备注
模块一：造血及造血调控	人体胚胎期和出生后造血器官和造血特点	2.1 专业知识 2.3 专业素养	材料：胚胎期造血部位和造血特点、脾切除术 10 年后并发症	采用任务驱动、小组合作的方法，引导学生开展围绕胚胎期造血部位和造血特点的讨论。通过查阅文献资料和小组讨论，使学生深刻理解专业知识，提升专业素养	小组讨论（1）： 采用翻转课堂的形式，学生以小组为单位汇报学习成果，小组撰写讨论报告，根据小组讨论评分表进行评分	
	造血微环境	2.3 专业素养 3.3 协作精神	问题：造血微环境有哪些构成部分？	采用小组讨论的方法，让学生掌握造血微环境构成的同时，了解各构成部分在造血过程中的作用，培养学生团队意识和协作精神	课堂测验（1）： 在“学习通”布置课堂测验，专业知识测试题重点考查学生知识点的掌握程度，考查学生的创造精神和双创素质的体现	
	干细胞分类	1.1 家国情怀 2.4 双创素质	材料：中国干细胞研究进展	采用小组讨论的方法，通过分析我国干细胞研究进展及造血干细胞在美容、肝脏疾病及不孕症方面的应用，增强学生民族自豪感，培养学生双创精神	课后作业（1）： 撰写论文式作业，根据学生完成情况由任课教师综合评定，考查学生的专业知识	
	造血干细胞、造血祖细胞的概念和特征	1.2 社会责任 2.3 专业素养	材料：捐献造血干细胞可怕吗？	通过观看相关新闻报道，采用案例分析、小组讨论、问卷调查的方法，分析学生对造血干细胞捐献的认知。通过对造血干细胞自我维持特征的介绍，让学生明白捐献造血干细胞不会对自身造成伤害。培养大学生的科学素养，鼓励造血干细胞捐献，树立大学生的社会责任意识，弘扬救死扶伤、甘于奉献、大爱无疆的崇高精神，树立正确的人生观、世界观、价值观	课堂测验（2）： 在“学习通”布置课堂测验，专业知识测试题重点考查学生知识点的掌握程度，考查学生的创造精神和双创素质的体现	

续表

课程模块	课程内容	双创要素	教学素材	教学实施建议	考核评价	备注
模块一：造血及造血调控	细胞成熟过程形态演变规律	2.2 专业技能 3.3 协作精神 4.1 审美素养	材料：血液细胞形态分析	充分利用学校虚拟仿真实验室，小组合作加小组讨论的形式认识细胞发育规律，让学生掌握专业技能同时锻炼团队精神。通过对细胞形态及色彩识别培养审美能力	课堂测验（3）： 在“学习通”布置课堂测验，专业知识测试题重点考查学生知识点的掌握程度，培养学生的创造精神和双创素质	
	血细胞免疫表型及其分化特征	1.2 社会责任 2.4 双创素质 3.2 拼搏精神	案例：由多发性骨髓瘤来探讨肿瘤性浆细胞的免疫表型	通过多发性骨髓瘤案例分析，介绍肿瘤性浆细胞的免疫表型，加深学生对血细胞免疫表型的认知程度；通过对患者临床表现的分析，培养大学生尊重生命、关爱患者的良好品质及努力学习服务人民的社会责任感	课堂测验（4）： 在“学习通”布置课堂测验，专业知识测试题重点考查学生知识点的掌握程度，培养学生的创造精神和双创素质	
	造血调控	2.3 专业素养 3.1 坚强意志	材料：造血负调控因子与再生障碍性贫血发病机制的研究进展	采用任务驱动、小组合作的方法，引导学生开展围绕造血负调控因子与再生障碍性贫血发病机制的研究进展的讨论。通过查阅文献资料和小组讨论，培养学生实事求是、科学严谨的科学精神，使学生掌握科学知识	课堂测验（5）： 在“学习通”布置课堂测验，专业知识测试题重点考查学生知识点的掌握程度，培养学生的创造精神和双创素质	
	细胞凋亡的概念、特征与基因调控	2.3 专业素养 4.2 人文素养	案例：地塞米松导致胸腺细胞凋亡	采用案例分析，就地塞米松导致胸腺细胞凋亡展开讨论，引导学生掌握细胞凋亡的概念、特征，加深对理论知识的理解；同时培养学生尊重生命的人文素养	课后作业（2）： 撰写论文式作业，根据学生完成情况由任课教师综合评定，考查学生专业素养	

续表

课程模块	课程内容	双创要素	教学素材	教学实施建议	考核评价	备注
模块一：造血及造血调控	细胞凋亡的生物学意义	2.1 专业知识 4.2 人文素养	案例：阿尔茨海默病的病因和临床表现	采用案例分析，从细胞凋亡紊乱角度介绍阿尔茨海默病的病因和临床表现，引导学生掌握细胞凋亡的生物学意义。同时引导学生树立尊重生命、关爱老年痴呆患者的良好品质	课后作业（3）： 撰写论文式作业，根据学生完成情况由任课教师综合评定，考查学生专业知识掌握情况	
	造血干细胞移植	1.4 敬业精神 2.1 专业知识 4.2 人文素养	案例：白血病； 视频：讲堂——跨越 HLA 屏障造血干细胞移植循道创新之路	采用视频观看、任务驱动的方法，让学生认识造血干细胞移植的重要意义及研究方向。树立学生尊重、爱护患者，牢记医务工作者的初心，提升职业认同感和使命感。培养学生敢为人先、攻坚克难的创新精神和创造精神	课后作业（4）： 撰写论文式作业，根据学生完成情况由任课教师综合评定，考查学生人文素养	
模块二：血栓与止血	血管壁的止血作用	2.1 专业知识 2.2 专业技能	问题：什么是血管性血友病？	通过案例分组讨论什么是血管性血友病，加深学生对知识的理解，培养学生专业知识	小组讨论（2）： 采用小组讨论等方法，组长汇报，重点考查学生的专业素养和双创素质	
	血小板的超微结构	2.1 专业知识 2.4 双创素质	案例：巨大血小板综合征	讲授血小板超微结构的同时，采用案例分析的方法，让学生深刻理解知识点，并且了解相关前沿技术，拓展强化专业知识，提升双创素质	小组讨论（3）： 采用小组讨论等方法，组长汇报，重点考查学生的职业道德和规则意识	
	血小板在止血和血栓形成中的作用	1.4 敬业精神 2.1 专业知识 2.4 双创素质	案例：女性月经不止（血小板无力症）	围绕案例：患有血小板无力症女性月经不止，组织学生展开讨论，加深对知识的理解，基于医学工作的重要性，应培养学生敬业精神	小组讨论（4）： 采用小组讨论等方法，组长汇报，重点考查学生的双创能力	

续表

课程模块	课程内容	双创要素	教学素材	教学实施建议	考核评价	备注
模块二：血栓与止血	血小板的生理功能	2.1 专业知识 2.2 专业技能 5.1 劳动精神 5.4 创造精神	材料：失血情况下，血小板的功能	结合失血时血小板的生理功能的案例展开讨论，提高专业知识	小组讨论（5）： 采用小组讨论等方法，组长汇报，重点考查学生的专业知识、专业技能、劳动精神、创造精神	
	凝血途径及凝血因子	2.1 专业知识 3.3 协作精神	案例：新生儿为什么要注射维生素K?	采用案例教学，学生就新生儿为什么要注射维生素K这个问题进行小组讨论。教师就学生讨论的结果进行总结，培养学生的规则意识；了解凝血途径及凝血因子与维生素K之间的关系，培养学生的专业知识、协作精神	课堂测验（6）： 采用随堂测验的方式，重点考查学生的诚信品质和协作精神	
	蛋白C系统的组成及抗凝机制	2.1 专业知识 3.3 协作精神	材料：蛋白S和蛋白C缺陷致易栓症1例	在讲授蛋白C系统的组成及抗凝机制时，引入蛋白S和蛋白C缺陷致易栓症的案例，让学生能正确分析蛋白S和蛋白C缺陷致易栓症的不同病症，综合处理实际问题，培养学生的专业素养	课后作业（5）： 采用报告式课后作业的方式，重点考查学生的协作精神和专业知识	
	纤维蛋白溶解系统	1.1 家国情怀 2.1 专业知识 2.2 专业技能 5.4 创造精神	材料：溶栓药物治疗理论基础	课前结合材料——溶栓药物治疗理论基础，让学生多方位了解纤维蛋白溶解系统的具体构成，让学生感受科技的进步，培养学生家国情怀、创新精神。 结合案例讲解“溶栓药物治疗理论基础”等前沿技术，指导学生运用专业知识和专业技能投身到医学实践中，提升学生的专业素养。课后布置小组任务，让学生查阅血栓与止血相关知识，通过了解血栓的治疗措施，激发学生创新精神和创造精神	小组讨论（6）： 采用小组讨论、个人撰写讨论报告的方式，重点考查学生的家国情怀、专业技能、创造精神	

续表

课程模块	课程内容	双创要素	教学素材	教学实施建议	考核评价	备注
模块二：血栓与止血	纤维蛋白（原）降解产物及机制	2.2 专业技能 5.4 创造精神	案例：纤溶活性筛查的实验	在讲授纤维蛋白（原）降解产物及机制时，结合纤溶活性筛查的实验案例，让学生掌握纤维蛋白（原）降解产物及机制要点，了解纤溶活性筛查的实验中体现了纤维蛋白（原）降解产物所发挥的重要作用，解决相关理论难题，培养学生的专业素养和创新精神	课堂测验（7）： 采用随堂测验的方式，重点考查学生的专业技能和创造精神	
	血栓分类及血栓形成机制	2.3 专业素养 4.2 人文素养 5.4 创造精神	项目：血栓与止血相关实验室检查	介绍相关实验室检查技术，培养学生的知识素养、创造精神和人文素养	小组讨论（7）： 采用翻转课堂的形式，学生以小组为单位汇报学习成果，小组撰写讨论报告，根据小组讨论评分表进行评分	
模块三：造血检验技术	细胞化学染色	1.2 社会责任 2.1 专业知识	材料：《关于开展儿童血液病、恶性肿瘤医疗救治及保障管理工作的通知》	通过介绍国家《关于开展儿童血液病、恶性肿瘤医疗救治及保障管理工作的通知》，学习细胞化学染色在急性白血病诊断中的应用价值，使学生体会到社会主义制度的优越性，激发学生的爱国主义情操，增强民族自豪感。使学生在学习专业知识的同时培养社会责任感	课堂测验（8）： 在“学习通”布置课堂测验，专业知识测试题重点考查学生知识点的掌握程度	
	骨髓活体组织检验	2.3 专业素养 5.4 创造精神	案例：骨髓穿刺、骨髓活检和骨髓印片检查各有优缺点	通过案例分析，使学生明白各种检查方法的适应证，培养学生实事求是、科学严谨的科学精神，使其掌握科学知识。突出医疗行业工作者敢为人先、攻坚克难的创新精神和创造精神	小组讨论（8）： 采用翻转课堂的形式，学生以小组为单位汇报学习成果，小组撰写讨论报告，根据小组讨论评分表进行评分	
	血细胞免疫标志检验技术	2.1 专业素养 5.4 创造精神	案例：检测和鉴别白血病各系列的特异性标志	分组讨论常用检测和鉴别白血病各系列的特异性标志，使学生具有检测和鉴别白血病的能力，培养学生实事求是、科学严谨的科学精神，使学生掌握科学知识。培养学生的专业素养、创新精神	课堂测验（9）： 在“学习通”布置课堂测验，专业知识测试题重点考查学生知识点的掌握程度，考查学生的创造精神和双创素质的体现	

续表

课程模块	课程内容	双创要素	教学素材	教学实施建议	考核评价	备注
模块三：造血检验技术	正常细胞形态学	1.3 诚实品质 2.2 专业技能 5.3 工匠精神	材料：光学显微镜的发展历史	采用任务驱动、小组合作的方法，引导学生开展围绕光学显微镜的发展历史的调查。引导学生在掌握显微镜使用方法的同时，应具有善于观察、实事求是的科研精神，精益求精的工匠精神，以及创新精神、专业素养、协作精神	课堂测验（10）： 在“学习通”布置课堂测验，专业知识测试题重点考查学生知识点的掌握程度	
	骨髓细胞形态学检验适应证	1.2 社会责任 2.1 专业知识	案例：不明原因的发热、肝肿大、脾肿大、淋巴结肿大	采用项目驱动、病例分析的方法，由学生收集各种不明原因的发热、肝肿大、脾肿大、淋巴结肿大患者的骨髓细胞形态学检验资料，并在课上进行分享。引导学生牢固掌握骨髓细胞形态学检验的知识内容，同时培养学生实事求是、科学严谨的科学精神。引导学生利用自身知识继续进行科学研究，树立维护人民健康的责任意识。激发学生发散思维和收敛思维，培养其劳动精神、创新精神	课堂测验（11）： 在“学习通”布置课堂测验，专业知识测试题重点考查学生知识点的掌握程度	
	骨髓取材满意	2.3 专业素养 4.2 人文素养 5.3 工匠精神	材料：检验工作者在医学检验界的主要成就	通过学习材料——检验工作者在医学检验界的主要成就，教育学生应具有认真负责、不忘检验人的初心和使命。培养学生的人文素养、专业素养、工匠精神、拼搏精神	课堂测验（12）： 在“学习通”布置课堂测验，专业知识测试题重点考查学生对知识点的掌握程度，考查学生的工匠精神、拼搏精神	
	骨髓增生程度分级	3.3 协作精神	案例：不同血液病患者骨髓涂片	利用实验室骨髓涂片观察骨髓增生成度，使学生掌握专业知识，培养学生的协作精神	课堂测验（13）： 在“学习通”布置课堂测验，专业知识测试题重点考查学生知识点的掌握程度，考查学生的协作能力	

续表

课程模块	课程内容	双创要素	教学素材	教学实施建议	考核评价	备注
模块三：造血检验技术	急性白血病	1.2 社会责任 2.3 专业素养 4.2 人文素养	案例：急性淋巴细胞白血病，急性淋巴细胞白血病好发于儿童及青少年	讲授白血病案例，激发学生的社会责任感，提高学生的人文素养	小组讨论（9）： 采用翻转课堂的的形式，学生以小组为单位汇报学习成果，小组撰写讨论报告，根据小组讨论评分表进行评分	
	常用血细胞培养技术	2.3 专业素养 5.4 创造精神	材料：造血祖细胞培养及临床意义	采用任务驱动、小组合作的方法，就常用血细胞培养技术展开讨论，探究原因，找出措施，在培养学生专业素养的同时，激发学生创新思维和创新精神	小组讨论（10）： 采用翻转课堂的形式，学生以小组为单位汇报学习成果，小组撰写讨论报告，根据小组讨论评分表进行评分	
	血细胞染色体检验技术	1.4 敬业精神 5.4 创造精神	案例：急性早幼粒细胞白血病（APL）	采用任务驱动、案例分析的方法，介绍急性早幼粒细胞白血病。引出血液学专家王振义教授对急性早幼粒细胞白血病治疗做出巨大贡献的事迹，教育学生要有尊重生命、救死扶伤、无私奉献的精神。培养学生的敬业精神和双创精神	小组讨论（11）： 采用翻转课堂的形式，学生以小组为单位汇报学习成果，小组撰写讨论报告，根据小组讨论评分表进行评分	
模块四：红细胞疾病及检验技术	缺铁性贫血	1.1 家国情怀 2.1 专业知识	问题：比较新中国成立后不同时期缺铁性贫血的病因和特点	收集资料比较新中国成立后不同时期缺铁性贫血的病因和特点。激发学生刻苦学习、报效祖国和人民的家国情怀	小组讨论（12）： 采用翻转课堂的形式，学生以小组为单位汇报学习成果，小组撰写讨论报告，根据小组讨论评分表进行评分	

续表

课程模块	课程内容	双创要素	教学素材	教学实施建议	考核评价	备注
模块四：红细胞疾病及检验技术	缺铁性贫血形态学观察	2.1 专业知识 4.1 审美素养	案例：19 岁花季少女由于过度减肥导致缺铁性贫血	采用案例分析讲授缺铁性贫血血细胞形态学检查，结合案例引导学生树立正确的审美观，提升审美能力，同时注意科学合理饮食	小组讨论（13）： 采用翻转课堂的形式，学生以小组为单位汇报学习成果，小组撰写讨论报告，根据小组讨论评分表进行评分	
	巨幼细胞贫血	3.2 拼搏精神 5.4 创造精神	材料：科学技术造福人类	结合近年来人们生活水平的极大提高，让同学感受科技造福人类，从而发扬拼搏精神与创造精神，为造福人民做贡献	小组讨论（14）： 采用翻转课堂的形式，学生以小组为单位汇报学习成果，小组撰写讨论报告，根据小组讨论评分表进行评分	
	巨幼细胞贫血的实验室检查	2.1 专业知识 2.3 专业素养	案例：胃癌术后引发巨幼细胞贫血的实验室检查	小组讨论胃癌术后出现巨幼细胞贫血的原因及实验室检查学生掌握专业知识，培养学生全面考虑问题，科学严谨的专业素养	小组讨论（15）： 采用翻转课堂的形式，学生以小组为单位汇报学习成果，小组撰写讨论报告，根据小组讨论评分表进行评分	
	再生障碍性贫血	1.3 诚信品质 2.1 专业知识	案例：兰州威立雅水务公司出厂水出现苯超标事件	结合案例讲授专业知识的同时培养学生的诚信品质，为成功实现创新创业提供保障	课堂测验（14）： “学习通”发布随堂练习题，考查学生专业知识掌握情况	
	再生障碍性贫血的实验室检查	2.2 专业技能 3.2 拼搏精神 3.4 竞争意识	材料：再生障碍性贫血血涂片、骨髓涂片	根据所学知识，结合再生障碍性贫血血涂片，进行小组比赛，培养学生专业技能、竞争意识	小组讨论（16）： 采用翻转课堂的形式，学生以小组为单位汇报学习成果，小组撰写讨论报告，根据小组讨论评分表进行评分	

续表

课程模块	课程内容	双创要素	教学素材	教学实施建议	考核评价	备注
模块四：红细胞疾病及检验技术	珠蛋白生成障碍性贫血	5.1 劳动精神	材料：婚前孕前基因筛查预防新生儿珠蛋白生成障碍性贫血	通过实践，提升同学专业技能，培养不怕苦不怕累的劳动精神	小组讨论（17）： 采用翻转课堂的形式，学生以小组为单位汇报学习成果，小组撰写讨论报告，根据小组讨论评分表进行评分	
模块五：白细胞疾病及检验技术	急性髓系白血病	1.1 家国情怀 1.2 社会责任	案例：癌症诱导分化之父－王振义	以癌症诱导分化之父－王振义的大爱精神为例，引导学生树立立志创业、报效祖国、服务人民的家国情怀	课堂测验（15）： 在“学习通”布置课堂测验，专业知识测试题重点考查学生知识点的掌握程度	
	前驱型淋巴细胞肿瘤	1.4 敬业精神 3.1 坚强意志	案例：北京大学邓宏魁在血液病治疗研究方面的杰出贡献	结合案例培养学生医学道路上攻坚克难、不屈不挠的坚强意志与敬业精神。	课后作业（6）： 前驱型淋巴细胞肿瘤的检验技术有哪些？	
	白血病细胞形态学检查	2.2 专业技能 3.4 竞争意识	材料：白血病患者骨髓及外周血涂片	通过小组竞赛，提高学生专业技能及竞争精神	课堂测验（16）： 在“学习通”布置课堂测验，专业知识测试题重点考查学生知识点的掌握程度	

五、考核评价

根据“临床血液学检验技术”课程“五育融合”双创教育教学实施路径中考核评价栏目规定的考核方式，将过程性评价与终结性评价相结合，采用多元化考核评价方式，注重学生创新精神、创业意识和创新创业能力评价。

（一）评价形式

评价形式如表7－2所示。

表7－2 评价形式表

	小组讨论	课堂测验	课后作业
数量	17	16	6
占比	44%	41%	15%

（二）评价标准

1. 小组讨论

方式一：小组讨论，组长汇报。组内学生自评占20%，学生互评占30%；全体学生评价组长汇报情况占20%；教师评价组长汇报情况占30%。组长汇报成绩作为小组成员成绩。适用于小组讨论（2）（3）（4）（5）（6）（见表7－3）。

表7－3 小组汇报评分表

项目	主题突出	时间控制	仪表仪容	应变能力	回答问题	备注
权重	0.3	0.1	0.1	0.2	0.3	

方式二：小组讨论，个人撰写讨论报告。组内学生自评占30%，学生互评40%，教师评价学生撰写报告情况占30%。适用于小组讨论（7）（见表7－4）。

表 7 –4　　小组讨论评分表

项目	逻辑分析	沟通能力	人际合作	举止与仪表	组织协调	备注
权重	0.3	0.3	0.1	0.1	0.2	

方式三：小组讨论，小组撰写讨论报告。组内学生自评占 30%，学生互评占 40%，教师评价小组报告撰写情况占 30%。小组报告成绩作为小组成员成绩。适用于小组讨论（1）（8）（9）（10）（11）（12）（13）（14）（15）（16）（17）（见表 7 –5）。

表 7 –5　　小组汇报评分表

项目	主题突出	时间控制	仪表仪容	应变能力	回答问题	备注
权重	0.3	0.1	0.1	0.2	0.3	

2. 课堂测验

本课程过程性评价中，课堂测验共 16 个，每份课堂作业满分 100 分，通过“学习通”记录学生成绩。课堂测验题包括专业知识测试题和开放型测试题，专业知识测试题中客观题由“学习通”自动评判，主观题和开放型试题由教师评价，考查学生的作答是否情感、思想健康、符合题意；是否有深刻、丰富的内涵，是否有创新，开放型试题旨在激发学生自我表达能力和想象力，培养创新型人才。

3. 课后作业

本课程过程性评价中，课后作业共 6 个，根据考核内容分为报告式作业和论文式作业，报告式作业主要考查学生是否能够根据要求查阅资料、内容和材料是否翔实、是否能够将相关专业知识及理论联系，适用于课后作业（5）（6）；论文式作业主要考查学生是否能综合分析问题、条理是否清晰，解决问题的方法是否有创新性，适用于课后作业（1）（2）（3）（4）。课后作业根据学生完成情况由任课教师综合评定，采用五级制方式赋分。

4. 终结性评价标准

围绕“五育融合”课程创新创业教育目标，组织终结性评价包含期中考试和期末考试两类，采取百分制计分，期中考试占比 15%，期末考试占比 25%，采取纸笔作答。试题形式和内容突出基础性、综合性、应用性和创新性，通过设计开放性、探究性试题以及非标准答案的试题，在考查专业知识的基础上，引导学生多角度认识问题，鼓励学生主动思考、发散思维，考查和培养学生的探究意识和独立思考、创新能力。

（三）评价结果计算

根据《"五育融合"大学生创新创业指数综合测评办法》，计算"五育融合"课程创新创业基础指标达成度和学生创新创业基础指标达成度。

（四）评价结果使用

教师针对达成度低的分项指标进行全面分析，从教学目标设计、教学方法使用、教学环境创设、教学活动组织、学生学情等方面撰写教学反思，优化教学设计，持续改进教学，提高课程教学质量。

围绕学生个体达成度低的分项指标进行系统分析，从学生学习态度、学习习惯、学习方式等方面分析存在原因，对学生进行个性化辅导，引导学生增强创新精神，树立创业意识，提高创新创业能力。

第八章

“临床分子生物学检验技术”课程“五育融合”创新创业教育教学设计

一、课程基本情况

“临床分子生物学检验技术”是医学检验技术专业的核心课程。该课程是以DNA、RNA或蛋白质为诊断材料，通过分析基因的存在、变异或表达，从而为疾病诊断提供更直接、更科学的信息。本课程共48学时，3学分，其中理论32学时，实验16学时。

通过本门课程的学习使学生具备扎实的基础理论知识，掌握常用的临床分子生物学诊断方法，掌握常见基因疾病的基因特征及分子生物学检验的临床意义，提高对分子生物学检验的新知识、新理论及新技术的理解和认识，使学生既能适应一般临床检验工作，又富有创新工作的能力，将来为国家建设和保护人民的生命财产做出贡献。

二、课程“五育融合”双创教育教学目标

本课程围绕医学检验技术专业人才培养目标，结合教学内容，落实“五育融合”要求，在创新创业教育方面达到以下教学目标。

（1）结合绪论、临床分子生物学检验标志物及标本处理、核酸分离纯化、核酸杂交技术、核酸体外扩增、核酸序列测定等教学内容，挖掘家国情怀、法治意识、诚信品质、敬业精神元素，培养学生正确高效应对突发公共

卫生事件的强烈的社会责任感；培养学生具有爱岗敬业、诚实守信的良好品质，以及创新创优的敬业精神。

（2）结合临床分子生物学检验标志物及标本处理、核酸分离纯化、核酸杂交技术、核酸序列测定、感染性疾病的分子生物学检验教学内容，挖掘双创元素，引导学生树立严谨求实、客观理性的专业素养，严格把关医学检验各个环节，强化质量管理，更好地服务于临床，促进医学检验行业健康有序发展。

（3）结合临床分子生物学检验标志物及标本处理、核酸体外扩增及定性技术、感染性疾病的分子生物学检验教学内容，挖掘拼搏精神、协作精神、规则意识、竞争意识元素培养团队协作、相互配合、共同奋进的精神风貌；树立奋力拼搏、勇往直前、不甘落后的竞争意识。

（4）结合核酸序列分析、蛋白质组学技术等教学内容，挖掘审美素养、人文素养、艺术素养、文化创意元素，激发学生创造意识，提高学生文化创意能力，在进行检验相关设计时融入中国元素，体现中国特色。

（5）结合细菌及真菌其他感染性疾病的分子生物学检验等教学内容，挖掘劳动精神、劳模精神、工匠精神、创造精神元素，提升学生创新创业精神和实践能力。

三、课程知识与“五育”中的双创元素

（一）模块一：绪论

临床分子生物学检验技术发展进程。我国的临床分子诊断试剂的出现，最早可以追溯到20世纪80年代，较国外晚10年左右，当时国外主要用于遗传病的诊断，我国则主要用于乙型肝炎等传染病的检测，这与我国人群乙型肝炎病毒的感染率高、乙型肝炎患者较多是分不开的。了解我国分子生物学检验的发展史，让同学们产生强烈的民族自豪感，培养学生的家国情怀。以新型冠状病毒为案例，介绍核酸检测所涉及的分子生物学研究方法，如实时荧光RT－PCR、基因测序等。在讲述知识的同时，强调我国核酸检测的优势，进而彰显国家实力，增强学生爱国意识。

（二）模块二：临床分子生物学检验标志物及标本处理

1. 临床分子生物标志物分类

分子生物标志物是指可以反映机体生理、病理状态的核酸、蛋白质、代谢产物等分子。典型的案例是简悦威应用DNA分子杂交技术进行地中海贫血的诊断。在寻找核酸标志物时他做大量的实验，经历无数次失败最终使用DNA杂交技术实现对地中海贫血的诊断。这是人类第一次应用DNA技术实现疾病诊断，并且开创了产前诊断的新领域。课程的内容和教学具有鲜明的特点，其涉及个人隐私和伦理道德问题特别多，对相关技术人员的技术和职业素质的要求也更高。故在临床分子生物学检验技术专业课程教学过程中植入思政教育，将“德医交融”模式贯穿检验医学生专业课程教学活动。

2. 核酸分子生物标志物

核酸分子生物标志物有基于基因突变的生物标志物，基于基因多态性的分子生物标志物，基于DNA甲基化修饰的分子生物标志物，基于转录产物的分子生物标志物通过对新冠肺炎、艾滋病、乙肝、禽流感等流行性疾病相关信息的介绍，使学生在了解疾病发病机制、临床表现、诊断方法、预防措施等科普性知识的基础上，做到科学防护，学会利用专业知识流行性疾病，同时保持积极、健康的心态。

（三）模块三：核酸分离纯化

1. 常见临床分子生物学检验标本

随着这些前沿学科的迅猛发展，新理论和新技术不断地应用到各个学科，引导学生从生物大分子的结构和功能去认识生命的微观之美，从微观角度认识生命现象的本质。核酸扩增技术和核酸杂交技术应因地制宜、实事求是，这与我国一贯根据国情走中国特色社会主义道路一样、不能照抄照搬。

2. 产前诊断

通过案例进行讨论：为孕妇进行产前诊断，检测出胎儿患重型地中海贫血，医师指导需进行选择性流产时，作为在场的医务工作者如何进行救治?

可进行巧妙的“德医交融”。组织学生开展学习革命，引导学生自主学习、合作学习、探究学习，使其掌握专业基本理论，了解国际前沿学术发展、最新研究成果。

（四）模块四：核酸杂交技术

1. 核酸杂交技术步骤

核酸分子杂交是指具有互补序列的两条核酸单链在一定条件下按照碱基互补配对原则形成双链的过程。通过自制视频呈现“核酸分子杂交技术”这部分内容中的“复性”即退火温度，一般是比引物 Tm 低 5 度左右，这是前人总结无数次实验结果得到的最佳条件。但在临床，我们要根据实验室条件、季节变化、温湿度等进行预实验，从而确定适合的最佳退火温度。这与我国一贯根据自己的国情走中国特色社会主义道路一样，以此教育学生应实事求是、不能照抄照搬。

2. 限制性片段长度多态性分析法

PCR－限制性片段长度多态性分析法是检测与特定的酶切位点有关突变的方法，基因编辑、单倍体克隆基因靶标治疗等技术进一步推动前沿生物科学和现代医疗的快速发展。由此，激励学生的爱国情怀、民族使命感，鼓励学生树立远大的理想，为下一代新兴技术的产生而努力拼搏、刻苦钻研，在不违背自然规律、伦理道德的情况下，充分发挥主观能动性，大胆创新、不懈努力。

3. 等位基因特异性 PCR

等位基因特异性 PCR（AS－PCR），是指利用引物与模板之间的碱基错配可以有效地抑制 PCR 反应，进而达到模板区分（等位基因区分）的目的。

等位基因特异性 PCR 技术可以进行基因型鉴定，减少疾病发病率、死亡率。由此，鼓励学生树立远大的理想，为下一代新兴技术的产生而努力拼搏、刻苦钻研。

（五）模块五：核酸体外扩增及定性技术

1. 靶序列扩增概念及应用

采用任务驱动、小组合作的方法，引导学生开展“人类基因组计划的应用”的讨论，由学习小组查阅资料并拟定相关评定指标，上传至“学习通”，教师及小组评定，使学生在行动中培养爱国情怀，评估自身的理想信念、社会责任以及职业规划意识。

2. PCR 技术原理及过程

PCR 是模拟体内 DNA 复制的过程，在体外通过酶促反应合成特异 DNA 片段的方法，基本过程由变性、退火和延伸 3 个步骤组成。通过观看视频，了解 PCR 技术在分子生物学中的应用，采用情景模拟、小组讨论的方式，培养学生闯字挂帅、敢字当头、勇字当先的拼搏素质。

3. PCR 反应体系及扩增参数

对“PCR 反应体系”的资料分小组展开讨论，让学生认识求真务实在科学研究中的重要性，要求学生深刻认识到在科学研究过程中，应保持科学态度，需要用发展的眼光看问题、解决问题，开拓探索，追求创新。

4. PCR 技术的应用

观看“基因编辑婴儿”视频，组织学生进行辩论，畅所欲言，让学生领会“尊重生命”的意义所在，领悟“遵守科学道德”和“学术伦理规范”以及相关“国际规则”的深刻含义，自觉为社会发展和人类进步贡献力量。

（六）模块六：核酸序列测定

1. 双脱氧测序法

双脱氧链终止法基本原理是利用 DNA 聚合酶，以单链 DNA 为模板，并以与模板事先结合的寡聚核苷酸为引物，根据碱基互补配对原则将底物加入，生成磷酸二酯键，然后进行凝胶电泳和序列读取。通过自主设计实验，引导学生查阅文献，自主设计实验计划，独立完成实验过程，并对实验数据进行分析等。通过这些环节，训练学生的综合能力，使学生重视学术诚信，不弄虚作假，严守学术道德底线。

2. 新一代测序技术

新一代测序技术使用接头进行高通量的并行 PCR 和并行测序反应，并结合微流体技术，利用高性能的计算机对大规模的测序数据进行拼接和分析。通过学术课堂活动，使学生能够跟踪“分子生物学”研究进展，从国际视角不断构建自己的知识体系，自觉做到“学必日新”，认识到在以科学技术为主导的当代社会，必须立足中国、胸怀世界，通过个体的努力学习推动国家的强大。

（七）模块七：蛋白质组学技术

蛋白质组学技术是以蛋白质组为研究对象，研究细胞、组织或生物体蛋白质组成及其变化规律的科学。对于蛋白质相互作用的研究，酵母双杂交和噬菌体展示技术无疑是很好的研究方法。Clontech开发的酵母双杂交系统和NEB公司开发的噬菌体展示技术可供研究者选用，采用任务驱动、小组合作的方法，引导学生开展以挑战科学极限的精神和医生职业素养以及为社会做贡献为主题的调查。使学生知道作为当代青年大学生，有责任、有义务担负起历史的使命，前赴后继，努力学习专业知识。

（八）模块八：分子生物学检验新技术

1. 巢氏PCR

巢式PCR是一种变异的聚合酶链反应（PCR），使用两对（而非一对）PCR引物扩增完整的片段。第一对PCR引物扩增片段和普通PCR相似。通过阅读文献，使学生了解到巢式PCR在科研中的应用。通过学术课堂活动，使学生能够跟踪“分子生物学”研究进展，从国际视角不断构建自己的知识体系，通过个体的努力学习推动国家的强大。培养学生的创造意识、创造精神。

2. 基因修复

采用任务驱动、小组合作的方法，引导学生开展“基因修复方式”的讨论，由学习小组查阅资料并拟定相关评定指标，上传至“学习通”，教师及小组评定。可引导学生对“面对自己或他人的错误，我们应该要怎样对待”这一问题进行思考。犯错时，我们要及时“恢复错配”，快速补救；当情节严重时，要有壮士断腕的勇气和决心，果敢地“切除突变的碱基和核苷酸片段”，接受相应的责罚处分。引导学生树立工匠精神，做到精益求精。

（九）模块九：感染性疾病的分子生物学检验

1. 病毒结构

微阵列基因芯片是基于 DNA 分子杂交技术原理研制，通过探针结合碱基互补序列的单链核酸，从而确定其相应序列来识别基因或其产物。能够同时快速检测多个基因及其多个位点，在多态性分析、突变分析、基因表达谱测定及杂交测序等多领域具有广泛应用价值。临床诊断技术使用的微阵列基因芯片，可快速鉴定病原体、检测遗传突变及基因表达，更早、更方便地检测肿瘤基因标志，检测药物反应和代谢相关基因多态性来指导临床个体化治疗。

阅读资料：人工合成结晶牛胰岛素研究论文在《中国科学》杂志发表，但大部分一线科研人员没有在论文中署名。采用小组讨论的方式激发学生的爱国热情和献身精神，鼓励学生甘当无名英雄，做到“功成不必在我，功成必须有我”，使其树立工匠精神。

2. 癌症靶向治疗

采用任务驱动、小组合作的方法，引导学生开展“癌症如何发生”的讨论，“癌基因”往往是在物化或生物等其他因素的诱导下而发生突变。每个人最初就像一个原癌基因，人之初性本善，在家长、老师的正确引导和监督下，能够沿着正确的轨迹前行。但社会环境中仍然有许多诱惑干扰着青少年的健康成长，一旦把持不住，就会误入歧途，对自身家庭和社会造成伤害，这就像原癌基因可能突变成有害的致癌基因，对整个细胞乃至整个机体造成伤害一样。提醒并要求大学生应自觉抵制不良诱惑，远离违法犯罪，树立正确的人生观。

3. 细菌的分子生物学检验

细菌感染的爆发流行是当前医院感染中的常见问题，及时地判定感染的爆发、确定感染源是控制流行和交叉感染的必要手段，现代分子生物学的理论和技术为细菌分型方法提供了可靠的保证。结合浙江省某医院因技术人员违反“一人一管一抛弃”操作规程，造成 5 名生殖免疫抗体治疗者感染 HIV 事件，给学生敲警钟，告诉学生应具备良好的职业操守，引导学生在日常工作中养成良好习惯。

4. 感染性疾病的分子生物学检验

基因病可分为获得性基因病与内源性基因病。获得性基因病主要指病毒、细菌、真菌的感染，结合浙江省某医院因技术人员违反“一人一管一抛弃”操作规程，造成5名生殖免疫抗体治疗者感染HIV事件，给学生敲警钟，告诉学生良好的职业操守与在日常工作中应养成良好习惯。

四、课程“五育融合”双创教育教学实施路径

“临床分子生物学检验技术”课程“五育融合”双创教育教学实施路径见表8－1。

表 8-1　“临床分子生物学检验技术”课程“五育融合”双创教育教学实施路径

课程模块	课程内容	双创要素	教学素材	教学实施建议	考核评价	备注
模块一：绪论	临床分子生物学检验技术发展进程	1.4 敬业精神	案例：简悦威发现分子杂交技术	以时间轴为主线讲述简悦威在分子生物学检验技术领域取得的成就，引导学生追求崇高的职业理想，增强学生责任感、事业心，培养学生恪尽职守、精益求精的工作态度，使其具有勤勤恳恳、兢兢业业的奋斗精神	课后作业（1）： 请结合中国临床分子生物学检验技术发展进程，撰写不少于500字的作业，谈中华民族的创新精神和自己的理想追求，题目自拟，重点考查学生的家国情怀	
模块二：临床分子生物学检验标志物及标本处理	临床分子生物学标志物分类	3.2 拼搏精神	材料：李兰娟院士、钟南山院士积极抗疫	学习李兰娟院士、钟南山院士的奉献精神，培养学生的勇于担当与奉献精神。基于相关背景知识，引导学生合理分析问题，了解专业实践和复杂问题解决方案对社会、健康、安全、法律以及文化的影响	小组讨论（1）： 围绕案例组织学生小组讨论，个人撰写讨论报告，根据小组讨论评分表进行评分。结合分子生物检验标志物分析，重点考查学生对社会责任和诚信品质的认识	
	核酸分子生物标志物	2.1 专业知识	材料：新冠肺炎、艾滋病、乙肝、禽流感等流行性疾病相关信息	通过对新冠肺炎、艾滋病、乙肝、禽流感等流行性疾病相关信息的介绍，使学生在了解疾病发病机制、临床表现、诊断方法、预防措施等科普性知识的基础上，做到科学防护，学会利用专业知识对流行性疾病进行诊治，同时保持积极、健康的心态	课堂测验（1）： 以新冠肺炎病毒特点为题，展开课堂测验。专业知识测试题重点考查学生对新冠肺炎病毒的认知程度。设置开放式测试题，考查学生对案例所蕴含的规则意识的理解	
模块三：核酸分离纯化	常见临床分子生物学检验标本	4.2 人文素养	材料：常见临床分子生物学检验标本举例	随着这些前沿学科的迅猛发展，新理论和新技术不断地应用到各个学科，引导学生从生物大分子的结构和功能去认识生命的微观之美，从微观角度认识生命现象的本质	实验设计（1）： 围绕案例组织设计检验方案，根据实验设计评分表进行评分。重点考查学生对分子生物学检验标记物的实验设计的掌握程度以及对案例中所蕴含的责任意识的理解	

续表

课程模块	课程内容	双创要素	教学素材	教学实施建议	考核评价	备注
模块三：核酸分离纯化	产前诊断	2.3 专业素养	案例：产前诊断检测出胎儿患重型地中海贫血	对孕妇进行产前诊断时，检测出胎儿患重型地中海贫血，医师指导需进行选择性流产时，孕妇晕倒过去，作为在场的医务工作者如何进行救治？通过讨论，指导学生进行巧妙的“德医交融”。开展学习革命，引导学生自主学习、合作学习、探究学习，掌握专业基本理论，了解国际前沿学术发展、最新研究成果	实验设计（2）： 针对产前诊断技术课程内容，布置作品设计，结合 PCR 技术，重点考查学生对产前诊断的掌握程度、对工作中协作精神的理解	
模块四：核酸杂交技术	核酸杂交技术步骤	2.3 专业素养	材料：“核酸分子杂交技术”自制视频	通过自制视频呈现“核酸分子杂交技术”这部分内容中的“复性”即退火温度，一般是比引物 Tm 低 5 度左右，这是前人总结无数次实验结果得到的最佳条件。但在临床，我们要根据实验室条件、季节变化、温湿度等进行预实验，从而确定适合的最佳退火温度。让学生了解这与我国一贯根据自己的国情走中国特色社会主义道路一样：实事求是、不能照抄照搬	小组讨论（2）： 围绕课堂问题学生展开小组讨论，个人撰写讨论报告，根据小组讨论评分表进行评分。重点考查学生综合运用专业知识选择模板的能力及双创素质的体现	
	限制性片段长度多态性分析法	1.1 家国情怀	问题：限制性片段长度多态性检测方法的应用	PCR－限制性片段长度多态性分析法是检测与特定的酶切位点有关突变的方法，基因编辑、单倍体克隆基因靶标治疗等技术进一步推动前沿生物科学和现代医疗的快速发展。由此，激励学生的爱国情怀、民族使命感，鼓励学生树立远大的理想，为下一代新兴技术的产生而努力拼搏、刻苦钻研，在不违背自然规律、伦理道德的情况下，充分发挥主观能动性，大胆创新，不懈努力	课堂测验（2）： 围绕案例发布测验题，专业知识测试题重点考查学生对限制性片段长度多态性分析法的掌握程度，开放型测试题重点考查学生对基因编辑案例中所蕴含的家国情怀和劳动精神的理解	

续表

课程模块	课程内容	双创要素	教学素材	教学实施建议	考核评价	备注
模块四：核酸杂交技术	等位基因特异性 PCR 技术	2.2 专业技能	问题：等位基因特异性 PCR 技术在基因型鉴定的应用	等位基因特异性 PCR 技术可以进行基因型鉴定，通过学习，激励学生的爱国情怀、民族使命感，鼓励学生树立远大的理想，为下一代新兴技术的产生而努力拼搏、刻苦钻研	小组讨论（3）： 采用翻转课堂的形式，学生以小组为单位汇报学习成果，小组撰写讨论报告，根据小组讨论评分表进行评分，重点考查学生对等位基因特异性 PCR 技术的掌握和双创素质的体现	
模块五：核酸体外扩增及定性技术	靶序列扩增概念及应用	1.1 家国情怀	材料：人类基因组计划的应用	采用任务驱动、小组合作的方法，引导学生开展“人类基因组计划的应用”的讨论，由学习小组查阅资料并拟定相关评定指标，上传至“学习通”，教师及小组评定。在行动中培养爱国情怀，评估自身的理想信念、社会责任以及职业规划意识	小组讨论（4）： 围绕案例组织学生小组讨论，个人撰写讨论报告，根据小组讨论评分表进行评分。重点考查学生对靶序列扩增概念的掌握程度、对案例中所蕴含的家国情怀和专业素养的理解	
	PCR 技术原理及过程	3.2 拼搏精神	材料：PCR 技术视频	通过观看视频，了解 PCR 技术在分子生物学中的应用，采用情景模拟、小组讨论的方式，培养学生闯字挂帅、敢字当头、勇字当先、实字托底的拼搏素质	小组讨论（5）： 采用翻转课堂的形式，学生以小组为单位组长汇报学习成果，根据小组汇报评分表进行评分，重点考查学生对 PCR 技术原理的认知和双创素质的体现	

续表

课程模块	课程内容	双创要素	教学素材	教学实施建议	考核评价	备注
模块五：核酸体外扩增及定性技术	PCR 反应体系及扩增参数	3.2 拼搏精神	材料：“PCR 反应体系”的资料	对“PCR 反应体系”的资料分小组展开讨论，让学生认识求真务实在科学研究中的重要性，要求学生深刻认识在科学研究过程中，应保持科学态度，需要学生用发展的眼光看问题、解决问题，开拓探索，追求创新	小组讨论（6）： 以 PCR 反应体系及扩增参数为题，小组撰写讨论报告，根据小组讨论评分表进行评分，重点考查学生综合应用所学知识解决复杂问题的专业素养和双创素质的体现	
	PCR 技术的应用	1.2 社会责任	材料：“基因编辑婴儿”视频	观看“基因编辑婴儿”视频，组织学生进行辩论，各抒己见、畅所欲言，让学生领会“尊重生命”的意义所在，领悟“遵守科学道德”和“学术伦理规范”以及相关“国际规则”的深刻含义，自觉为社会发展和人类进步贡献力量	实验设计（3）： 设计谷胱甘肽转移酶扩增实验，按照实验报告评价标准进行评分，重点考查学生的艺术素养和文化创意水平	
模块六：核酸序列测定	双脱氧测序法	1.2 社会责任	问题：Sanger 测序过程	设置了自主设计实验，引导学生查阅文献，自主设计实验计划，独立完成实验过程，并对实验数据进行分析等。通过这些环节，训练了学生的综合能力，潜移默化地培养学生重视学术诚信，不弄虚作假，严守学术道德底线	课堂测验（3）： 在“学习通”布置课堂测验，专业知识测试题重点考查学生对双脱氧测序法的掌握程度，开放型测试题重点考查学生的创造精神和双创素质的体现	
	新一代测序技术	1.1 家国情怀	问题：噬菌体 NrS－1 复制过程	通过阅读文献使学生了解到噬菌体 NrS－1 的 DNA 聚合酶可以在没有任何引物存在的情况下从头起始 DNA 复制。通过学术课堂活动，使学生能够跟踪“分子生物学”研究进展，从国际视角不断构建自己的知识体系，自觉做到“学必日新”，认识到在以科学技术为主导的当代社会，必须立足中国、胸怀世界，通过个体的努力学习推动国家的强大	课堂测验（4）： 结合课程内容，在“学习通”布置课堂测验，专业知识测试题重点考查学生对新一代测序技术的认知程度，开放型测试题重点考查学生的双创素质和创造精神	

续表

课程模块	课程内容	双创要素	教学素材	教学实施建议	考核评价	备注
模块七：蛋白质组学技术	蛋白质组学技术	5.3 工匠精神	材料 Clontech 开发的酵母双杂交系统和 NEB 公司开发的噬菌体展示技术	以小组为单位调查了解相关研究文献，使同学们了解最新相关科研进展，激发学生的研究热情，培养学生查阅文献解决问题的能力，并让学生讨论太空作物对人们生活生产的影响，让学生学会以辩证的角度看问题	小组讨论（7）： 采用翻转课堂的形式，学生课上对蛋白质组学技术汇报，小组撰写讨论报告，根据小组讨论评分表进行评分，考查学生对蛋白质组学技术的认识及双创素质的体现	
模块八：分子生物学检验新技术	基因修复	5.3 工匠精神	问题：DNA 直接修复、SOS 系统	通过讲授 DNA 直接修复、SOS 系统等，引导学生对“面对自己或他人的错误，我们应该要怎样对待”这一问题进行思考。让学生明白犯错时，我们要及时“恢复错配”快速补救；当情节严重时，要有壮士断腕的勇气和决心，果敢地“切除突变的碱基和核苷酸片段”接受相应的责罚处分	课堂测验（5）： 在“学习通”布置课堂测验，专业知识测试题重点考查学生对基因修复的掌握程度，开放型测试题重点考查学生的创造精神和双创素质的体现	
	巢式 PCR	5.4 创造精神	材料：巢式 PCR 应用视频	通过阅读文献使学生了解到巢式 PCR 在科研中的应用，通过学术课堂活动，使学生能够跟踪“分子生物学”研究进展，从国际视角不断构建自己的知识体系，并让学生通过个体的努力学习推动国家的强大	课后作业（2）： 以巢式 PCR 应用为题撰写论文式作业，根据学生完成情况由任课教师综合评定，重点考查学生对案例中的核酸序列测定的理解，使学生领悟家国情怀、拼搏精神在建设中的意义	

续表

课程模块	课程内容	双创要素	教学素材	教学实施建议	考核评价	备注
模块九：感染性疾病的分子生物学检验	病毒结构	5.3 工匠精神	材料：结晶牛胰岛素发现过程	中国科学家最早提出了“蛋白质空间结构信息包含在其一级结构中”这一重要观点，并在1965年人工合成了结晶牛胰岛素，研究论文在《中国科学》杂志发表，但大部分一线科研人员没有在论文中署名。从这个故事中激发学生的爱国热情和献身精神，甘当无名英雄，做到“功成不必在我，功成必须有我”	课堂测验（6）： 在“学习通”布置课堂测验，专业知识测试题重点考查学生对病毒结构的掌握程度，开放型测试题重点考查学生的创造精神和双创素质的体现	
	癌基因	1.2 社会责任	材料：“癌基因”视频介绍	“癌基因”往往是在物化或生物等其他因素的诱导下而发生突变的。每个人最初就像一个原癌基因，人之初性本善，在家长、老师的正确引导和监督下，能够沿着正确的轨迹前行，但社会环境中仍然有许多诱惑干扰着青少年的健康成长，一旦把持不住，就会误入歧途，对自身、家庭和社会造成危害，这就像原癌基因可能突变成有害的致癌基因，对整个细胞乃至整个机体造成伤害一样。提醒并要求大学生应自觉抵制不良诱惑，远离违法犯罪，树立正确的人生观	课后作业（3）： 以癌基因结构为题撰写论文式作业，根据学生完成情况由任课教师综合评定，重点考查学生对案例中的核酸序列测定的理解，领悟家国情怀、拼搏精神在建设中的意义	
	癌症靶向治疗	5.1 劳动精神	问题：基因表达和调控过程	在基因表达和调控章节中应引导学生既要把握全局，又要有周全的谋略，学会从不同角度观察世界，应对和处理学习生活中的复杂问题	课后作业（4）： 以基因靶向治疗为题撰写论文式作业，根据学生完成情况由任课教师综合评定，重点考查学生对案例中的核酸序列测定的理解，领悟家国情怀、拼搏精神在建设中的意义	

续表

课程模块	课程内容	双创要素	教学素材	教学实施建议	考核评价	备注
模块九：感染性疾病的分子生物学检验	细菌的分子生物学检验	1.4 敬业精神	问题：细菌的分子生物学检验机制	通过对细菌的分子生物学检验的正负调控机制的学习，培养学生良好的自我支配、调节能力和自我保护意识，提醒学生遇急不慌，沉着冷静，防患于未然	课后作业（5）： 以细菌的分子生物学检验为题撰写论文式作业，根据学生完成情况由任课教师综合评定，重点考查学生对案例中的核酸序列测定的理解，领悟家国情怀、拼搏精神在建设中的意义	
	感染性疾病的分子生物学检验流程	3.3 协作精神	案例：浙江省某医院因技术人员违反操作规程感染 HIV 事件	结合浙江省某医院因技术人员违反“一人一管一抛弃”操作规程，造成 5 名生殖免疫抗体治疗者感染 HIV 的事件，给学生敲警钟，告诉学生应具备良好的职业操守，日常工作中应养成良好习惯	课后作业（6）： 以感染性疾病的分子生物学检验流程为题撰写论文式作业，根据学生完成情况由任课教师综合评定，重点考查学生对案例中的核酸序列测定的理解，让学生领悟家国情怀、拼搏精神在建设中的意义	

五、考核评价

根据“临床分子生物学检验技术”课程“五育融合”双创教育教学实施路径中考核评价栏目规定的考核方式，将过程性评价与终结性评价相结合，采用多元化考核评价方式，注重学生创新精神、创业意识和创新创业能力评价。

（一）评价形式

评价形式如表8－2所示。

表8－2　　评价形式表

	小组讨论	实验设计	课堂测验	课后作业
数量	7	3	6	6
占比	32%	14%	27%	27%

（二）评价标准

1. 小组讨论

方式一：小组讨论，组长汇报。组内学生自评占20%，学生互评占30%；全体学生评价组长汇报情况占20%；教师评价组长汇报情况占30%。组长汇报成绩作为小组成员成绩。适用于小组讨论（1）（5）（见表8－3）。

表8－3　　小组汇报评分表

项目	主题突出	时间控制	仪表仪容	应变能力	回答问题	备注
权重	0.3	0.1	0.1	0.2	0.3	

方式二：小组讨论，个人撰写讨论报告。组内学生自评占30%，学生互评占40%，教师评价学生撰写报告情况占30%。适用于小组讨论（2）

(3)(6)(见表8－4)。

表8－4　　　　　　小组讨论评分表

项目	逻辑分析	沟通能力	人际合作	举止与仪表	组织协调	备注
权重	0.3	0.3	0.1	0.1	0.2	

方式三：小组讨论，小组撰写讨论报告。组内学生自评占30%，学生互评占40%，教师评价小组报告撰写情况占30%。小组报告成绩作为小组成员成绩。适用于小组讨论(4)(见表8－5)。

表8－5　　　　　　小组汇报评分表

项目	主题突出	时间控制	仪表仪容	应变能力	回答问题	备注
权重	0.3	0.1	0.1	0.2	0.3	

2. 实验设计

本课程过程性评价中，实验设计共3个，每件作品满分100分。评分方式为：组内学生评价占30%；全体学生评价占30%；教师评价占40%。作品设计评分要点见作品设计评分表。适用于所有作品设计(见表8－6)。

表8－6　　　　　　实验设计评分表

项目	实验设计 理念新颖	实验设计 方案合理	符合 设计要求	新技术 应用合理	设计 作品完整	备注
权重	0.1	0.3	0.3	0.2	0.1	

3. 课堂测验

本课程过程性评价中，课堂测验共6个，每份课堂作业满分100分，通过“学习通”记录学生成绩。课堂测验题包括专业知识测试题和开放型测试题，专业知识测试题中客观题由“学习通”自动评判，主观题和开放型试题由教师评价，考查学生的作答是否情感、思想健康、符合题意，是否有深刻、丰富的内涵，是否有创新，开放型试题旨在激发学生自我表达能力和想象力，培养创新型人才。

4. 课后作业

本课程过程性评价中，课后作业共6个，根据考核内容分为报告式作业和论文式作业，报告式作业主要考查学生是否能够根据要求查阅资料、内容和材料是否翔实、是否能够将相关专业知识及理论联系，适用于课后作业（2）（3）（5）；论文式作业主要考查学生是否能综合分析问题、条理是否清晰，解决问题的方法是否有创新性，适用于课后作业（1）（4）（6）。课后作业根据学生完成情况由任课教师综合评定，采用五级制方式赋分。

5. 终结性评价标准

围绕“五育融合”课程创新创业教育目标，组织终结性评价包含期中考试和期末考试两类，采取百分制计分，期中考试占15%，期末考试占25%，采取纸笔作答。试题形式和内容突出基础性、综合性、应用性和创新性，通过设计开放性、探究性试题以及非标准答案的试题，在考查专业知识的基础上，引导学生多角度认识问题，鼓励学生主动思考、发散思维，考查和培养学生的探究意识和独立思考、创新能力。

（三）评价结果计算

根据《“五育融合”大学生创新创业指数综合测评办法》，计算“五育融合”课程创新创业基础指标达成度和学生创新创业基础指标达成度。

（四）评价结果使用

教师针对达成度低的分项指标进行全面分析，从教学目标设计、教学方法使用、教学环境创设、教学活动组织、学生学情等方面撰写教学反思，优化教学设计，持续改进教学方法，提高课程教学质量。

围绕学生个体达成度低的分项指标进行系统分析，从学生的学习态度、学习习惯、学习方式等方面分析存在的原因，对学生进行个性化辅导，引导学生增强创新精神，树立创业意识，提高创新创业能力。

第九章

“医学免疫学”课程“五育融合”创新创业教育教学设计

一、课程基本情况

“医学免疫学”是医学检验技术专业的一门专业核心课程，是生命科学和医学领域中一门重要的基础性、前沿性和支柱性学科，具有比较完整的理论体系和极具应用价值的技术体系。“医学免疫学”课程共32学时，2学分，其中理论26学时，实验6学时。

通过本课程的学习，帮助学生掌握免疫学的基本概念、免疫系统的基本组成、免疫系统发挥应答的方式、临床上常见的免疫学疾病，使学生具备运用免疫系统基本理论知识，分析、探索临床上免疫相关疾病的技能，为临床免疫学检验等专业课程学习奠定基础。

二、课程“五育融合”双创教育教学目标

本课程围绕医学检验技术专业人才培养目标，结合教学内容，落实“五育融合”要求，在创新创业教育方面达到以下教学目标：

（1）结合免疫学概论等教学内容，挖掘社会责任、敬业精神、家国情怀等双创要素，培养学生的社会责任感、爱岗敬业的精神和为国为民的使命担当。

（2）结合免疫器官与组织、免疫细胞、免疫分子等教学内容，挖掘专

业素养、双创素质等双创要素，强化专业知识，增强专业技能，丰富专业素养，不断提升学生的双创素质。

（3）结合免疫应答等教学内容，挖掘坚强意志、拼搏精神、协作精神等双创要素，塑造学生顽强拼搏、团结协作的意志和精神。

（4）结合免疫系统中器官移植、单克隆抗体等教学内容，挖掘审美素养、人文素养等双创要素，激发学生创新灵感和创造活力。

（5）结合中国免疫学发展概况、免疫学防治等教学内容，挖掘劳动精神、工匠精神、创造精神等双创要素，提升学生的创新创业精神和实践能力。

三、课程知识与“五育”中的双创要素

（一）模块一：免疫学概论

1. 免疫学发展史

免疫学的发展始于东晋时期。早在东晋时期葛洪在《肘后备急方》中就提出“仍杀咬犬，取脑傅之，便不复发”，是最早采用“以毒攻毒”的疫苗接种理念防治狂犬病的记录；到宋明时期利用“人痘”接种防治天花，直接启发了天花疫苗的发明；中华人民共和国成立后也连续涌现了一批免疫学家，如顾方舟教授先后研制成功脊髓灰质炎减毒活疫苗以及脊髓灰质炎减毒糖丸活疫苗，为我国消灭脊髓灰质炎做出了巨大贡献。引导学生加强专业知识学习，为免疫学工作中开展创新做好知识储备。

2. 免疫系统组成

现代医疗服务模式要求医务人员的诊疗活动全方位地以“患者为中心”，法律也赋予了患者多项权利如健康权、隐私权、知情同意权等。患者标本、资料管理与使用涉及伦理问题，这就要求医生具备法治思维意识，用法律法规约束和规范自身医疗行为。在主要组织相容性复合体和移植免疫学的教学中，在器官移植供体选择和临床实例中融入法治意识教育，使学生懂得尊重他人的权利和愿望，了解器官移植以及行医过程中涉及的相关法律责任和义务，培养医学生的法制思维意识。

3. 免疫系统功能

人体免疫力越强越好，这是很多人认识上的误区。提升免疫力，也容易成为药商的噱头。免疫是把“双刃剑”，免疫系统可以保护人体免受外界病原微生物的感染，清除体内变异细胞，维持自身稳定和平衡。免疫力不足时的危害似乎人人都理解，但是，免疫系统“过于积极”的话，免疫力也对人体发起攻击。引导学生正确理解和掌握免疫学知识的同时，培养学生科学的世界观和方法论尤为重要。

（二）模块二：抗原

同种异型抗原。每个时代都有战士负重前行，每个青年都可以成为守护生命的平凡英雄！生命需要血液，捐献可再生的血液，挽救不能重来的生命。无偿献血是无私奉献、救死扶伤的崇高行为和公益事业，引导学生了解社会并致力服务社会。

（三）模块三：免疫器官与组织

免疫器官、免疫注射。生命教育的中心思想在于有仁爱之心，即爱惜和尊重他人与自己的身体和生命，要互相尊重、互相关心、互相帮助和融洽相处。在获得性免疫缺陷病（如艾滋病）的教学中，教育学生不歧视、不诋毁艾滋病患者，多关心和帮助患者建立自信心，远离不良嗜好。同时免疫学实验教学中涉及小鼠、家兔、豚鼠等动物，实验动物在医学领域作为“人类的替身”有着不可替代的作用，教育学生学会尊重生命，铭记为人类贡献出健康和生命的实验动物，实验教学全程渗透生命意识和生命伦理教育，让学生深刻体会到救死扶伤的深刻内涵，从而形成高尚的职业道德。

（四）模块四：免疫细胞

免疫细胞。医生不但应具有基本的诊疗知识和技能，也应具备良好的职业素养，职业素养已经成为评价医学生培养质量高低的重要标准，仅有精湛的医技远远不能满足医院和患者的医疗需求。在淋巴细胞的教学中融入医学生职业素养教育，不同亚群淋巴细胞之间既互相分工又互相协作，每个淋巴细胞在体内“兢兢业业”地行使功能，引申到现实社会职业，只有分工不同而无贵贱之分，引导医学生具有爱岗敬业、团队合作的精神，培养学生良好的职业素养及职业责任心，有助于提高医学生未来岗位的胜任能力。

（五）模块五：免疫分子

1. 单克隆抗体

随着免疫学新理论、新技术的不断产生和发展，既要求学生掌握课本上的基本知识，又要了解并运用当前的新技术服务临床。在免疫学防治的教学中，以单克隆抗体药物国内外现状为例，进行医学生创新意识的教育。目前全球上市抗体药物近 60 种，2016 年销售总额超过 1000 亿美元，而我国自主生产的抗体药物不足十种，大量单抗药物依赖于进口。通过分析案例，激发学生的创新思维意识，提高医学生的创新能力。

2. 抗体

严谨、科学、实事求是是学术研究的不懈追求。作为学者，应该具有较高的学术觉悟，严以律己，用最苛刻的标准要求自己，不把学术当儿戏。通过案例分析，引导学生一切从实际出发，大胆质疑，小新探索，做好学术工作。

3. 细胞因子

在针对新型冠状病毒感染患者的治疗中，除依据国家卫健委正式公布的抗病毒治疗方案外，临床医生应该密切关注细胞因子风暴带来的巨大冲击，这对于重症患者的治疗、降低病死率具有重大意义。细胞因子风暴是一种求助信号，目的是让免疫系统霎时间火力全开，这种自杀式的攻击能够损伤病毒，但也给机体留下了一大堆连带伤害。通过细胞因子风暴的讨论，引导学生学会用辩证的观点认识免疫学、认识世界，认识事物都是具有两面性的。

（六）模块六：免疫应答、免疫耐受、免疫调节

1. 免疫应答

体液免疫应答即 B 细胞活化分化为浆细胞并产生抗体的过程。抗原与 B 细胞表面受体结合后并不能直接激活 B 细胞。B 细胞活化首先需要抗原递呈

细胞加工、处理抗原后将抗原信息传递给T细胞导致T细胞的活化，活化了的T细胞再去结合负载了抗原的B细胞。这一过程也被称为联合识别，即T细胞和B细胞识别同一抗原，然后导致B细胞的活化。联合识别过程中T细胞通过分泌细胞因子促进B细胞的活化。在本知识点学习时，可以将T. B细胞比作一个团队。团队成员间既有分工又有合作，协调完成B细胞活化这一复杂过程。缺少了这种合作精神，体内免疫系统无法产生高效率的特异性抗体来清除病原微生物。

2. 免疫耐受

免疫学理论研究的核心问题是免疫系统如何识别“自己”和“非己”，免疫耐受的形成是解析机体对“自己”和“非己”产生特异性免疫应答的关键，而自身免疫病是机体丧失了对自身抗原的理性耐受，慢性持续性感染和肿瘤的发生是机体对病原体抗原和肿瘤抗原产生了病理性耐受。因此，探索免疫耐受机制，可用于自身免疫疾病、慢性持续性感染及肿瘤的防治。引导学生讨论免疫耐受的利弊，使学生在学习好免疫学的同时也学会辩证地思考问题。

3. 免疫调节

双向免疫调节，指机体内各种因素对免疫应答进行正负双向调节的作用。表现在两方面：在排除外来抗原异物时，激活并加强免疫应答反应；在外来抗原物质排除后，可使免疫应答自限减弱以至终止，借此使免疫应答适度，以维持机体内环境相对稳定。组织学生组内讨论双向免疫调节作用，有助于引导学生用发展、变化的眼光看待问题，形成科学的思维方式和对立统一的世界观，培养学生的坚强意志、拼搏精神、协作精神等。

（七）模块七：临床免疫

超敏反应。马克思主义哲学的辩证性是引领各门自然科学专业课程教学的思想旗帜，为自然科学的发展提供正确的世界观和方法论指导。医学免疫学作为一门自然学科，其中无处不渗透着唯物辩证法。如减毒活疫苗、单克隆抗体制备技术的发明过程实际上具有偶然性和必然性的关系；人体免疫系统（内因）决定着超敏反应、免疫治疗发展的方向和程度，体现辩证唯物主义内因和外因的关系，延伸到德育教育表现为，个人努力（内因）决定和主宰自己的未来命运；免疫功能两重性、体液免疫与细胞免疫、免疫耐受与自身免疫、免疫损伤与免疫保护等是既互相对立又互相统一的矛盾体，其实质是二者之间有密切的内部联系，和其他自然科学一样在其中充满辩证统一的思想。在免疫学教学中始终贯穿唯物辩证法的思维，培养学生以辩证法的观点认知和把握免疫系统应答的规律，正确理解和掌握医学免疫学知识，培养学生树立科学的世界观、方法论和正确的思维方式，提高分析解决问题和创新的能力。

（八）模块八：免疫学防治

1. 人主动免疫

人主动免疫与临床实践和日常生活结合紧密，以课程专业知识为主线，立足于免疫学知识相关医疗事故、社会热点问题，如在疫苗、免疫治疗、器官移植等事件中融入双创教育的元素，激发医学生产生“思想”共鸣，帮助医学生树立正确的价值观、社会观，教育医学生要做到“又红又专”。

2. 疫苗制备

在漫长的人类历史长河中，人们一直寻求摆脱瘟疫和疾病的方法，直到20世纪，大规模人群的常规疫苗接种才逐渐被推广开来。通过接种疫苗，人类已经消灭了天花，脊髓灰质炎病例也减少了99%，白喉等传染病发病罕见……疫苗对人类健康的影响深远。关注疫苗安全，关注人民身体健康是我们医学生的责任和义务，借深圳乙肝疫苗事件引发学生深思，引导学生树立诚信原则，形成和谐诚信的人际关系。

四、课程“五育融合”双创教育教学实施路径

“医学免疫学”课程“五育融合”双创教育教学实施路径见表9-1。

表 9-1 “医学免疫学”课程“五育融合”双创教育教学实施路径

课程模块	课程内容	双创要素	教学素材	教学实施建议	考核评价	备注
模块一：免疫学概论	免疫学发展史	1.1 家国情怀	案例：种人痘以防天花	采用观看视频的方式，使学生了解我国采用“种人痘”预防天花始于16世纪，比西方“种牛痘”早一个世纪，展现中华民族自古是一个创新的民族。从而增强学生的文化自信和民族自豪感，激发学生的爱国热情，鼓励他们向医学前辈们学习，在医学科研的道路上努力攀登，为国争光	课后作业（1）： 请结合中国免疫学发展进程，撰写不少于500字的作业，谈中华民族的创新精神和自己的理想追求，题目自拟，重点考查学生对家国情怀的理解	
	免疫系统组成	4.2 人文素养 5.1 劳动精神	案例：中国医影节《器官移植》作品	观看视频的方式，增强学生对自己将来从事职业的自豪感、神圣感，对生命存有敬畏，要善待生命、珍惜生命。“医学事业是一个很神圣的职业，但是很艰苦，又非常有意义、有价值。”“作为一个医生，肯定是奉献的，但是你还可以有幸福感和成就感。”以此鼓励同学们向着这样的目标努力前行	小组讨论（1）： 围绕案例开展小组讨论，组长汇报，根据小组讨论评分表进行评分，重点考查学生对免疫器官的认识以及对人文素养、劳动精神的认识	
	免疫系统功能	2.1 专业知识 4.2 人文素养	案例：中国微课大赛作品《多发性硬化》	采用案例分析法，通过播放中国微课大赛作品《多发性硬化》提出问题：免疫完全对机体有利吗？让学生以辩证的观点认知和把握免疫系统应答的规律，正确理解和掌握医学免疫学知识，培养学生树立科学的世界观、方法论和正确的思维方式	小组讨论（2）： 围绕案例开展小组讨论，组长汇报，根据小组讨论评分表进行评分，重点考查学生对免疫系统的认识及对人文素养的认识	

续表

课程模块	课程内容	双创要素	教学素材	教学实施建议	考核评价	备注
模块一：免疫学概论	免疫学简史	1.1 家国情怀 2.4 双创素质	免疫学的领域众多的诺贝尔奖获得者	在近100年，免疫学的领域有众多诺贝尔奖获得者，通过他们的故事，展现中华民族自古是一个创新的民族，增强学生的文化自信和民族自豪感，激励学生学习和创新。通过讲解免疫学简史，激发学生爱国主义情怀	小组讨论（3）： 围绕案例开展小组讨论，组长汇报，根据小组讨论评分表进行评分，重点考查学生对免疫学简史的认识、对免疫学发展过程中双创素质提升重要性的认知	
模块二：抗原	同种异型抗原	1.2 社会责任 5.1 劳动精神	案例：“熊猫血”	案例分析：RH + 血型为什么是“熊猫血”，为什么在关键时刻需要大家献出自己的珍贵血液？引导学生了解社会、服务社会	小组讨论（3）： 围绕案例开展小组讨论，组长汇报，根据小组讨论评分表进行评分，重点考查学生对社会责任的认识	
模块三：免疫器官与组织	免疫器官、免疫注射	1.4 敬业精神 2.1 专业知识 4.2 人文素养	实验动物	实验课中用到小白鼠等实验动物，以此为契机教导学生尊重、珍爱生命，规范使用实验动物。医者工作对象是患者、是人，医者更要随时铭记尊重生命，深刻体会救死扶伤的内涵，培养学生的敬业精神	课堂测验（1）： 以皮下注射为题，展开课堂测试。专业知识测试题重点考查学生对免疫注射方式的掌握程度，设置开放式测试题考查学生对实验中所蕴含的人文素养的理解	
模块四：免疫细胞	免疫细胞	1.4 敬业精神 2.3 专业素养	案例：2018 诺贝尔生理学或医学奖	分享案例：临床疗法并不能完全治愈肿瘤，有效率仅为20%～30%，治疗过程中常伴随有腹泻、肠炎、皮炎等各种炎症反应。通过对药物临床疗效和毒副作用的介绍启迪学生思考，为什么会出现这种情况？如何应对？从而将该内容与细胞因子内容联系起来，做到温故知新。引导学生了解抗肿瘤免疫治疗任务依然艰巨，许多免疫机制目前并不清楚，期待后来者继续努力	小组讨论（5）： 围绕案例开展小组讨论，组长汇报，根据小组讨论评分表进行评分，重点考查学生对职业道德的认识	

续表

课程模块	课程内容	双创要素	教学素材	教学实施建议	考核评价	备注
模块五：免疫分子	单克隆抗体	2.4 双创素质 5.4 创造精神	案例：单克隆抗体药物国内外现状	案例分析：2016 年全球上市抗体药物近 60 种，销售总额 1000 亿美元，而我国自主生产的抗体药物不足 10 种，大量单抗药物依赖于进口。让学生讨论上述案例说明什么问题？以此激发学生的创新思维意识，提高医学生的创新能力	小组讨论（6）： 围绕案例开展小组讨论，组长汇报，根据小组讨论评分表进行评分，重点考查学生对诚信及敬业精神的认识	
	抗体	1.4 敬业精神 2.1 专业知识	案例：抗体生成侧链学说	案例分析：德国免疫学家保罗·埃尔利希提出的抗体生成侧链学说，虽然获得了 1908 年的诺贝尔生理学或医学奖，但随后被证明是错误的，但其蕴含的思想被后人所吸收，进而衍生出克隆选择学说。让学生讨论这个案例给我们什么启示？教导学生一切从实际出发，以事实说话，不盲目遵从权威，大胆质疑，小心探索，坚持实践是检验真理的唯一标准	小组讨论（8）： 围绕案例开展小组讨论，组长汇报，根据小组讨论评分表进行评分，重点考查学生对双创精神的认识	
	细胞因子	1.4 敬业精神 2.1 专业知识	材料：细胞因子风暴	采用项目驱动、观看视频的方法，使学生了解在细胞免疫应答过程中，T 淋巴细胞会释放大量细胞因子，这些细胞因子可以起到趋化作用在清除异物过程中发挥重要作用；但过量细胞因子则可通过细胞因子风暴引发炎症，引起机体的肿胀、发热以及疼痛。引导学生用辩证的观点来认识细胞因子及免疫学	小组讨论（5）： 围绕案例开展小组讨论，组长汇报，根据小组讨论评分表进行评分，重点考查学生对敬业精神的认识	

续表

课程模块	课程内容	双创要素	教学素材	教学实施建议	考核评价	备注
模块六：免疫应答、免疫耐受、免疫调节	免疫应答	1.4 敬业精神 3.3 协作精神	材料：短视频《我是一个病毒》	采用观看视频的方式，使学生能够更直接更形象地理解免疫系统清除病毒的免疫应答模式，认识到各种免疫细胞既有各自严密的分工又相互协作。从而使学生认识到不论从事什么职业，都要认真完成，只有分工不同而无贵贱之分。教育学生在将来从事和疾病诊断、防治相关的临床或科研工作中，要爱岗敬业，有团队合作的精神	课堂测验（2）： 围绕案例发布测验题，专业知识测试题重点考查学生对免疫应答的掌握程度，开放型测试题重点考查学生对案例中所蕴含的协作精神的理解	
	免疫耐受	1.4 敬业精神 2.1 专业知识	材料：免疫耐受	组内讨论：免疫耐受对机体是有利还是不利的？举例说明免疫耐受的利弊。引导学生用辩证的观点来认识免疫应答，更利于学生学习医学免疫学	小组讨论（8）： 围绕案例开展小组讨论，组长汇报，根据小组讨论评分表进行评分，重点考查学生对敬业精神的认识	
	免疫调节	1.4 敬业精神 2.3 专业素养 3.3 协作精神	材料：正向调节、负向调节	组内讨论：什么是正向调节，什么是负向调节？正向调节和负向调节有什么关系和作用？引导学生用发展、变化的眼光看待问题，建立对立统一的世界观，形成良好的思维方法、科学态度和科学精神	课后作业（2）： 请结合免疫调节，撰写不少于500字的课后作业，谈敬业精神、协作精神，题目自拟，重点考查学生的敬业、协作精神	
模块七：临床免疫	超敏反应	1.4 敬业精神 2.3 专业素养	材料：生理性免疫应答与超敏反应	采用项目驱动、观看视频的方法，提出问题：比较生理性免疫应答与超敏反应的主要区别，对你有什么启发？引导学生在是非面前做出正确判断，探寻实现人生价值的条件和途径	小组讨论（10）： 围绕案例开展小组讨论，组长汇报，根据小组讨论评分表进行评分，重点考查学生对敬业精神的认识	

续表

课程模块	课程内容	双创要素	教学素材	教学实施建议	考核评价	备注
模块八：免疫学防治	人工主动免疫	1.1 家国情怀 1.4 敬业精神	中国流感病毒防治的视频资料	采用项目驱动、视频观看的方法，由学生利用文案调查法搜集国内外流感防控的资料，并在课上进行分享。让学生深深地体会国家在流感防控方面的坚定信心和同舟共济、科学防治、精准施策的战略成果，进一步意识到国内安全感远高于其他很多国家，培养学生的爱国情感及敬业精神	小组讨论（10）： 围绕案例开展小组讨论，组长汇报，根据小组讨论评分表进行评分，重点考查学生对家国情怀、敬业精神的认识	
	疫苗制备	1.1 家国情怀 1.4 敬业精神	2013 年深圳乙肝疫苗事件	采用项目驱动、观看视频的方法，让学生了解关乎人民身体健康的疫苗的安全问题。培养学生的诚信意识，使其牢固树立诚信原则，切实把关乎人民群众身心健康的利益放在首位，形成和谐诚信的人际关系	课后作业（3）： 请结合疫苗制备，撰写不少于 500 字课后作业，谈敬业精神、家国情怀、专业素养，题目自拟，重点考查学生的敬业精神	

五、考核评价

根据“医学免疫学”课程“五育融合”双创教育教学实施路径中考核评价栏目规定的考核方式，将过程性评价与终结性评价相结合，采用多元化考核评价方式，注重学生创新精神、创业意识和创新创业能力评价。

（一）评价形式

评价形式如表9－2所示。

表9－2　评价形式表

	小组讨论	课堂测验	课后作业
数量	10	2	3
占比	67%	13%	20%

（二）评价标准

1. 小组讨论

方式一：小组讨论，组长汇报。组内学生自评占20%，学生互评占30%；全体学生评价组长汇报情况占20%；教师评价组长汇报情况占30%。组长汇报成绩作为小组成员成绩。适用于小组讨论（2）（3）（8）（见表9－3）。

表9－3　小组讨论评分表

项目	主题突出	时间控制	仪表仪容	应变能力	回答问题	备注
权重	0.3	0.1	0.1	0.2	0.3	

方式二：小组讨论，个人撰写讨论报告。组内学生自评占20%，学生互评占30%，教师评价学生撰写报告情况占50%。适用于小组讨论（1）（5）（7）（9）（见表9－4）。

表 9 – 4　　　小组讨论评分表

项目	逻辑分析	沟通能力	人际合作	举止与仪表	组织协调	备注
权重	0.3	0.3	0.1	0.1	0.2	

方式三：小组讨论，小组撰写讨论报告。组内学生自评占 20%，学生互评占 30%，教师评价小组报告撰写情况占 50%。小组报告成绩作为小组成员成绩。适用于小组讨论（4）（6）（10）（见表 9 – 5）。

表 9 – 5　　　小组讨论评分表

项目	主题突出	时间控制	仪表仪容	应变能力	回答问题	备注
权重	0.3	0.1	0.1	0.2	0.3	

2. 课堂测验

本课程过程性评价中，课堂测验共 3 个，每份课堂作业满分 100 分，通过“学习通”记录学生成绩。课堂测验题包括专业知识测试题和开放型测试题，专业知识测试题中客观题由“学习通”自动评判，主观题和开放型试题由教师评价，考查学生的作答是否情感、思想健康、符合题意；是否有深刻、丰富的内涵，是否有创新，开放型试题旨在激发学生自我表达能力和想象力，培养创新型人才。

3. 课后作业

本课程过程性评价中，课后作业共 3 个，根据考核内容分为报告式作业和论文式作业，报告式作业主要考查学生是否能够根据要求查阅资料、内容和材料是否翔实、是否能够将相关专业知识及理论联系，适用于课后作业（1）（2）；论文式作业主要考查学生是否能综合分析问题、条理是否清晰，解决问题的方法是否有创新性，适用于课后作业（3）。课后作业根据学生完成情况由任课教师综合评定，采用五级制方式赋分。

（三）终结性评价

围绕“五育融合”课程创新创业教育目标，组织终结性评价包含期中考试和期末考试两类。试题形式和内容突出基础性、综合性、应用性和创新性，通过设计开放性、探究性试题以及非标准答案的试题，在考查专业知识的基础上，引导学生多角度认识问题，鼓励学生主动思考、发散思维，考查和培养学生的探究意识和独立思考、创新能力。

（四）评价结果计算

根据《“五育融合”大学生创新创业指数综合测评办法》，计算“五育融合”课程创新创业基础指标达成度和学生创新创业基础指标达成度。

（五）评价结果使用

教师针对达成度低的分项指标进行全面分析，从教学目标设计、教学方法使用、教学环境创设、教学活动组织、学生学情等方面撰写教学反思，优化教学设计，持续改进教学方法，提高课程教学质量。

围绕学生个体达成度低的分项指标进行系统分析，从学生的学习态度、学习习惯、学习方式等方面分析存在的原因，对学生进行个性化辅导，引导学生增强创新精神，树立创业意识，提高创新创业能力。

第十章

“医学微生物学”课程“五育融合”创新创业教育教学设计

一、课程基本情况

“医学微生物学”是医学检验技术专业的一门核心课程，本课程主要研究与人类疾病有关的病原微生物的基本生物学特性、致病机制、机体的抗感染免疫、检测方法以及相关感染性疾病的防治措施，是一门理论与实践紧密结合的课程，同时也是医学检验技师等职业岗位培训、鉴定、考试的核心内容。

通过本课程的学习，帮助学生掌握病原微生物的生物学性状、感染与免疫机理、特异性诊断与防治，使学生具备病原微生物的致病、免疫性、诊断和防治的理论知识，为从事临床微生物学检验奠定基础。使学生基本具备独立分析和解决临床医学、科研工作中有关微生物检验问题的能力，将来为国家科技进步和保护人民的生命健康安全做出贡献。

二、课程“五育融合”双创教育教学目标

本课程围绕医学检验技术专业人才培养目标，结合教学内容，落实“五育融合”要求，在创新创业教育方面达到以下教学目标：

（1）结合细菌的生理等教学内容，挖掘家国情怀、法治意识、职业道德、敬业精神元素，培育学生为国为民，依法创新创业的使命担当。

（2）结合细菌的感染和免疫等教学内容，挖掘双创元素，强化专业素养，提升学生的创新精神、创业意识和创新创业能力。

（3）结合噬菌体教学内容，挖掘拼搏精神、协作精神、规则意识等元素，使学生树立规则意识，塑造顽强拼搏、团结协作的意志和精神。

（4）结合主要病原性真菌教学内容，挖掘审美素养、艺术素养、文化创意等元素，激发学生创新灵感和创造活力。

（5）结合病毒的感染与免疫等教学内容，挖掘劳动精神、工匠精神、创造精神等元素，提升学生的创新创业精神和实践能力。

三、课程知识与“五育”中的双创要素

（一）模块一：细菌学

1. 医学微生物学发展简史

我国是一个历史悠久和医学技术发达的国家，在微生物学方面，同样有巨大的成就。古代人类虽未观察到微生物，但早已将微生物学知识用于工农业生产和疾病防治中，公元前两千多年的夏禹时代，就有仪狄酿酒的记载。北魏《齐民要术》一书中详细记载了制醋的方法。长期以来民间常用的盐腌、糖渍、烟熏、风干等保存食物的方法，实际上正是通过抑制微生物的生长而防止食物的腐烂变质。关于传染病的发生与流行，18 世纪清乾隆年间，我国师道南在《天愚集·鼠死行》中生动地描述了当时鼠疫流行的凄惨景况，并正确地指出了鼠疫与鼠的关系。在预防医学方面，我国自古就有将水煮沸后饮用的习惯。明朝李时珍在《本草纲目》中指出，将病人的衣服蒸过后再穿就不会传染上疾病，说明已有消毒的记载。大量古书证明，我国在明代隆庆年间（1567～1572）就已广泛应用人痘来预防天花，并先后传至俄国、朝鲜、日本、土耳其、英国等国家，这是我国对预防医学的一大贡献。这些专业知识中蕴含了中华民族的灿烂文明、敢为人先的创新精神，让同学们产生强烈的民族自豪感，培养学生的家国情怀。

2. 细菌的结构

了解英国科学家弗莱明发现青霉素的过程。提起青霉素，对于现在的人

来说，大概除了青霉素过敏者之外，都用过它。从它用于临床至今的短短 50 多年间，它到底拯救了多少生命，已经无法统计；它到底对人类的健康做出多大贡献，也已经无法估量。我们只能说，它的出现，是我们人类的福音，它是“上帝”恩赐给我们人类的礼物，这个“上帝”就是青霉素的发现者亚历山大·弗莱明。通过讨论“青霉素是如何抗感染”以及“是不是所有的细菌感染都可以使用青霉素治疗?”以此引导学生勇于探索、锐意进取，立足所学专业，培养爱岗敬业、创新创优的奋斗精神。教育学生应在工作中发挥专业技能，永葆工作热情，吸收科技新知，达成研究目标，创造医学佳绩。

3. 细菌的革兰氏染色

由于细菌的细胞极其微小又十分透明，因此用水浸片或悬滴观察法在光学显微镜下进行观察时，只能看到其大体形态和运动情况。若要在光学显微镜下观察其形态和构造，一般都要对他们进行染色。染色法的种类有很多。在上述的各种染色法中，以革兰氏染色法最为重要。这一染色方法由丹麦医生汉斯·克里斯蒂安·革兰于 1884 年所发明，最初是用来鉴别肺炎球菌与克雷白氏肺炎菌之间的关系，后推广为鉴别细菌种类的重要方法之一。通过这一染色，几乎可把所有的细菌都分为革兰氏阴性菌和革兰氏阳性菌。通过分组教学，进行组内和组间的对比实验，探索影响革兰染色的关键因素，可培养学生的科研思维、协作精神、规则意识及审美素养。

4. 细菌的人工培养

细菌培养对疾病的诊断、预防、治疗和科学研究等多方面都具有重要的作用。采用项目驱动、小组合作的方法，通过学习无菌操作微生物实验室生物安全操作规程及视频，认识到“微生物学”中每一项成就的诞生都离不开科学家们细致入微的观察，他们对身边出现的某些现象会由初始的怀疑到实践探索，最后揭开其背后的“神秘面纱”。细节决定成败，在科研方面不容许一丝马虎与纰漏，所谓走错一步，全盘皆输。做无菌操作实验时，学生一定要遵守实验安排。实验前打开紫外灯灭菌、操作前用酒精擦拭台面、用酒精喷手等环节都是实现无菌操作的保障。从而教育学生应严格遵守实验规则，形成严谨的实验态度，力求准确规范，才能保证实验结论的准确性。同时也能培养学生求真务实的科学态度和脚踏实地、认真细致、立场坚定的做事态度。

5. 细菌致病性

在人类历史上，很多瘟疫在早期根本无法被治疗。比如霍乱和天花、2003 年发生在中国的“非典”、近些年非洲的埃博拉病毒，再比如鼠疫。治疗鼠疫的特效药——链霉素是在 1943 年才出现的，可在当时伍连德根本无药可用。在突如其来的烈性传染病面前，如果能迅速找到病原体，无疑对整个疫情的控制非常有利。伍连德第一时间找到了鼠疫杆菌，这是不幸中的万幸。通过大量的实例，让学生了解中国人民的智慧，让学生感受国力增强、科技进步，培养学生的家国情怀、创新精神。

6. 肉毒毒素

肉毒梭菌，为革兰阳性厌氧菌，广泛分布于自然界。肉毒梭菌本身是无害的，但其在缺氧环境中产生的细胞外毒素——肉毒毒素具有剧毒，是目前已知的在天然毒素和合成毒剂中毒性最强的生物毒素，不到 1 微克就可以置人于死地。药与毒向来都有着不解之缘，肉毒毒素就是为数不多的拥有药物身份的剧毒药物中最闪耀的明星。人们最终找到了驯服剧毒的方法——定点局部注射，局部微量注射产生的麻痹效应可用于缓解局部肌肉痉挛，改善不自主运动及姿势异常。通过肉毒毒素用于美容的事故资料，引导在校大学生应不受诱惑，对自己、对家人负责，树立积极乐观、热爱生活、珍视生命的人生观，培养学生良好的审美素养。

7. 预防和控制病原微生物流行和传播的原则

电影《中国医生》上映后，感动了无数观众，获得钟南山院士高度评价：“真正体现了中国医生的良心、责任、决心、行动!”影片获原型人物高度评价。采用项目驱动、小组合作的方法，通过观看《中国医生》视频，使学生了解到为控制新型冠状病毒的传播，大量的防护服、口罩和消毒用品被广泛应用，这正是我们《医学微生物学》中预防感染性疾病发生所需要学习的“控制传染源”和“切断传播途径”，而使用消毒用品又是我们在“抑制或杀灭微生物的理化因素”部分要学习的内容。通过上述的理论联系实际，培养学生掌握从事医药工作应具备的一些专业素养、劳动精神和劳模精神。

8. 噬菌体

噬菌体是一个在中学教科书就出现过的名词。它是病毒中的一个特殊的群体，字面意思是“吃细菌的病毒”，它对细菌的感染可导致细菌的裂解死亡。噬菌体是细菌的天敌，这种利用噬菌体来治疗细菌感染的方法被称为“噬菌体治疗”。通过案例讲述用噬菌体成功救治被钢水严重烫伤、细菌感染生命垂危的劳模邱某某的事例，宣传医护人员和科研人员面对挑战，克服困难、知难而进，大胆利用噬菌体治疗患者，逐步控制了细菌感染，病人最终痊愈出院的真实故事。通过课堂学习理论知识和课后观看以劳模邱某某为蓝本的故事片《春满人间》，引导学生深入理解临床治疗中严谨的科学性，在当今社会，需要具有专业素养、挑战医学极限、突破医学壁垒、勇于探索和创新的精神。

9. 噬菌体治疗绿脓杆菌的感染

1958 年，上海瑞金医院（原广慈医院）成功抢救一名全身烧伤面积 89%、三度烧伤 23% 的烧伤患者邱某某，打破了当时“烧伤面积超过 80% 的患者将难以生存”的定论，改写了国内外的烧伤治疗纪录，是瑞金人对世界烧伤医学的贡献，是上海这座城市的集体记忆，是中国烧伤医学的骄傲，是中国烧伤屹立于世界医学之林的标杆，也是那个年代的一种时代精神——敢于突破，勇于创新。采用案例分析、小组讨论的方法，告诉学生医德如何体现，帮助学生树立高尚的医德。通过学习此病例，在帮助学生了解噬菌体治疗绿脓杆菌的感染的同时，培养学生的家国情怀、专业素养和创新精神。

10. 细菌的糖发酵实验

糖发酵试验是测验微生物具有不同的利用各种碳源的能力，其原理在于不同微生物具有不同的酶系。绝大多数细菌都能利用糖类作为碳源，但是它们在分解糖类物质的能力上有很大差异。有些细菌能分解某种糖产生有机酸（如乳酸、醋酸、丙酸等）和气体（如氢气、甲烷、二氧化碳等），有些细菌只产酸不产气。通过视频讲解我国制曲酿酒历史、酒文化，学习细菌的糖发酵实验、生理生化实验原理和方法，可以培养学生团队协作精神、爱国主义精神，增强民族自信心；也可以引入当前热点“垃圾分类”，线上（“学习通”）发布问题，鼓励学生抢答，增强其对垃圾分类的意义及举措的理解，教育学生应保护环境、防止资源浪费、实现资源的可持续发展；培养学生爱国、爱护环境，增强其文明意识和责任感。

11. 细菌的耐药性

细菌耐药性又称抗药性，系指细菌对于抗菌药物作用的耐受性。耐药性一旦产生，药物的化疗作用就明显下降。根据其发生原因耐药性可分为获得耐药性和天然耐药性。自然界中的病原体，如细菌的某一株也可存在天然耐药性。当长期应用抗生素时，占多数的敏感菌株不断被杀灭，耐药菌株就大量繁殖，代替敏感菌株，而使细菌对该种药物的耐药率不断升高。为了保持抗生素的有效性，应重视其合理使用。结合日常感冒输液等抗生素使用的实际例子，给学生讲明滥用抗生素问题的严峻性，向学生普及国家相关部门对滥用抗生素问题的态度和重视程度，教导学生科学合理运用抗生素。讲到微生物生态及其在环境治理中的作用时，教师既要强调利用微生物治理环境污染的可行性，也要让学生深刻感悟到环境保护的重要性，保护环境就是保护人类自己；培养学生的专业素养和规则意识。

12. 幽门螺杆菌

幽门螺杆菌是一种螺旋形、微厌氧、对生长条件要求十分苛刻的细菌。20 世纪 80 年代，幽门螺杆菌被澳大利亚医师巴里・马歇尔（Barry Marshall）和罗宾・沃伦（Robin Warren）首次从慢性活动性胃炎患者的胃黏膜活检组织中分离成功，是目前所知能够在人胃中生存的唯一微生物种类。通过幽门螺杆菌的发现者澳大利亚医生巴里・马歇尔和我国的“沙眼之父”汤飞凡不惜以身试菌的事迹，充分体现了微生物学的重要地位。通过学习，可提高学生的学习兴趣和创新意识，帮助学生树立勇攀科学高峰的远大志向；同时，也培养了学生科技攻关、敢为人先的创新精神和创造精神。

（二）模块二：病毒学

1. 病毒的防治

新冠肺炎疫情暴发以来，中国政府采取了严格防控措施，有效遏制了疫情蔓延。中国应对疫情取得的成绩引发了世界关注，多家外媒积极报道中国疫情防控经验。结合中国疫情防控的视频资料，采用翻转课堂的形式，让学生以小组为单位提前查阅资料，课中展示病毒的防治有哪些。引导学生根据病毒的传播特性，理解分析对于冠状病毒等有害微生物，日常应采取的预防和控制方法，弘扬诚实、正直、守信、忠诚的职业道德。通过学习，丰富学生的专业素养，培养学生的创新精神。

2. 脊灰病毒

这次新冠肺炎疫情的暴发让我们看到了中国的强大和中国科学家的厉害，观看新闻频道《面对面——“糖丸爷爷”顾方舟》和科教频道的《大家——顾方舟》节目的视频片段，通过对可感可知、可亲可敬的顾方舟的事迹进行深入学习，有助于学生对专业知识的掌握，也有助于学生学习顾方舟胸怀祖国、服务民众的家国情怀，勇攀高峰、敢为人先的创新精神，培养学生追求真理、严谨治学的求实精神；淡泊名利、潜心研究的奉献精神；集智攻关、团结合作的协作精神。

3. 朊病毒

朊病毒的发现在生命科学上具有非常重要的意义。美国科学家普鲁辛纳为此做出了杰出的贡献。普鲁辛纳于 1997 获得了诺贝尔生理学或医学奖，以表彰他在揭示疯牛病和克—雅病等生物学机制方面做出的杰出贡献，这也为治疗药物的开发和医疗策略的制定奠定了基础。普鲁辛纳的成功在于他具有科学研究的专业素养和创新精神，他不迷信权威，敢于对公认科学提出疑问和挑战，同时还能够抵御来自反对者的声音，具有坚持不懈的品质。通过学习，培养学生的专业素养和创新精神。

（三）模块三：真菌学

酵母菌的形态特征。啤酒在人类历史上的影响力毋庸赘言，但从本质上讲，它就是一种源自古代的传统饮料。目前，它的消费量已经仅次于水和茶，位于世界第三位，可见其影响力已非同凡响。通过案例讲述我国知名啤酒的发展简史及对知名啤酒厂进行介绍，培养学生民族自豪感和学习与运用知识的能力，以及分析与解决问题的能力；培养学生的人文素养、双创能力和创业意识。

四、课程“五育融合”双创教育教学实施路径

“医学微生物学”课程“五育融合”双创教育教学实施路径见表 10－1。

表 10－1 “医学微生物学”课程“五育融合”双创教育教学实施路径

课程模块	课程内容	双创要素	教学素材	教学实施建议	考核评价	备注
模块一：细菌学	医学微生物学发展简史	1.1 家国情怀	案例：介绍国内、外著名微生物学家的贡献（巴斯德、汤飞凡、黄祯祥等）； 视频：中国疫情防控的视频资料	通过案例，讲述微生物学发展史的同时，引入曹植《说疫气》中的“家家有僵尸之痛，室室有号泣之哀”。由国外历史上传染病带来的严重危机引导学生思考在谋求个人安康、民族团结和国家繁荣富强等目标时，中国共产党的领导、社会主义制度优势等所具有的作用	课后作业（1）： 请结合案例分析，撰写不少于500字的作业，谈医者仁心的精神和自己的理想追求，题目自拟，重点考查学生对家国情怀的认识	
	细菌的结构	2.3 专业素养 5.1 劳动精神	案例：英国科学家 Fleming 的故事； 问题：青霉素是如何抗感染；是不是所有的细菌感染都可以使用青霉素治疗	通过案例讲述英国科学家弗莱明和青霉素发现的故事；讨论“青霉素是如何抗感染”以及“是不是所有的细菌感染都可以使用青霉素治疗?”，引导学生勇于探索、锐意进取，立足所学专业，培养爱岗敬业、创新创优的奋斗精神，工作中发挥专业技能，吸收科技新知，达成研究目标，创造医学佳绩	小组讨论（1）： 围绕案例材料开展小组讨论，组长汇报，根据小组讨论汇报表 10－3 进行评分，重点考查学生对细菌结构的认识，对过硬的专业技能重要性的认识	
	细菌的革兰氏染色	3.2 协作精神 4.1 审美素养	材料：实验设计	分组教学，进行组内和组间的对比实验，探索影响革兰染色的关键因素，培养学生的科研思维、协作精神、规则意识及审美素养	小组讨论（2）： 围绕案例开展小组讨论，组长汇报，根据小组汇报评分表 10－3 进行评分，重点考查学生对细菌的革兰氏染色原理的认识，对协作精神和规则意识重要性的认识	

续表

课程模块	课程内容	双创要素	教学素材	教学实施建议	考核评价	备注
模块一：细菌学	细菌的人工培养	2.3 专业素养	材料：无菌操作微生物实验室生物安全操作规程	采用观看视频，项目驱动、小组合作的方法，通过学习无菌操作微生物实验室生物安全操作规程及视频，认识到“微生物学”中每一项成就的诞生都离不开科学家们细致入微的观察。严格遵守实验规则，形成严谨的实验态度，力求准确规范，才能保证实验结论的准确性。同时也能培养学生求真务实的科学态度，帮助学生培养脚踏实地、认真细致、立场坚定的做事态度	小组讨论（3）： 围绕无菌操作的材料开展小组讨论，组长汇报，根据小组汇报评分表 10-3 进行评分，重点考查学生对无菌操作在临床检验上应用的认识，对过硬的专业技能重要性的认识	
	细菌致病性	2.4 双创素质	案例：我国古代“隔离避疫”的理论以及近代知名学者伍连德等报效祖国的事迹	通过大量的实例，让学生了解中国人民的智慧，让学生感受国力增强、科技进步，培养学生家国情怀、创新精神	课堂测验（1）： 就细菌致病性等知识点布置课堂测验，就幽门螺杆菌的发现布置开放型题目，考查学生对专业素养和创造精神的理解	
	肉毒毒素	4.1 审美素养	材料：肉毒毒素用于美容	通过肉毒毒素用于美容的事故资料，引导在校大学生应不受诱惑，对自己、对家人负责，树立积极乐观、热爱生活、珍视生命的人生观，培养学生良好的审美素养	课后作业（2）： 请结合肉毒毒素的相关材料，撰写不少于 500 字的报告，谈一下对美的理解，题目自拟，重点考查学生的审美素养	

续表

课程模块	课程内容	双创要素	教学素材	教学实施建议	考核评价	备注
模块一：细菌学	预防和控制病原微生物流行和传播的原则	5.1 劳动精神 5.2 劳模精神	视频：中国医生	采用项目驱动、小组合作的方法，通过观看视频《中国医生》，使学生了解到为控制新型冠状病毒的传播，大量的防护服、口罩和消毒用品被广泛应用，这正是我们《医学微生物学》中预防感染性疾病发生所需要学习的“控制传染源”和“切断传播途径”，而使用消毒用品又是我们在“抑制或杀灭微生物的理化因素”部分要学习的内容。通过上述的理论联系实际，培养学生掌握从事医药工作应具备的一些专业素养、劳动精神和劳模精神	小组讨论（4）： 围绕视频组织学生小组讨论，个人撰写讨论报告，根据小组讨论评分表 10－4 进行评分。结合疫情防控材料，重点考查学生对劳动精神和劳模精神的理解	
	噬菌体	5.4 创造精神	案例：一个噬菌体用于临床治疗的真实故事； 视频：《春满人间》	通过案例讲述用噬菌体成功救治被钢水严重烫伤、细菌感染生命垂危的劳模邱某某的事例，宣传医护人员和科研人员面对挑战，克服困难、知难而进，大胆利用噬菌体治疗患者，逐步控制了细菌感染，病人最终痊愈出院的真实故事。通过课堂学习理论知识和课后观看以劳模邱某某为蓝本的故事片《春满人间》，引导学生深入理解临床治疗中严谨的科学性，使其感受到在当今社会需要具有专业素养，让学生挑战医学极限，突破医学壁垒，培养勇于探索和创新的精神	课堂测验（2）： 就噬菌体相关知识点布置课堂测验，重点考查学生对专业素养和创造精神的理解	
	噬菌体治疗绿脓杆菌的感染	1.1 家国情怀 2.3 专业素养 2.4 双创素质	案例：瑞金医院抢救邱某某获得成功的故事	采用案例分析、小组讨论的方法，告诉学生医德如何体现。通过学习案例，在帮助学生了解噬菌体治疗绿脓杆菌的感染的同时，培养学生的家国情怀、专业素养和创新精神	小组讨论（5）： 采用项目式教学，学生课上对进行汇报，小组撰写讨论报告，根据小组汇报评分表 10－5 进行评分，考查学生对绿脓杆菌的认识及案例中家国情怀、专业素养、双创素质的体现	

续表

课程模块	课程内容	双创要素	教学素材	教学实施建议	考核评价	备注
模块一：细菌学	细菌的糖发酵实验	3.3 协作精神 4.2 人文素养	视频：我国制曲酿酒历史、酒文化	通过视频讲解我国制曲酿酒历史、酒文化，学习细菌的糖发酵实验、生理生化实验原理和方法，可以培养学生团队协作精神、爱国主义精神，增强民族自信心；也可以引入当前热点“垃圾分类”，线上“学习通”发布问题，鼓励学生抢答，讨论对垃圾分类意义及举措的理解，教育学生应保护环境、防止资源浪费、实现资源的可持续发展，培养学生爱国、爱护环境的意识，增强文明意识和责任感	课后作业（3）： 请结合实验，撰写不少于500字的作业，谈一下对我国制曲酿酒历史、酒文化的认识，题目自拟，重点考查学生的人文素养	
	细菌的耐药性	2.1 专业知识	案例：日常感冒输液等抗生素使用的实际例子	结合日常感冒输液等抗生素使用的实际例子，给学生讲明滥用抗生素问题的严重性，向学生普及国家相关部门对抗生素滥用问题的态度和重视程度，教导学生科学合理运用抗生素。讲到微生物生态及其在环境治理中的作用时，教师既要强调微生物治理环境污染的可行性，也要让学生深刻感悟到环境保护的重要性，保护环境就是保护人类自己；培养学生的专业素养和对专业知识的掌握	小组讨论（6）： 采用项目式教学，学生课上对案例分析结果进行汇报，小组撰写讨论报告，根据小组汇报评分表10－5进行评分，考查学生对细菌耐药性的理解及专业素养和专业知识的体现	
	幽门螺杆菌	3.2 拼搏精神 5.4 创造精神	案例：2005年诺贝尔生理学或医学奖获得者巴里·马歇尔和罗宾·沃伦的故事	通过幽门螺杆菌的发现者澳大利亚医生巴里·马歇尔和我国的“沙眼之父”汤飞凡不惜以身试菌的事迹，充分体现了微生物学的重要地位，可提高学生的学习兴趣和创新意识，帮助学生树立勇攀科学高峰的远大志向；同时，也会培养学生科技攻关、敢为人先的拼搏精神和创造精神	课堂测验（3）： 就幽门螺杆菌的结构等知识点布置课堂测验，重点考查学生对幽门螺杆菌检测等专业知识的掌握程度，就幽门螺杆菌的发现布置开放型题目，考查学生对拼搏精神和创造精神的理解	

续表

课程模块	课程内容	双创要素	教学素材	教学实施建议	考核评价	备注
模块二：病毒学	病毒的防治	1.1 家国情怀 1.4 敬业精神 2.2 专业技能	视频：中国疫情防控的视频资料	结合：中国疫情防控的视频资料，采用小组讨论的方法，课中展示病毒的防治措施。引导学生根据病毒的传播特性，理解分析对于冠状病毒等有害微生物，日常应采取的预防和控制方法。从而弘扬诚实、正直、守信、忠诚的职业道德；丰富学生的专业技能，培养学生的敬业精神	小组讨论（7）： 采用项目式教学，学生课上对病毒的防治措施进行汇报，小组撰写讨论报告，根据小组汇报评分表 10 – 5 进行评分，考查学生对 ECMO 的认识及家国情怀的体现	
	脊灰病毒	1.1 家国情怀 2.3 专业素养 2.4 双创素质 3.2 拼搏精神	1. 案例：“糖丸爷爷”顾方舟为消灭脊髓灰质炎无私奉献的感人故事。 2. 视频：新闻频道《面对面——“糖丸爷爷”顾方舟》和科教频道的《大家——顾方舟》节目	观看新闻频道《面对面——“糖丸爷爷”顾方舟》和科教频道的《大家——顾方舟》节目的视频片段，通过对可感可知、可亲可敬的顾方舟的事迹进行深入学习，有助于专业知识的掌握，也有助于学习顾方舟胸怀祖国、服务民众的家国情怀，勇攀高峰、敢为人先的创新精神，追求真理、严谨治学的求实精神，淡泊名利、潜心研究的奉献精神，集智攻关、团结合作的协作精神	课堂测验（4）： 就脊灰病毒结构等知识点布置课堂测验，重点考查学生对专业知识的掌握程度，就疫苗的分类布置开放型题目，考查学生对双创素质的理解	
	朊病毒	3.1 坚强意志 3.2 拼搏精神	案例：斯坦利·普鲁辛纳与朊病毒	通过案例学习朊病毒的微生物学知识，朊病毒的发现与美国科学家普鲁辛纳的艰辛付出是分不开的。这些发现使得普鲁辛纳于 1997 获得了诺贝尔生理学或医学奖，以表彰他在揭示疯牛病和克—雅病等生物学机制方面做出的杰出贡献，这也为治疗药物的开发和医疗策略的制定奠定了基础。普鲁辛纳的成功在于他具有科学研究的专业素养和创新精神，他不迷信权威，敢于对公认科学提出疑问和挑战，同时还能够抵御来自反对者的声音，具有坚持不懈的品质。培养学生的坚强意志和拼搏精神	小组讨论（8）： 围绕案例开展小组讨论，组长汇报，根据小组汇报评分表 10 – 3 进行评分，重点考查学生对坚强意志和拼搏精神的重要性的认识	

续表

课程模块	课程内容	双创要素	教学素材	教学实施建议	考核评价	备注
模块三：真菌学	酵母菌的形态特征	2.4 双创素质 5.3 工匠精神	案例：我国知名啤酒的发展简史及知名啤酒厂	通过案例讲述我国知名啤酒的发展简史及介绍知名啤酒厂，培养学生民族自豪感，学习与运用知识的能力，以及分析与解决问题的能力，培养学生的双创素质和工匠精神	课后作业（4）： 请结合案例，撰写不少于500字的作业，题目自拟，重点考查学生的创造精神	

五、考核评价

根据“医学微生物学”课程“五育融合”双创教育教学实施路径中考核评价栏目规定的考核方式，将过程性评价与终结性评价相结合，采用多元化考核评价方式，注重学生创新精神、创业意识和创新创业能力评价。

（一）评价形式

评价形式如表 10 – 2 所示。

表 10 – 2　　评价形式表

	小组讨论	课堂测验	课后作业
数量	8	4	4
占比	50%	25%	25%

（二）评价标准

1. 小组讨论

方式一：小组讨论，组长汇报。组内学生自评占 20%，学生互评占 30%；全体学生评价组长汇报情况占 20%；教师评价组长汇报情况占 30%。组长汇报成绩作为小组成员成绩。适用于小组讨论（1）（2）（3）（8）（见表 10 – 3）。

表 10 – 3　　小组汇报评分表

项目	主题突出	时间控制	仪表仪容	应变能力	回答问题	备注
权重	0.3	0.1	0.1	0.2	0.3	

方式二：小组讨论，个人撰写讨论报告。组内学生自评占 30%，学生

互评占40%，教师评价学生撰写报告情况占30%。适用于小组讨论（4）（见表10－4）。

表10－4　小组讨论评分表

项目	逻辑分析	沟通能力	人际合作	举止与仪表	组织协调	备注
权重	0.3	0.3	0.1	0.1	0.2	

方式三：小组讨论，小组撰写讨论报告。组内学生自评占30%，学生互评占40%，教师评价小组报告撰写情况占30%。小组报告成绩作为小组成员成绩。适用于小组讨论（5）（6）（7）（见表10－5）。

表10－5　小组汇报评分表

项目	主题突出	时间控制	仪表仪容	应变能力	回答问题	备注
权重	0.3	0.1	0.1	0.2	0.3	

2. 课堂测验

本课程过程性评价中，课堂测验共4个，每份课堂作业满分100分，通过“学习通”记录学生成绩。课堂测验题包括专业知识测试题和开放型测试题，专业知识测试题中客观题由“学习通”自动评判，主观题和开放型试题由教师评价，考查学生的作答是否情感、思想健康，符合题意；是否有深刻、丰富的内涵，是否有创新，开放型试题旨在激发学生自我表达能力和想象力，培养创新型人才。

3. 课后作业

本课程过程性评价中，课后作业共4个，根据考核内容分为报告式作业和论文式作业，报告式作业主要考查学生是否能够根据要求查阅资料、内容和材料是否翔实、是否能够将相关专业知识及理论联系，适用于课后作业（1）（2）（3）；论文式作业主要考查学生是否能综合分析问题、条理是否清晰，解决问题的方法是否有创新性，适用于课后作业（4）。课后作业根据学生完成情况由任课教师综合评定，采用五级制方式赋分。

4. 终结性评价标准

围绕“五育融合”课程创新创业教育目标，组织终结性评价包含期中考试和期末考试两类，采取百分制计分，期中考试占 15%，期末考试占 25%，试题形式和内容突出基础性、综合性、应用性和创新性，通过设计开放性、探究性试题以及非标准答案的试题，在考查专业知识的基础上，引导学生多角度认识问题，鼓励学生主动思考、发散思维，考查和培养学生的探究意识和独立思考、创新能力。

（三）评价结果计算

根据《“五育融合”大学生创新创业指数综合测评办法》，计算“五育融合”课程创新创业基础指标达成度和学生创新创业基础指标达成度。

（四）评价结果使用

教师针对达成度低的分项指标进行全面分析，从教学目标设计、教学方法使用、教学环境创设、教学活动组织、学生学情等方面撰写教学反思，优化教学设计，持续改进教学方法，提高课程教学质量。

围绕学生个体达成度低的分项指标进行系统分析，从学生的学习态度、学习习惯、学习方式等方面分析存在的原因，对学生进行个性化辅导，引导学生增强创新精神，树立创业意识，提高创新创业能力。

第十一章

“生物化学与分子生物学”课程“五育融合”创新创业教育教学设计

一、课程基本情况

“生物化学与分子生物学”是医学检验技术专业的一门基础课程。生物化学部分是研究生物体内生物分子和化学反应的科学，其任务是从分子水平探讨生命现象的本质。分子生物学部分是研究核酸、蛋白质等所有生物大分子的结构、功能及基因结构、表达与调控的科学。本课程共 80 学时，5 学分，其中理论 62 学时，实验 18 学时。

通过本课程的学习，帮助学生全面、系统地掌握生物化学与分子生物学的基本理论知识和基本操作技术，了解和认识本学科的发展方向，能够运用生物化学与分子生物学知识分析解决相关医学问题，为今后进一步的医学检验专业课程的学习和从事与本专业相关工作奠定基础。

二、课程“五育融合”双创教育教学目标

本课程围绕医学检验技术专业人才培养目标，结合教学内容，落实“五育融合”要求，在创新创业教育方面达到以下教学目标：

（1）结合绪论的教学内容，挖掘家国情怀、家国情怀、社会责任、敬业精神、专业素养等元素，培养学生具有为国为民的思想，并让学生具有依法创新创业的使命担当。其中用敬业精神元素，培育学生为国为民，依法创新创业的使命担当。

（2）结合蛋白质、核酸、酶等生物大分子的结构与功能等教学内容，挖掘双创元素，强化专业精神，提升专业技能、专业素养和创新创业能力。

（3）结合糖、脂类、氨基酸、核苷酸等物质代谢及生物氧化等内容，挖掘拼搏精神、协作精神、竞争意识及专业技能等元素，使学生塑造顽强拼搏、团结协作、敢为人先的意志和精神。

（4）结合重组 DNA 技术在医学中的应用等教学内容，挖掘审美素养、人文素养、艺术素养、文化创意元素，激发学生创新灵感和创造活力。

（5）结合分子生物学新技术等教学内容，挖掘劳动精神、劳模精神、工匠精神、创造精神元素，提升学生的创新创业精神和实践能力。

三、课程知识与“五育”中的双创元素

（一）模块一：绪论

早在西方生物化学诞生之前，我们的祖先就已经在生产、饮食及医疗等方面积累了丰富的经验，并且很多成为现代生物化学发展的基础。

我国生物化学与分子生物学的发展。公元前 21 世纪，发现、创造了一系列利用生物化学知识改造、服务生产生活的方法和技术，比如利用曲（酶），以粮食为原料制作酒、醋、酱油等；中医是我们的国粹，许多疾病的诊断和治疗都远比西医要早得多，比如猪肝治疗雀目（夜盲症）、海藻治疗瘿病（甲状腺肿）等。

尽管近代中国饱受战火摧残，自然科学研究一度落后甚至停滞不前，但是中国生物化学科学家不畏艰难困苦，自立自强，在有限的科研条件下为生物化学发展做出巨大的贡献；生物化学科学家吴宪、吴瑞父子虽在美国，却有一颗“红彤彤的中国心”，为中国生物化学的发展和人才培养做出重要贡献。

通过绪论课中关于“生物化学在中国的发展”的学习与讨论，激发学生的共情，培养学生的民族精神和家国情怀。

（二）模块二：生物大分子的结构与功能

1. 蛋白质的变性

蛋白质的变性是蛋白质的重要内容之一。吴宪先生在蛋白质变性中做出

了重要贡献，教学中通过生化名人故事分享、学生讨论等渗透，让学生认识医学基础知识的重要性。领会习总书记提出的“不忘初心、牢记使命”中的使命——实现中华民族伟大复兴的中国梦。激励、增强学生为实现中华民族伟大复兴的历史责任感和使命感，培养学生的家国情怀。

2. 蛋白质的分子组成

蛋白质的分子组成是生物大分子中的重要部分。教学中通过引入“某奶粉”中添加非食品添加剂——三聚氰胺增加含氮量的示例，使学生认识蛋白质的组成，对学生进行法治宣传教育，使学生认识遵守法律和社会规则对于社会稳定发展的重要性。培养学生法治意识，使学生自觉遵纪守法，严格约束自己，提升专业素养，遵守诚信品质。让学生认识生命和热爱生命，形成正确的人生观、世界观和价值观。

3. 蛋白质的高分子性质

蛋白质是构成人体的重要组成部分，是高分子化合物，高分子性质是蛋白质的重要性质之一。通过该性质在临床上的应用与血液透析的材料及分析，培养学生的职业素质，教育学生在工作岗位上要有高度的责任心，用真诚与热忱在医生与患者之间建立起一座良好的理解和信任之桥。提高学生的专业素养和敬业精神。

4. DNA 的二级结构

DNA 的双螺旋结构是核酸内容学习中的重要部分，双螺旋结构的研究是科学家们拼搏努力的结果。通过意大利热那亚大学纳米材料系负责人恩佐 - 迪 - 法布里奇奥和他的研究团队成功拍摄到只能通过 X 射线结晶衍射技术间接观察到的双螺旋结构照片等材料，使学生感受团队协作的重要性，使学生养成求实创新、勇于实践的科学精神和科学态度，提升学生的专业素养。同时让学生充分认识到拼搏和创新的重要性，潜移默化地培养学生的敬业精神。

5. 维生素

维生素参与了酶的分子组成，与医学的关系密切。让学生在学习中采用案例、小组讨论等方法，通过“海上凶神” - 坏血病的材料阐明维生素与酶和健康的重要性。通过维生素与疾病的关系、与医学的关系，使学生形成良好的思维方法、科学态度和科学精神。培养学生的敬业精神，提高专业素养。

6. 酶与医学的关系

酶与医学的关系密切，本部分内容通过酶分子组成、结构介绍，让学生体会酶在生物体、在人体中的重要作用，并在此基础上将“酶与医学”融入其中，通过“白化病”材料展示，小组讨论白化病的发生机制，引导学生形成良好的思维方法、严谨求实的科学态度和科学精神，提高学生的专业素养。

（三）模块三：物质代谢及调控

1. 生物氧化

生物氧化是物质代谢的开始，渗透在糖、脂类及氨基酸代谢中，是生物化学与分子生物学中的物质代谢联系的桥梁。结合呼吸链的发现史案例，小组讨论，让学生了解任何一项科学理论的研究都是艰辛的、不易的，无数科学家们为此付出了辛勤的汗水。借以培养学生的科学探索和协作精神，提升学生的专业精神，激发学生的创新创业能力。

2. 呼吸链抑制剂

呼吸链是生物氧化的重点内容，氰化物是呼吸链抑制剂。通过氰化物中毒的材料展示、小组讨论等方法让学生学习专业知识技能的过程中，形成科学的思维方法，借助材料分析提高学生的专业知识和技能，提高学生的专业素养。

3. 糖代谢概况

糖代谢是物质代谢中心。通过图示——糖代谢概况学习，使学生初步建立物质代谢的整体观和互相联系、转化的观点；逐步培养学生科学的分析问题、解决问题的科学思维能力，提高学生的专业素养和专业技能。

4. 糖的无氧氧化

糖的无氧氧化是葡萄糖在无氧条件下进行的氧化分解，当剧烈运动、呼吸循环障碍时机体以无氧氧化供给能量。结合“刘翔 110 米跨栏夺冠”瞬间，分析讨论展开教学。使学生理解无氧氧化概念及意义的同时，培养学生的家国情怀，同时培养学生的拼搏精神和竞争意识。利用 2，3 – BPG 支路的意义解释高原练兵和高原训练运动员的机制，同时体会、学习战士和运动员不畏艰难、迎难而上的品质和精神，从中感悟青年一代献身中国特色社会主义建设的历史使命，进而培养学生的敬业和拼搏精神。

5. 糖的有氧氧化

氧供充足时，葡萄糖氧化分解生成二氧化碳和水，释放出能量的过程叫糖的有氧氧化。有氧氧化要经过三羧酸循环的反应阶段。三羧酸循环是科学家克雷布斯发现提出，通过三羧酸循环过程及发现的材料展示，使学生体会克雷布斯的坚持从事医学、基础生物化学科研及科学家坚持不懈、执着探索、创新改革的精神，培养学生的专业技能，提高学生严谨求实的科学精神和专业精神。

6. 血糖

血糖是糖代谢内容重要组成部分，与健康及医学关系紧密。教学中课前发布一则“糖尿病”临床材料，引导学生阅读讨论，使学生领会健康生活的重要性，同时建立物质代谢的整体观和互相联系与转化的观点；逐步培养学生科学地分析问题、解决问题的科学思维能力，培养学生的专业技能，提高学生的专业精神和诚信品质。

7. 脂类概述

脂类概述是脂代谢的重要组成部分，而肥胖也因为脂肪堆积所引起。教学中借助“肥胖的苦恼及减肥”的视频材料，引导学生学习、讨论，进而了解脂类物质；使学生领会健康生活的重要性，建立物质代谢的整体观和互相联系和转化的观点；提高学生的专业素养和审美素养。材料的分析有助于培养学生的创新精神和拼搏精神。

8. 甘油三酯的分解代谢

甘油三酯的分解代谢是脂代谢内容的重点，脂肪动员产生脂肪酸需要借助于载体肉碱的作用才能进入线粒体充分氧化。“左旋肉碱”是脂酰辅酶 A 的载体，学习甘油三酯的分解代谢正确认识其作用，培养学生科学分析问题的能力，提升其专业精神和专业技能；同时让学生意识到健康生活的重要性，提高学生的科学审美素养，建立物质代谢的整体观。

9. 血脂

血脂是血液中的脂类物质的总称，与健康密切相关，是生物化学教学内容中的重要部分。教学中先展示一份“动脉粥样硬化”患者的临床检测材料，分析动脉粥样硬化病症及形成原因，引导学生认识血脂及血浆脂蛋白的代谢。培养学生分析和解决问题的科学思维能力，提高学生的科学素养、审美素养，提高专业技能。

10. 蛋白质的营养作用

蛋白质是重要的营养物质。教学中先通过图片展示蛋白质营养食品。引领学生分析各类食品的营养价值，认识营养健康和物质代谢的联系。引导学生利用所学知识指导身边的人科学认知，理性消费。提高学生的专业素养和专业技能，提升学生的审美素养。

11. 氨基酸一般代谢

氨基酸脱氨基生成氨和酮酸，氨是对身体有害的物质。教学中通过阅读材料－“氨中毒”引入学习。引导学生学习“酸性灌肠”、肝昏迷等与临床密切相关的氨基酸代谢问题，激发学生勤于思考、学以致用，培养学生爱岗敬业的专业精神，提高专业技能。

12. 嘌呤核苷酸的分解代谢

嘌呤核苷酸的分解代谢终产物是尿酸，尿酸生成过多易引起痛风等问题。通过历史名人－忽必烈患有“痛风症”阅读材料，引导学生认识“尿酸”及痛风，并对所学内容进行梳理总结，培养学生的临床思维，提升专业精神和敬业精神。

13. 核苷酸的合成代谢

核苷酸是核酸的基本单位，核苷酸合成代谢是核酸的重要内容。教学中通过“治疗肿瘤的药物－氨甲蝶呤的临床应用”的材料引入，引导学生利用生物化学的知识解释临床问题，建立科学分析问题和解决问题的思维，培养学生自主学习的能力，提升学生的科学素养、提高学生的专业技能和培养学生爱护患者、尊重患者的职业意识。

（四）模块四：分子生物学技术

1. 基因编辑技术

基因编辑技术一直是科学的研究热点和前沿。“贺建奎等利用基因编辑技术创造了首例基因编辑婴儿”的材料，引导学生认识基因编辑技术，通过小组讨论等引导学生认识在科学研究中固守科研道德底线，注重学生个人品德培养。

2. 真核基因

基因是DNA中特定的核苷酸序列，是编码RNA和多肽链的DNA片段。借助于“1953年，沃森与克里克发现DNA双螺旋结构，之后获得诺贝尔生理医学奖”的材料阅读及内容的学习，培养学生精益求精的科学品德，培养学生的审美素养，引导学生认识科学态度、科学精神的重要性。

3. DNA半不连续复制

DNA半不连续复制是DNA复制的重要特征，因日本科学家冈崎的发现而命名为“冈崎片段”。教学中由“冈崎片段的发现”的资料展开学习。让学生认识在科学研究过程，应保持科学态度，学会用发展的眼光看问题，不断开拓探索，追求创新。

4. DNA测序技术

DNA测序是实现分子层次预测、预防、诊断和治疗疾病的个体化医学的重要支撑技术。“中国在人类基因组计划中贡献”的相关材料阅读，引导学生讨论学习相关知识。在行动中培养爱国情怀，评估自身的理想信念、社会责任以及职业规划意识。

5. 蛋白质合成

蛋白质的生物合成也称为翻译，在生物体内以mRNA为模板，由tRNA转运氨基酸至核糖体rRNA上合成蛋白质的过程，是生物体内极其复杂的过程。在1965年，我国科学家历经曲折，首次人工合成具有生物活性的结晶牛胰岛素。教学中借助上述材料激发学生的爱国热情和科学精神，提高学生专业素养的同时培养学生的家国情怀。

6. 癌基因是肿瘤治疗重要分子靶点

关于癌基因是分子生物学研究热点和前沿科学。教学中通过“74岁陈桂芳医生”的故事讲述，在学生学习知识的同时，引导学生认识积极乐观、热爱生命的生活态度以及精益求精、无私奉献的高尚品德，对学生进行思想品德的教育。

四、课程“五育融合”双创教育教学实施路径

“生物化学与分子生物学”课程“五育融合”双创教育教学实施路径见表11-1。

表 11－1　“生物化学与分子生物学”课程“五育融合”双创教育教学实施路径

课程模块	课程内容	双创要素	教学素材	教学实施建议	考核评价	备注
模块一：绪论	我国生物化学与分子生物学的发展	1.1 家国情怀 1.2 社会责任 1.4 敬业精神 2.2 专业技能 3.3 协作精神	材料：我国古代生物化学的发展； 材料：生化名人故事——吴瑞	通过材料，以时间轴为主线讲述中国在生物化学与分子生物学领域取得的成就，展现中华民族自古是一个创新的民族，增强学生的文化自信和民族自豪感，使学生树立高远的理想追求和深沉的家国情怀，为经济社会发展做贡献。培养学生的敬业精神和协作精神，提高学生专业素养 学生分组学习、体会、讨论、总结、提取学习医学知识的精神力量。学习典型人物故事，引导学生了解他们在不同时代的奉献精神和时代追求，从中感悟青年一代献身中国特色社会主义建设的历史使命，提高学生对创新创业的认识	课后作业（1）： 请结合我国生物化学与分子生物学的发展进程，撰写不少于 500 字的小论文，谈中华民族的创新精神和自己的理想追求，题目自拟，重点提升学生的家国情怀和民族自豪感	
模块二：生物大分子的结构与功能	蛋白质的元素组成	1.2 社会责任 1.3 诚信品质 2.1 专业知识	材料：2008 年中国奶制品污染事件	案例教学及小组讨论法，通过 2008 年“三鹿奶粉”事件对学生进行法治宣传教育，引导学生理解遵守法律和社会规则对于社会稳定发展的重要性。培养学生法治意识，教育学生应自觉遵纪守法，严格约束自己，遵守诚信品质	小组讨论（1）： 围绕案例组织学生小组讨论，个人撰写讨论报告，根据小组讨论评分表 11－4 进行评分。结合蛋白质的元素组成，重点考查学生对社会责任和诚信品质的认识	
	蛋白质的高分子性质	1.3 诚信品质 1.4 敬业精神 2.1 专业知识	材料：临床血液透析的原理解释	采用案例教学法，培养学生的诚信品质和职业素质，教育学生在工作岗位上要有高度的责任心，对患者要有同情心，缓解患者的精神压力，唤醒其战胜疾病的信心，用真诚与热忱在医生与患者之间建立起一座良好的理解和信任之桥。提高学生的专业素养，让学生意识到敬业精神的重要性	课堂测验（1）： 以蛋白质的高分子性质特点为题，开展课堂测试。专业知识测试题重点考查学生对蛋白质高分子特性的掌握程度。设置开放式测试题，考查学生对案例所蕴含的专业素养的理解	

续表

课程模块	课程内容	双创要素	教学素材	教学实施建议	考核评价	备注
模块二：生物大分子的结构与功能	蛋白质的变性	1.1 家国情怀 1.4 敬业精神 2.2 专业技能	案例：生物化学名人故事——吴宪教授	线上通过生化名人故事阅读，使学生“不忘初心、牢记使命”，激励、增强学生为实现中华民族伟大复兴的历史责任感和使命感，培养学生的家国情怀，提高其专业精神； 使学生感受中国力量，激发学生的研究兴趣，提高学生坚持不懈、精益求精的科学素养和专业技能	课堂测验（2）： 就蛋白质的变性等知识点布置课堂测验，重点考查学生对蛋白质变性特征的掌握程度，布置开放型题目考查学生对案例中所蕴含的敬业精神和家国情怀的理解	
	DNA 的二级结构	2.2 专业技能 3.2 拼搏精神 3.3 协作精神	素材：意大利热那亚大学纳米材料系负责人恩佐－迪－法布里奇奥和他的研究团队成功拍摄到了之前只能通过 X 射线结晶衍射技术间接观察到的双螺旋结构照片	采用拓展阅读、小组讨论等方法，培养医学生严谨认真的诚信品质和职业素质；培养学生求实、创新及勇于实践和创新的科学精神和科学态度。让学生充分认识到拼搏和创新的重要性，提升学生的专业素养	课后作业（2）： 针对素材中的 DNA 的二级结构研究，采用课后小组作业形式，在网络教学平台提交作业汇报，培养学生的专业素养，提高学生专业技能及双创素质	
	酶与医学的关系	1.3 诚信品质 1.4 敬业精神 2.3 专业素养	案例：白化病患者案例	通过案例展示，采用查阅文献、小组讨论等方法，在学习专业知识技能的过程中，使学生形成良好的思维方法、科学态度和科学精神，提高其专业技能。通过案例学习，培养学生的诚信品质和敬业精神	课堂测试（3）： 围绕案例发布问题开展小组讨论，结合测验题考查学生对酶与医学的关系的理解程度；设置开放型测试题，重点考查学生对酶与医学案例中所蕴含的专业精神的理解	

续表

课程模块	课程内容	双创要素	教学素材	教学实施建议	考核评价	备注
模块二：生物大分子的结构与功能	维生素	1.4 敬业精神 2.2 专业技能	案例：“海上凶神” – 坏血病。患者先是感到浑身无力、走不动路，接着可能会全身出血甚至慢慢死去。研究发现因人体内长期缺少 VC 导致	通过案例展示、小组讨论等方法，在学习专业知识技能的过程中，培养学生良好的思维方法和科学态度，培养医学生的敬业精神，提高学生的专业素养和专业技能	小组讨论（2）： 采用项目式教学方式，学生以小组为单位，组长汇报学习成果，根据小组汇报评分表 11 –3 进行评分，重点考查学生对维生素的种类的认知	
模块三：物质代谢及调控	生物氧化	1.4 敬业精神 2.4 双创素质 3.3 协作精神	材料：呼吸链的发现史	采用启发式教学方式，结合呼吸链的发现史案例，小组讨论，让学生了解任何一项科学理论的发现都是艰辛的、不易的，无数科学家们为此付出了辛勤的汗水。培养学生的科学探索和协作精神，提升学生的专业素养，激发学生的创新创业能力	小组讨论（3）： 学生以小组为单位，组长汇报学习成果，根据小组汇报评分表 11 –5 进行评分，重点考查学生对生物氧化原理的认知，提升学生的双创素质，培养学生的协作精神	
	呼吸链的抑制剂	2.1 专业知识 2.2 专业技能	材料：氰化物中毒，因食用新鲜的银杏而引起中毒的案例	运用案例教学法，通过氰化物中毒的案例展示，在采用小组讨论等方法学习专业知识技能的过程中，使学生形成科学的思维方法，培养学生的科学态度和科学精神，提高学生的专业技能	小组讨论（4）： 以呼吸链的抑制剂为题，小组展开讨论，根据小组汇报评分表 11 –5 进行评分，重点考查学生综合应用所学知识解决复杂问题的专业素质，提高学生的双创素质	

续表

课程模块	课程内容	双创要素	教学素材	教学实施建议	考核评价	备注
模块三：物质代谢及调控	糖代谢概况	2.2 专业技能 3.2 协作精神	糖代谢概况思维导图	采用启发式教学法，通过糖代谢概况学习，使学生初步建立物质代谢的整体观和互相联系、互相转化的观点；逐步培养学生科学地分析问题、解决问题的科学思维能力，提高学生的专业精神。在解决问题的过程中培养学生的协作意识和精神，使其能善于发现问题，并用科学的、连续的思想解决问题，培养其专业技能	课堂测验（4）： 在“学习通”布置随堂测验，提升学生对糖代谢概况的理解，使学生体会代谢联系的重要性，重点提高学生的创造意识，提升学生的双创素质	
	糖酵解（糖的无氧氧化）	1.1 家国情怀 3.2 拼搏精神 3.4 竞争意识 5.2 劳模精神	材料：刘翔 110 米跨栏夺冠事迹；高原练兵、运动员高原训练的相关材料图片	采用启发式教学法，借助“飞人”刘翔 110 米跨栏夺冠瞬间的案例，引导学生讨论，再以问题引入糖无氧氧化。课上讲解机体剧烈运动的供能方式，让学生理解掌握剧烈运动为无氧运动的同时，对学生进行爱国主义教育，培养学生的家国情怀，同时培养学生的拼搏精神和竞争意识	课堂测验（5）： 课前，在“学习通”上传课前测验；课中以讨论等方式让学生加深对家国情怀的认识，在课堂测试中要重点考查学生对糖酵解理解和掌握程度，提高学生的竞争和拼搏意识	
	糖的有氧氧化	1.4 敬业精神 2.1 专业知识 2.4 双创素质	材料：克雷布斯发现三羧酸循环的事迹	采用翻转课堂教学法，课前学生阅读 Krebs 发现三羧酸循环的事迹，阅读克雷布斯的坚持从事医学、基础生物化学科研的故事，学习讨论，体会、学习科学家的坚持不懈、执着探索、创新改革的精神，培养学生创新和敬业精神，提高学生严谨求实的科学精神和专业素养	课堂测验（6）： 课前，围绕案例布置糖有氧氧化的前置问题；课中课堂测试重点加强学生对三羧酸循环的掌握程度，通过对案例中的科学家事迹的学习，提升学生的双创素质，提高学生的专业素养	

续表

课程模块	课程内容	双创要素	教学素材	教学实施建议	考核评价	备注
模块三：物质代谢及调控	血糖	1.3 诚信品质 2.2 专业技能 2.3 专业素养	材料：患者，61岁，10年前无明显诱因出现多尿、多饮、多食、体重下降而就诊，经检查确诊为糖尿病（Ⅱ型）	采用案例式教学法，课前发布“糖尿病”案例，学生阅读讨论等，课中教师根据课前学习引导学生领会健康生活的重要性，同时建立物质代谢的整体观和互相联系、互相转化的观点；逐步培养学生科学地分析问题、解决问题的科学思维能力，培养学生的专业技能，培养学生的诚信品质	课后作业（3）： 结合案例及课堂学习布置课后作业，根据学生完成情况由任课教师综合评定，重点考查学生案例中的血糖测定的理解，提高专业素养和专业技能	
	脂类代谢概述	2.2 专业技能 2.3 专业素养 3.2 拼搏精神	材料：肥胖的苦恼及减肥	课前发布视频材料，引导学生课前学习、课中小组讨论等，了解脂类物质；使学生领会健康生活的重要性，建立物质代谢的整体观和互相联系和转化的观点；逐步培养学生分析问题、解决问题的科学思维能力，提高学生的专业素养。通过案例及分析，培养学生的专业技能和拼搏精神	小组讨论（5）： 采用翻转课堂的形式，学生以小组为单位汇报学习成果，小组撰写讨论报告，根据小组汇报评分表11－3进行评分，重点考查学生对脂代谢的掌握，提高学生的双创素质	
	甘油三酯的分解代谢	2.1 专业知识 2.2 专业技能 4.1 审美素养	材料：认识“左旋肉碱”	采用案例教学法，引导学生课前学习、课中小组讨论等，正确认识左旋肉碱的作用；同时使学生领会健康生活的重要性，建立物质代谢的整体观和互相联系和转化的观点；培养学生分析问题、解决问题的科学思维能力，提升专业精神和专业技能；同时让学生意识到健康美的重要性，提高学生的科学审美素养	课堂测验（7）： 在“学习通”布置课堂测验，专业知识测试题重点考查学生对甘油三酯的分解代谢的掌握程度，开放型测试题重点培养学生的创新意识，提高学生的审美素养，提升学生的双创素质	

续表

课程模块	课程内容	双创要素	教学素材	教学实施建议	考核评价	备注
模块三：物质代谢及调控	血脂	2.2 专业技能 2.3 专业素养 4.2 人文素养	临床材料：展示一位动脉粥样硬化患者的临床案例	采用小组讨论等方法，引导学生根据所学知识分析动脉粥样硬化的原因，逐步培养学生科学地分析问题、解决问题的科学思维能力，提高学生的科学素养。引导学生体会健康生活的重要性，培养学生的敬业精神和专业技能	小组讨论（6）： 采用项目式教学，学生以小组为单位汇报学习成果，小组撰写讨论报告，根据小组汇报评分表 11－5 进行评价，重点考查学生对血脂知识的掌握情况，提高学生的双创素质	
	蛋白质的营养价值	1.4 敬业精神 2.3 专业素养 4.1 审美素养	材料：各种蛋白质类的营养品展示	运用问题及小组讨论等方法，分析展示的各类食品的营养价值，引导学生认识营养健康和所学知识的联系，利用所学习的知识指导身边的人科学认知，理性消费，不要盲目地购买保健食品，提升学生的专业精神和敬业精神。同时也通过蛋白质食物的展示提升学生的审美素养	小组讨论（7）： 采用翻转课堂的形式，学生以小组为单位汇报学习成果，小组撰写讨论报告，根据小组讨论评分表 11－4 情况进行评分，重点考查学生对蛋白质营养价值概念的理解和掌握，提高学生的专业素养和双创素质	
	氨基酸的一般代谢	1.4 敬业精神 2.1 专业知识 2.2 专业技能	临床病例：肝性脑病	采用项目教学法，以问题“氨中毒患者为什么要限制高蛋白饮食”“治疗时为何选用酸性溶液灌肠”“严重的肝脏疾病为什么会导致体内血氨增高”，激发学生勤于思考、学以致用、爱岗敬业的专业素养及专业技能	课堂测验（8）： 在“学习通”布置课堂测验，专业知识测试题重点考查学生对氨基酸的一般代谢尤其是高氨血症的理解和掌握，开放型测试题重点考查学生的创新意识，提高学生的双创素质	

续表

课程模块	课程内容	双创要素	教学素材	教学实施建议	考核评价	备注
模块三：物质代谢及调控	嘌呤核苷酸的分解代谢	1.4 敬业精神 2.2 专业技能 2.3 专业素养	材料：以我国历史名人——元朝的开国皇帝忽必烈为例认识痛风症；痛风症的临床表现图片展示	采用案例教学法等，在学习专业知识的同时引导学生更多地去了解我们国家的历史和传统文化，更好地传承和发扬中国的文化。并对所学内容进行梳理总结，培养学生爱护患者、尊重患者的职业意识，提升学生的专业素养和敬业精神	课后作业（4）： 围绕嘌呤核苷酸的分解代谢布置课后作业，并根据学生完成情况由任课教师综合评定，重点考查学生对案例中的嘌呤核苷酸的分解代谢的理解，提高学生的专业素质和科学素养	
	核苷酸的合成代谢	1.4 敬业精神 2.2 专业技能 5.3 工匠精神	材料：治疗肿瘤的药物——氨甲蝶呤的临床应用； 案例：科学家彭加木的故事	采用小组讨论、案例教学等方式，围绕教学目标和教学内容，引导学生主动思考，归纳总结，培养学生自主学习的能力。并对所学内容进行梳理总结，培养学生爱护患者、尊重患者的职业意识。 通过科学家彭加木的故事，引导学生用科学思维去分析问题和解决问题，培养学生的科学素养、敬业精神和专业技能及协作精神	课后作业（5）： 通过“学习通”以嘌呤核苷酸的合成与分解代谢为主题布置课后作业，阅读关于科学家的故事，重点考查学生对案例中的核苷酸的合成代谢的理解，提高专业素质和科学精神	
模块四：分子生物学技术	基因编辑技术	1.2 社会责任 1.3 诚信品质	材料：贺建奎团队创造了首例免疫艾滋病基因编辑婴儿	采用案例教学法，案例引入 CRISPR - Cas 技术（基因编辑技术）及其应用：2018 年 11 月，贺建奎团队利用基因编辑技术，通过修改胚胎基因并植入母体，创造了首例免疫艾滋病基因编辑婴儿，引起了社会各界对基于改造胚胎的基因编辑技术的伦理性与安全性的广泛讨论与质疑。 针对此案例，引导学生认识在科学研究中固守科研道德底线的重要性	课后作业（6）： 请结合基因编辑技术发展进程，撰写不少于 500 字的小论文，谈中华民族的创新精神和自己的理想追求，题目自拟，目的是培养学生的社会责任及诚信品质	

续表

课程模块	课程内容	双创要素	教学素材	教学实施建议	考核评价	备注
模块四：分子生物学技术	真核基因	3.2 拼搏精神 3.3 协作精神 5.3 工匠精神	材料：诺贝尔生理学或医学奖，沃森与克里克发现 DNA 双螺旋结构	采用案例教学结合小组讨论法，由“沃森与克里克发现 DNA 双螺旋结构”的资料下手展开讨论，让学生明确精益求精在科学研究中的重要性，要求学生在科学研究过程中应保持科学态度，用发展的眼光看问题、解决问题，开拓探索，追求创新	课后作业（7）： 围绕真核基因结构特点布置课后作业，重点考查学生对 DNA 分子生物学检验标志物的认知。提升学生的专业素养，提高学生的协作意识	
	DNA 半不连续复制	1.4 敬业精神 2.2 专业技能 3.3 协作精神	材料：冈崎片段的发现	采用项目式教学法，由“冈崎片段的发现”的资料展开讨论，让学生明确精益求精在科学研究中的重要性，要求学生在科学研究过程应保持科学态度，需要学生用发展的眼光看问题、解决问题，开拓探索，追求创新	课堂测验（9）： 通过“学习通”网络教学平台布置课堂测验，专业知识测试题重点考查学生对 DNA 半不连续的掌握程度，开放型测试题重点考查学生的创新意识，进一步提升学生的双创素质	
	DNA 测序技术	2.4 双创素质 3.3 协作精神 5.3 工匠精神	材料：中国在人类基因组计划中的贡献	采用任务驱动、小组合作的方法，引导学生开展“人类基因组计划的应用”的讨论，由学习小组查阅资料并拟订相关评定指标，上传至“学习通”，教师及小组经行评定。在行动中培养学生的爱国情怀，使其评估自身的理想信念、社会责任以及职业规划意识	实验设计（1）： 围绕案例布置基因测序设计，按照作品评价标准实验设计评分表 11 -6 进行评分，重点考查学生对基因测序的掌握程度，提升学生的双创素质	

续表

课程模块	课程内容	双创要素	教学素材	教学实施建议	考核评价	备注
模块四：分子生物学技术	蛋白质的生物合成	1.1 家国情怀 1.4 敬业精神 3.3 协作精神 5.4 创造精神	材料：我国科学家在世界上首次人工合成具有生物活性的结晶牛胰岛素	采用案例式教学法，学生以小组为单位阅读案例：我国科学家在世界上首次人工合成具有生物活性的结晶牛胰岛素，其间他们历经曲折与奉献，在早期天然胰岛素拆合、重合成、活力恢复和纯化的研究阶段，中国科学家最早提出了“蛋白质空间结构信息包含在其一级结构中”这一重要观点，并在 1965 年人工合成了结晶牛胰岛素，研究论文在《中国科学》杂志发表，但大部分一线科研人员没有在论文中署名。 借助这样的事迹激发学生的爱国热情和献身精神，教育学生应甘当无名英雄，做到“功成不必在我，功成必须有我”	小组讨论（8）： 学生以小组为单位汇报学习成果，小组撰写讨论报告，根据小组讨论评分表 11－4 进行评分，考查学生对蛋白质合成的掌握，使学生领悟家国情怀，提升学生的双创素质，提高学生的专业素养和协作意识	
	癌基因是肿瘤治疗重要分子靶点	1.2 社会责任 2.1 专业技能 3.1 坚强意志 5.2 劳模精神	案例：74 岁“奶奶医生”陈桂芳面对突如其来的癌症，接受治疗的同时给患儿看病。荣登“中国好人榜”并获“中国儿科终身成就医师”等称号	案例教学：引导学生查阅文献，使学生认识癌基因是肿瘤治疗重要分子靶点。通过小组讨论等方法，在学习专业知识技能的过程中，培养学生尊重热爱生命及严谨认真的科学态度。 教师联系 DNA 双螺旋结构特点引导学生认识螺旋式上升的道路是曲折的，而前途是光明的，培养学生的拼搏精神，提高其职业素养	课后作业（8）： 以“基因表达与调控”为题撰写论文式作业，根据学生完成情况由任课教师综合评定，重点考查学生对案例中的理解，领悟协作精神和工匠精神在工作及生活中的意义	

五、考核评价

根据“生物化学与分子生物学”课程“五育融合”双创教育教学实施路径中考核评价栏目规定的考核方式，将过程性评价与终结性评价相结合，采用多元化考核评价方式，注重学生创新精神、创业意识和创新创业能力评价。

（一）评价形式

评价形式如表 11－2 所示。

表 11－2　考核评价形式表

	小组讨论	实验设计	课堂测验	课后作业
数量	8	1	9	8
占比	31%	3%	35%	31%

（二）评价标准

1. 小组讨论

方式一：小组讨论，组长汇报。组内学生自评占 20%，学生互评占 30%；全体学生评价组长汇报情况占 20%；教师评价组长汇报情况占 30%。组长汇报成绩作为小组成员成绩。适用于小组讨论（2）（5）（见表 11－3）。

表 11－3　小组汇报评分表

项目	主题突出	时间控制	仪表仪容	应变能力	回答问题	备注
权重	0.3	0.1	0.1	0.2	0.3	

方式二：小组讨论，个人撰写讨论报告。组内学生自评占 30%，学生互评占 40%，教师评价学生撰写报告情况占 30%。适用于小组讨论（1）（7）（8）（见表 11－4）。

表 11－4　　　　　　　　　　　　小组讨论评分表

项目	逻辑分析	沟通能力	人际合作	举止与仪表	组织协调	备注
权重	0.3	0.3	0.1	0.1	0.2	

方式三：小组讨论，小组撰写讨论报告。组内学生自评占 30%，学生互评占 40%，教师评价小组报告撰写情况占 30%。小组报告成绩作为小组成员成绩。适用于小组讨论（3）（4）（6）（见表 11－5）。

表 11－5　　　　　　　　　　　　小组汇报评分表

项目	主题突出	时间控制	仪表仪容	应变能力	回答问题	备注
权重	0.3	0.1	0.1	0.2	0.3	

2. 实验设计

本课程过程性评价中，实验设计共 1 个，每件作品满分 100 分。评分方式为：组内学生评价占 30%；全体学生评价占 30%；教师评价占 40%。作品设计评分要点见作品设计评分表。适用于所有作品设计（见表 11－6）。

表 11－6　　　　　　　　　　　　实验设计评分表

项目	实验设计理念新颖	实验设计方案合理	符合设计要求	新技术应用	设计作品完整	备注
权重	0.1	0.3	0.3	0.2	0.1	

3. 课堂测验

本课程过程性评价中，课堂测验共 9 个，每份课堂作业满分 100 分，通过“学习通”记录学生成绩。课堂测验题包括专业知识测试题和开放型测试题，专业知识测试题中客观题由“学习通”自动评判，主观题和开放型试题由教师评价，考查学生的作答是否情感、思想健康，符合题意，是否有深刻、丰富的内涵，是否有创新，开放型试题旨在激发学生自我表达能力和想象力，培养创新型人才。

4. 课后作业

本课程过程性评价中，课后作业共 8 个，根据考核内容分为报告式作业和论文式作业，报告式作业主要考查学生是否能够根据要求查阅资料、内容和材料是否翔实、是否能够将相关专业知识及理论联系，适用于课后作业（2）（3）（4）（5）（7）；论文式作业主要考查学生是否能综合分析问题、条理是否清晰，解决问题的方法是否有创新性，适用于课后作业（1）（6）（8）。课后作业根据学生完成情况由任课教师综合评定，采用五级制方式赋分。

5. 终结性评价标准

围绕“五育融合”课程创新创业教育目标，组织终结性评价包含期中考试和期末考试两类，采取百分制计分，期中考试占 15%，期末考试占 25%，采取纸笔作答。试题形式和内容突出基础性、综合性、应用性和创新性，通过设计开放性、探究性试题以及非标准答案的试题，在考查专业知识的基础上，引导学生多角度认识问题，鼓励学生主动思考、发散思维，考查和培养学生的探究意识和独立思考、创新能力。

（三）评价结果计算

根据《“五育融合”大学生创新创业指数综合测评办法》，计算“五育融合”课程创新创业基础指标达成度和学生创新创业基础指标达成度。

（四）评价结果使用

教师针对达成度低的分项指标进行全面分析，从教学目标设计、教学方法使用、教学环境创设、教学活动组织、学生学情等方面撰写教学反思，优化教学设计，持续改进教学方法，提高课程教学质量。

围绕学生个体达成度低的分项指标进行系统分析，从学生学习态度、学习习惯、学习方式等方面分析存在原因，对学生进行个性化辅导，引导学生增强创新精神，树立创业意识，提高创新创业能力。

第十二章

“分析化学”课程“五育融合”创新创业教育教学设计

一、课程基本情况

“分析化学”是医学检验技术专业的基础课。该课程是关于研究物质的组成、含量、结构和形态等化学信息的分析方法及理论的一门科学，是化学的一个重要分支。该课程主要介绍化学分析、仪器分析及其在医学检验中的应用。本课程共48学时，3学分，其中理论32学时，实验16学时。

通过本课程的学习，学生能够掌握分析化学的基本原理、基本知识、基本技能，学生能够运用化学平衡的理论和知识，处理和解决物质分析过程中遇到的问题。培养学生科学的思维方法和实验技能、严谨的工作作风，为学习后续课程及从事专业相关工作打下良好的基础。

二、课程“五育融合”双创教育教学目标

本课程围绕医学检验技术专业人才培养目标，结合教学内容，落实“五育融合”要求，在创新创业教育方面达到以下教学目标：

（1）结合分析化学的发展、定量分析结果的表示方法与数据处理、酸碱滴定法的应用等教学内容，挖掘家国情怀、社会责任、敬业精神元素，教育学生学好学业、立志创业，引导学生深刻认识所应承担的社会责任，树立正确的创新创业认知，使学生树立崇高的职业理想。

（2）结合有效数字及其应用、酸碱指示剂、碘量法、分光光度法测高锰酸钾浓度等教学内容，挖掘专业知识、专业技能、专业素养等双创元素，培育学生掌握分析化学基本知识、基本理论和科学的实验方法，提高其专业素养，提升其医学检验技术操作能力和双创能力。

（3）结合酸碱滴定法、沉淀法、朗伯比尔定律等教学内容，挖掘拼搏精神、协作精神、竞争意识元素，培养学生不怕困难、百折不挠、勇往直前的精神品质，激发学生运用医学检验专业知识和技能，依靠团队力量开展协同创新的能力。

（4）结合 EDTA、吸附指示剂法、高效液相色谱实验（内标法）等教学内容，挖掘审美素养、人文素养、艺术素养、文化创意元素，培养学生良好的审美意识和审美情趣，让学生感受人文情怀，提升文化创意的能力。

（5）结合基准物质和标准溶液、氧化还原滴定法概述、氨基酸的纸色谱展开等教学内容，挖掘劳动精神、劳模精神、工匠精神、创造精神元素，培养学生热爱劳动、锐意进取、开拓创新的精神。

三、课程知识与“五育”中的双创要素

（一）模块一：绪论

1. 分析化学的发展

从近代科技发展的历程来看，分析化学的研究和发展速度是很快的，在不到一百年内就形成了具有现代化检测技术和精密科学理论的化学学科。根据分析化学的发展规律和取得科学进展的情况，一般可把现代分析化学分成三个重要阶段，或者认为在现代分析化学的发展中先后兴起了“三次大变革”，即科学基础的变革，仪器革命，新技术革命。通过学习，让学生了解分析化学的特点和发展方向，培养学生在学习和工作中的竞争意识和双创素质。

2. 分析化学在医学上的应用

分析化学在医学检验和药物分析方面应用广泛。如临床检验、药品检验、卫生检验、新药研究、病理机制研究、药代动力学和药物动力学研究、

药物制剂稳定性、生物利用度等方面，都需要应用分析化学的知识和实践技能。通过相应科学研究故事的展开，可以培养学生开拓创新、勤于钻研、勇于质疑、求真务实的科研精神，让学生养成严谨做事的习惯和培养其学术诚信的科研态度，培养学生的家国情怀、拼搏精神。

（二）模块二：误差与分析数据处理

1. 定量分析的误差

误差是测量结果与真实值之间的差值，是衡量准确度的指标。在分析过程中，由于受分析方法、测量仪器、所用试剂以及分析时的环境条件和工作者的主观条件等方面的限制，测量不可能得到真值，而只能无限接近真值。通过学习误差的来源与特点，学生掌握如何在分析工作中减免误差，提高分析结果的准确度。引导学生养成对工作极端负责的道德操守和职业态度。通过过失误差的主观性内容讲解，培养学生精益求精的敬业精神和追求卓越的工匠精神。

2. 有效数字及其应用

有效数字是实际工作中能测量到的有实际意义的数字。保留有效数字位数的原则是：在记录测量数据时，只允许保留一位可疑数（欠准数）。即只有数据的末位数欠准，其误差是末位数的 ±1 个单位。有效数字不仅能表示数值的大小，还可以反应测量的精确程度，其位数不可随意增减。通过学习有效数字修约规则，培养学生掌握专业知识，提升其专业技能。

3. 回归与相关分析

回归与相关分析是选择具有一定内在联系的若干变量来建立回归方程，并通过特定的处理，以对诸变量间的特定关系作出解释与说明的研究方法。变量与变量之间是不确定性的，在研究变量间的关系时，把其中一些因素作为受控制的变量，另一些变量作为它们的因变量，这种关系的分析就称为回归分析。而用某一指标来度量回归方程式所描述的各个变量之间关系的密切程度的分析就称为相关分析。通过学习回归与相关分析，引导学生经过分层、分组、多因素或合适的模型处理，找出变量之间的关系，并建立回归模型，解决临床问题和创业过程中的难题。培养学生专业知识和双创素质。

（三）模块三：滴定分析法概论

1. 滴定分析概述

滴定分析法是将一种已知准确浓度的试剂溶液（标准溶液）滴加到被测物质的溶液中，直到所加的试剂与被测物质按化学计量关系定量反应为止，然后根据所加标准溶液的体积忽然浓度计算出被测物质含量的方法。根据滴定反应的类型，滴定分析法分为四种类型；根据化学反应是否满足滴定分析的要求，常用的滴定方式有直接滴定、返滴定、置换滴定和间接滴定。通过学习理论知识结合实践操作，激发学生的学习兴趣，提升其专业素养，培养学生的双创素质。

2. 基准物质和标准溶液

标准溶液是已知准确浓度的试剂溶液，基准物质是用于直接配制标准溶液或标定标准溶液浓度的物质。标准溶液的浓度有多种表达方式，常用的有物质的量浓度、质量浓度、滴定度等。通过学习标准溶液的配置和标定以及浓度换算，增强学生对溶液浓度的重视，培养学生精益求精的敬业精神和追求卓越的工匠精神。

（四）模块四：酸碱滴定法

1. 酸碱质子理论、酸碱解离平衡

酸碱滴定法是以质子转移反应为基础的滴定分析方法，是滴定分析中重要的方法之一。一般的酸碱以及能与酸碱直接或间接发生质子转移反应的物质，都可以用酸碱滴定法进行测定。酸碱质子理论及酸碱解离平衡是酸碱滴定法的理论基础。通过学习使学生加深对基础知识的理解，培养学生的社会责任意识、专业素养。

2. 酸碱指示剂

酸碱指示剂一般是有机弱酸或有机弱碱，其共轭酸碱对具有不同的结构，因而呈现不同的颜色。溶液的 pH 值改变，指示剂失去或得到质子，其结构改变，从而引起溶液颜色发生变化。通过酸碱指示剂变色原理内容的学习，引导学生养成善于观察、勤于思考的学习习惯，培养学生的专业素养、双创素质。

3. 滴定曲线及影响突跃范围的因素

在酸碱滴定过程中，溶液的 pH 值不断发生变化，尤其在化学计量点附近出现滴定突跃。以标准溶液的加入量为横坐标，以溶液的 pH 值为纵坐标绘制滴定曲线，以便确定指示剂和滴定终点。当溶液的浓度、酸碱的强度发生变化时，滴定曲线和滴定突跃也会相应发生改变。通过理论学习，使学生掌握专业知识，结合实践训练，学生养成良好的实验操作习惯，培养学生的社会责任，提升学生的专业技能。

（五）模块五：配位滴定法

1. EDTA

EDTA 是常用的氨羧类有机配位剂，几乎能与所有的金属离子配位，且形成的配合物稳定性高，已被广泛用作滴定分析。EDTA 与金属离子形成的螯合物立体结构中具有多个五元环，是最稳定的结构类型。通过学习这部分内容引导学生养成善于观察、勤于思考的学习习惯，培养学生的专业素养、双创素质、审美素养。

2. 配位平衡

配位平衡是四大化学平衡之一，改变平衡条件，平衡就会移动。除了配位反应（主反应）常数之外，还需要充分考虑体系中所有共存离子、共存配体、溶液酸度等因素对主反应常数的影响，即各副反应发生程度或副反应系数的大小。通过这部分内容的学习，让学生掌握专业知识，提升科学思维能力，培养学生的家国情怀、协作精神。

（六）模块六：氧化还原滴定法

1. 碘量法

碘量法是利用 I 2 的氧化性或 I －的还原性进行滴定的氧化还原滴定分析方法。碘量法既可测定氧化性物质，也可测定还原性物质。在实际应用中根据利用的碘的性质不同，碘量法可分为直接碘量法和间接碘量法。通过这部分内容的学习，使学生掌握碘量法的基本原理和操作要点，提升学生的专业素养，培养学生的双创素质。

2. 高锰酸钾法

高锰酸钾法是以高锰酸钾为滴定剂的氧化还原滴定法。本法的优点是高锰酸钾氧化能力强，能与许多物质起反应，应用范围广。高锰酸根离子本身是很深的紫红色，用它滴定无色或浅色溶液时，不需要另加指示剂。通过学习高锰酸钾法的应用，使学生掌握专业知识，同时培养学生的环保意识、社会责任。

（七）模块七：沉淀滴定法

1. 铬酸钾指示剂法

铬酸钾指示剂法是以铬酸钾为指示剂，硝酸银为滴定液，在中性或弱碱性溶液中以直接滴定的方式测定氯化物或溴化物含量的银量法。此法可用于可溶性卤化物的测定、临床测定血清中氯的含量、药学检验中巴比妥类药物含量测定。通过学习铬酸钾指示剂法的操作要点，使学生树立遵守实验规则的科研意识，培养学生节约资源、保护环境的社会责任意识及专业素养。

2. 吸附指示剂法

吸附指示剂法是利用沉淀对有机染料吸附而改变其颜色来指示滴定终点的方法，一般以硝酸银作滴定剂。能够被沉淀吸附的有机染料称为吸附指示剂，当其被带电的沉淀胶粒吸附时，因其结构改变而导致颜色改变，以此指示滴定终点。通过吸附指示剂法实验内容和操作注意事项的学习，使学生掌握专业知识，培养学生的审美素养。

（八）模块八：重量分析方法

1. 挥发法

挥发法是利用物质的挥发性，通过加热或其他方法，使试样的待测组分或其他组分挥发而分离，然后通过称量确定待测组分含量的分析方法。挥发法又分为直接挥发法和间接挥发法。在医药卫生领域中，挥发法常用于干燥失重、灰分等的测定。通过学习让学生掌握挥发法的基本原理及操作方法，培养学生的专业素养。

2. 沉淀法

沉淀法是利用沉淀反应，将被测组分转化为难溶物，以沉淀形式从溶液中分离出来，并转化为称量形式，最后称定其重量进行测定的方法。沉淀形成过程中，聚集速度和定向排列速度有差别，从而最终形成不同类型的沉淀。通过学习，使学生掌握专业技能，同时培养学生在创新创业过程中的竞争意识。

（九）模块九：紫外—可见分光光度法

1. 吸收带

吸收带是指吸收峰在紫外光谱中的波带位置，化合物的结构密切相关。根据大量实验数据的归纳及电子跃迁和分子轨道的种类，通常将紫外-可见光区的吸收带分为四类：R 吸收带、K 吸收带、B 吸收带和 E 吸收带。吸收带的位置并不是固定不变的，而是易受分子中结构因素和测定条件等多种因素的影响，在较宽的波长范围内变动。通过这部分内容的学习，使学生树立严谨认真、一丝不苟的工作态度，培养学生的专业技能。

2. 朗伯比尔定律

朗伯比尔定律（Lambert-Beer law）是分光光度法的基本定律，是描述物质对某一波长光吸收的强弱与吸光物质的浓度及其液层厚度间的关系。物理意义是当一束平行单色光垂直通过某一均匀非散射的吸光物质时，其吸光度 A 与吸光物质的浓度 c 及吸收层厚度 b 成正比，而与透光度 T 成反相关。通过向学生讲解朗伯比尔定律的由来和公式内容，启发学生要学会综合运用已知的知识、技能和方法，激发其好奇心、想象力，形成创新思维，并培养学生的协作精神和双创素质。

（十）模块十：液相色谱法

1. 塔板理论

塔板理论是色谱学的基础理论，塔板理论将色谱柱看作一个分馏塔，待分离组分在分馏塔的塔板间移动，在每一个塔板内组分分子在固定相和流动相之间形成平衡，随着流动相的流动，组分分子不断从一个塔板移动到下一个塔板，并不断形成新的平衡。一个色谱柱的塔板数越多，则其分离效果就越好。通过学习，让学生能综合运用知识、技能和方法，激发其好奇心、想象力，不断探索未知领域，培养学生的专业素养、双创素质。

2. 薄层色谱法

薄层色谱法是将固定相均匀地涂铺在光洁的玻璃板、塑料板或金属板上形成薄层，在此薄层上根据固定相对被分离组分吸附能力的差异进行分离分析的色谱法。薄层色谱法在合成药物和天然药物的定性鉴别和含量测定中应用广泛。通过学习薄层色谱的理论和操作，提升学生的专业技能，培养学生精益求精的工匠精神。

（十一）模块十一：气相色谱法

1. 气相色谱速率理论

速率理论是从动力学观点出发，根据基本的实验事实研究各种操作条件（载气的性质及流速、固定液的液膜厚度、载体颗粒的直径、色谱柱填充的均匀程度等）对理论塔板高度的影响，从而解释在色谱柱中色谱峰形扩张的原因。其可用范第姆特（Van Deemter）方程式表示。通过学习速率理论，使学生养成综合考虑各种因素，最终解决实际问题的专业技能，培养学生的协作精神。

2. 气相色谱法的应用

气相色谱法是以气体为流动相的色谱分析方法，主要用于分离分析易挥发的物质。气相色谱法已成为极为重要的分离分析方法之一，在医药卫生、石油化工、环境监测、生物化学等领域得到广泛的应用。通过气相色谱在医药卫生领域的应用实例，引导学生树立中国特色社会主义共同理想，努力创新，为健康中国而奋斗，培养学生的家国情怀和拼搏精神。

（十二）模块十二：高效液相色谱法

1. 化学键合相色谱

采用化学键合固定相的液相色谱法简称为键合相色谱。键合相色谱法将固定相共价结合在载体颗粒上，克服了分配色谱中由于固定相在流动中有微量溶解，及流动相通过色谱柱时的机械冲击，固定相不断损失，色谱柱的性质逐渐改变等缺点。通过学习，使学生掌握根据待测组分的性质选择合适的化学键合相和流动相，培养学生的专业技能，提升学生的专业素养。

2. 高效液相色谱实验：内标法

内标法是将一定重量的纯物质作为内标物加到一定量的被分析样品混合物中，然后对含有内标物的样品进行色谱分析，分别测定内标物和待测组分的峰面积（或峰高）及相对校正因子，按公式即可求出被测组分在样品中的百分含量。通过内标法实验，让学生感受科学研究道路的辛苦和不断追求真理的漫长过程，引导学生如何运用现代分析技术揭开物质神秘的面纱，为日后的工作奠定坚实基础，从实验设计及技能操作中强化学生的科学思维，培养学生的专业素养和拼搏精神。

3. 高效液相色谱实验：外标法

外标法是与内标法相对，指按梯度添加一定量的标准品（对照品）于空白溶剂中制成对照样品，与未知试样平行地进行样品处理并检测。不同浓度的标准品进样，以峰面积为值绘制成标准曲线，从而推算出未知试样中被测组分浓度的定量方法。通过学习，激发学生对实验的兴趣，进而引发学生持续探索的科研精神并激发学生对职业的认同感，培养学生的双创素质和人文素养。

四、课程“五育融合”双创教育教学实施路径

“分析化学”课程“五育融合”双创教育教学实施路径见表 12－1。

表 12－1 “分析化学”课程“五育融合”双创教育教学实施路径

课程模块	课程内容	双创要素	教学素材	教学实施建议	考核评价	备注
模块一：绪论	分析化学的发展	2.4 双创素质 3.4 竞争意识	材料：分析化学的发展趋势	通过材料学习，让学生了解现代分析化学的任务要对物质的形态（氧化－还原态、络合态、结晶态）、结构（空间分布）、微区、薄层及化学和生物活性等作出瞬时追踪、无损和在线监测等分析及过程控制。随着计算机科学及仪器自动化的飞速发展，分析化学要和其他学科相结合，逐步成为生产和科学研究中实际问题的解决者，为人类生存、生命质量和安全做出贡献。培养学生在学习和工作中的竞争意识和双创素质	课后作业（1）： 请结合分析化学的发展趋势，撰写不少于 500 字的作业，谈自己理想追求和行动计划，题目自拟，重点考察学生的双创素质和竞争意识	
	分析化学在医学上的应用	2.3 专业素养 3.2 拼搏精神	案例：北京中医药大学吴志生团队	通过案例分析，介绍北京中医药大学的吴志生团队，攻坚克难，攻克中药制造的在线控制、中药制造数字化等核心技术，建立了中药智慧创制系列关键技术，提升了中药制造智能水平，为中药质量的安全性和稳定性提升提供了必要保障，引领了国际标准，为中医药国粹争取到相应的国际话语权。通过相应科学研究故事的展开，可以培养学生开拓创新、勤于钻研、勇于质疑、求真务实的科研精神，使学生养成严谨做事和学术诚信的科研态度，培养学生的家国情怀、拼搏精神	课后作业（2）： 以检验工作中分析化学的应用为题撰写论文式作业，根据学生完成情况由任课教师综合评定，重点考查学生对案例中的中国力量的理解，考查其对家国情怀、拼搏精神在防疫中的意义的领悟	

续表

课程模块	课程内容	双创要素	教学素材	教学实施建议	考核评价	备注
模块二：误差与分析数据处理	定量分析的误差	1.4 敬业精神 5.3 工匠精神	材料：打靶射击	教师引入材料打靶射击，将定量分析过程从比作打靶射击来说明准确度与精密度的关系，引导学生养成对工作极端负责的道德操守和职业态度。通过过失误差的主观性内容讲解，使学生在分析过程中努力提高职业技能，精益求精，培养学生的工匠精神	小组讨论（1）： 围绕课堂问题学生展开小组讨论，组长进行汇报，根据组长汇报评分表 12－3 进行评分。重点考查学生综合运用专业知识的能力及双创素质的体现	
	有效数字及其应用	2.1 专业知识 2.3 专业素养	问题：生活中“量”的概念和意义	教师在讲解有效数字及其运算规则时，引导学生开展关于“量”的讨论，通过小组讨论让学生加深对分析化学中“量”的概念的理解。教师引入有效数字修约规则与运算练习，培养学生严谨细致的专业素养和在分析工作中的规则意识	小组讨论（2）： 学生围绕生活中的“量”，展开小组讨论，组长进行汇报，根据组长汇报评分表 12－3 进行评分。培养学生严谨细致的专业素养和在分析工作中的规则意识	
	定量分析结果的表示方法与回归与相关分析处理	2.1 专业知识 2.4 双创素质	材料：血清铁蛋白（Ferritin）与肥胖、糖尿病等慢病关系的研究	引入血清铁蛋白（Ferritin）与肥胖、糖尿病等慢病关系的研究材料，从而通过回归与相关分析解释铁蛋白与性别、年龄以及机体的炎症状态等相关性的问题。学生学会根据数据呈现出的表观上的相关关系，通过选择合适的方法，如分组、分层、多因素处理，可以拟合出不同的回归模型，通过对建立的不同回归模型进行比较，最终选择出有利于实际工作的相关关系和回归模型，解决临床中遇到的问题。培养学生的专业素养和双创素质	课堂测验（1）： 以回归方程为题，开展课堂测验。专业知识试题，重点考察学生对专业知识的掌握程度，同时设置开放式测试题，考察学生对案例所蕴含的双创素质的理解	

续表

课程模块	课程内容	双创要素	教学素材	教学实施建议	考核评价	备注
模块三：滴定分析法概论	滴定分析概述	2.3 专业素养 2.4 双创素质	材料：测定几种待测物质的含量（$NaOH$、Al^{3+}、Ca^{2+}、$K_2Cr_2O_7$）设计性实验	为了达到让学生掌握选择合适滴定方式的目的，教师给出几种待测物质（$NaOH$、Al^{3+}、Ca^{2+}、$K_2Cr_2O_7$），结合理论教学，让学生进行实验设计。从而激发学生的学习兴趣，提升专业素养，培养学生的双创素质	作品设计（1）： 针对滴定方式课程内容，布置实验设计，结合滴定分析基本原理，模拟滴定分析基本流程。从而激发学生的学习兴趣，提升专业素养，培养学生的双创素质	
	基准物质和标准溶液	1.2 社会责任 1.4 敬业精神 5.3 工匠精神	材料：药剂浓度表示方法及计算方法	引入药剂浓度表示方法及计算方法的材料，通过浓度计算、换算和药剂配制等内容的学习，增强学生对溶液浓度的重视，对药品质量重要性的认识，要求学生掌握各种浓度之间的换算和溶液的配制。培养学生精益求精的敬业精神和工匠精神	小组讨论（3）： 围绕课堂问题和案例学生展开小组讨论，组长进行汇报，根据组长汇报评分表 12－3 进行评分。重点考查学生是否具有精益求精的工作作风和高度的社会责任	
模块四：酸碱滴定法	酸碱质子理论、酸碱解离平衡	1.2 社会责任 2.3 专业素养	案例：金龙鱼食用油“酸价超标”事件	课上教师引入案例“金龙鱼食用油‘酸价超标’事件”，日常生活饮用水的酸碱度、酸雨的形成等与日常生活密切相关的问题，引导学生重视酸碱理论的学习，加深对知识的理解，培养学生的社会责任意识、专业素养	小组讨论（4）： 采用翻转课堂的形式，学生展开小组讨论，组长进行汇报，根据组长汇报评分表 12－3 进行评分。考查学生对酸碱平衡的认识	

续表

课程模块	课程内容	双创要素	教学素材	教学实施建议	考核评价	备注
模块四：酸碱滴定法	酸碱指示剂	2.3 专业素养 2.4 双创素质	材料：“化学之父”波义耳发明石蕊试纸的故事	当溶液的 pH 值改变时，其共轭酸碱相互发生转变，从而引起溶液颜色发生变化。结合酸碱指示变色原理的介绍，引入“化学之父”波义耳发明石蕊试纸的故事，引导学生养成善于观察、勤于思考的学习习惯，培养学生的专业素养、双创素质	小组讨论（5）： 采用翻转课堂的形式，学生以小组为单位进行讨论，个人撰写讨论汇报，根据个人汇报评分表 12－4 进行评分	
	滴定曲线及影响突跃范围的因素	1.2 社会责任 2.2 专业技能	材料：食品中苯甲酸的滴定	在实验过程中，除按照教材内容完成常规实验试剂的滴定外，可增加食品中苯甲酸的滴定实验，让学生平时注意观察食品添加剂的使用问题。通过介绍《食品安全法》，培养学生的社会责任，提升学生的专业技能	课堂测验（2）： 在学习通布置课堂测验，检测学生对基本理论的掌握程度，重点考察学生的社会责任和专业技能	
模块五：配位滴定法	EDTA	2.3 专业素养 2.4 双创素质 4.1 审美素养	材料：瑞士化学家施瓦岑巴赫偶然发现 EDTA 具有较强配位能力	引入材料瑞士化学家施瓦岑巴赫偶然发现 EDTA 具有较强配位能力。引导学生养成善于观察、勤于思考的学习习惯，培养学生的专业素养、双创素质。同时，结合五元环稳定性内容，引导学生发现自然之美，培养学生的审美素养	小组讨论（6）： 采用翻转课堂的形式，学生以小组为单位进行讨论，个人撰写讨论汇报，根据个人汇报评分表 12－4 进行评分。培养学生的专业素养、创新精神、双创素质	
	配位平衡	1.1 家国情怀 3.3 协作精神	问题：构筑人类命运共同体的必要性	借助配位平衡体系的理念，引导学生进行讨论，可将构筑人类命运共同体的必要性传递给学生。要实现中华民族的伟大复兴，不仅需要全体中国人的努力，同样需要创造合适的外部国际环境；要想方设法消除或减小各种阻力（即副反应），才能不断提升中国的国际地位和影响力。以此培养学生的家国情怀、大局意识、协作精神	课堂测验（3）： 在“学习通”布置课堂测验，专业知识测试题重点考查学生知识点的掌握程度，培养学生的家国情怀、大局意识、协作精神	

续表

课程模块	课程内容	双创要素	教学素材	教学实施建议	考核评价	备注
模块六：氧化还原滴定法	碘量法	2.3 专业素养 2.4 双创素质	材料：《丢掉颜色的碘伏》视频； 材料：黄连素片中盐酸小檗碱含量的测定设计性试验	在直接碘量法的教学中引入科学小实验《丢掉颜色的碘伏》视频，从而揭示保健品、化妆品销售过程中的欺骗手段，培养学生的职业道德，提升学生的专业素养。 实践训练方面教师要求学生进行设计性实验“黄连素片中盐酸小檗碱含量的测定”。通过实验设计，使学生掌握碘量法的基本原理与操作方法，培养学生的专业素养、创新精神、双创能力	课堂测验（4）： 在“学习通”布置课堂测验，专业知识测试题重点考查学生对碘量法的掌握程度，开放型测试题重点考查学生的社会责任、专业素养、双创素质	
	高锰酸钾法	1.2 社会责任 2.1 专业知识	材料：以高锰酸钾法进行水体化学需氧量（COD）测定	教师以高锰酸钾法进行水体化学需氧量（COD）测定为例，采用任务驱动的方式，号召学生自主去湖泊河流取样，通过介绍高锰酸钾法的原理、影响因素、指示剂等，使学生知道需氧物质污染是水体污染的重要来源，呼吁学生平时要注意对水资源的保护，生活中减少耗氧物质的使用。培养学生的环保意识、职业道德、专业素养	课后作业（3）： 以高锰酸钾法进行水体化学需氧量为题撰写报告式作业，分析高锰酸钾法的特点及对此的思考。重点考查学生对氧化还原滴定法的认知，以及对应用过程中所蕴含的社会责任的理解	
模块七：沉淀滴定法	银量法	1.2 社会责任 2.3 专业素养	材料：采用微量滴定管进行莫尔法滴定分析	教师引入材料《采用微量滴定管进行莫尔法滴定分析》。通过材料阅读与分析，让学生掌握莫尔法指示剂铬酸钾的使用注意事项，在学习理论知识的同时，树立实验过程中遵守实验规则、节约资源，保护环境的科研意识，培养学生的专业素养、社会责任	课堂测验（5）： 在“学习通”布置课堂测验，专业知识测试题重点考查学生对知识点的掌握程度，考查学生的创造精神和双创素质的体现	

续表

课程模块	课程内容	双创要素	教学素材	教学实施建议	考核评价	备注
模块七：沉淀滴定法	吸附指标剂法	2.1 专业知识 4.1 审美素养	问题：总结四大滴定的共性与个性	引入问题：采用吸附指示剂法，用硝酸银滴定液测定 Cl－含量时应选择哪种吸附指示剂？通过学习通课前发布问题，让学生掌握如何选择合适的吸附指示剂，并对滴定过程中的注意事项加以总结，课上进行小组汇报。同时，让学生通过观察反应过程中体系颜色份的改变，感受化学反应之美，提升学生的审美素养	小组讨论（7）： 通过“学习通”发布问题，课上进行小组汇报，根据小组汇报评分表 12－5 进行评分。重点考查学生对专业知识的掌握和审美素养	
模块八：重量分析方法	挥发法	2.3 专业素养	材料：氯化钡中结晶水含量的测定	引入材料《氯化钡中结晶水含量的测定》，将一定重量的试样加热，使水分挥去，氯化钡试样减失的重量即为结晶水的重量。通过实验操作及数据处理，让学生掌握挥发法的基本原理及操作方法，培养学生的专业素养	课堂测验（6）： 结合课程内容，在“学习通”布置课堂测验，专业知识测试题重点考查学生对挥发法的认知程度，开放型测试题重点考查学生的专业素养	
	沉淀法	2.2 专业技能 3.4 竞争意识	材料：氯化钡试样中钡含量的测定	引入材料《氯化钡试样中钡含量的测定》，通过材料分析，介绍沉淀重量法的基本原理，学生掌握获得晶型沉淀的操作方法。重点讲解因沉淀条件不同，在沉淀过程中构晶离子定向排列速度与聚集速度竞争，最终形成不同类型的沉淀。使学生在掌握专业技能，培养其在创新创业过程中的竞争意识	课堂测验（7）： 在“学习通”布置课堂测验，专业知识测试题重点考查学生知识点的掌握程度，考查学生的专业技能和竞争意识的体现	
模块九：紫外—可见分光光度法	吸收带	2.2 专业技能 3.3 协作精神	问题：吸收带与分子结构有何关系？	课前发布主题讨论问题：吸收带与分子结构有何关系？要求学生进行分组任务、查阅资料、整理汇总、课堂进行汇报。通过完成分组任务、小组汇报等，使学生掌握基础知识，培养学生的协作精神和专业技能	小组讨论（8）： 采用翻转课堂的形式，学生以小组为单位进行讨论，撰写讨论报告，根据小组汇报评分表 12－5 进行评分。考查学生的专业技能和协作精神	

续表

课程模块	课程内容	双创要素	教学素材	教学实施建议	考核评价	备注
模块九：紫外—可见分光光度法	朗伯比尔定律	2.4 双创素质 3.3 协作精神	材料：《有关光吸收的基本定律——布格－朗伯－比尔定律》视频	观看视频《有关光吸收的基本定律——布格－朗伯－比尔定律》。通过向学生讲解朗伯比尔定律的由来和公示内容，启发学生要学会综合运用已知的知识、技能和方法，激发其好奇心、想象力，使其形成创新思维。培养学生具有团队协作、相互配合、共同奋进的精神风貌	课堂测验（8）： 在“学习通”布置课堂测验，专业知识测试题重点考查学生知识点的掌握程度，考查学生的协作精神和双创素质的体现	
模块十：液相色谱法	塔板理论	2.3 专业素养 2.4 双创素质	问题：塔板理论的成功之处与局限性	在长期的应用实践中，液相色谱的应用范围不断扩大，现在已经在产品纯度控制，杂质检查，天然药物有效成分分离及中药成分鉴别等方面广泛应用，通过说明经典液相色谱在中医药领域的应用实例，就此引导学生树立中国特色社会主义共同理想，努力创新，为健康中国、中药强国梦，为国家民族的伟大复兴而奋斗	小组讨论（9）： 采用分组任务的形式，学生提前查阅资料并进行组内讨论，讨论结果整理汇总后课上组长进行汇报。根据组长汇报评分表12－3进行评分。重点考查学生对知识点的掌握程度和专业素养、双创素质	
	薄层色谱法	2.2 专业技能 5.3 工匠精神	材料：异烟肼中游离肼的检查	异烟肼是一种不稳定的药物，其中的游离肼是由制备时原料引入，或在贮存过程中降解而产生。而肼又是一种诱变剂和致癌物质，中国药典对异烟肼原料和注射用异烟肼中游离肼的检查均采用薄层色谱法。通过异烟肼中游离肼的检查的学习，观看实验视频，学生掌握薄层色谱法的基本理论和操作技能，培养学生的专业技能，培养学生精益求精的工匠精神	课堂测验（9）： 在“学习通”布置课堂测验，专业知识测试题重点考查学生知识点的掌握程度，考查学生的专业技能和工匠精神	

续表

课程模块	课程内容	双创要素	教学素材	教学实施建议	考核评价	备注
模块十一：气相色谱法	气相色谱速率理论	2.1 专业知识 3.3 协作精神	材料：范第姆特方程各项在气相色谱法中的意义	采用任务驱动、小组合作的方法，通过对材料《范第姆特方程各项爱气相色谱中的意义》的学习，使学生掌握气相色谱速率理论的基本原理，掌握专业知识。同时使学生在学习中理解各项因素都对柱效产生直接影响，同时各项间又相互制约，以此培养学生在就业创业过程中的协作精神	课堂测验（10）： 在“学习通”布置课堂测验，专业知识测试题重点考查学生知识点的掌握程度，考查学生的专业知识和协作精神的体现	
	气相色谱法的应用	1.1 家国情怀 3.2 拼搏精神	材料：牛黄解毒片中冰片的含量测定	引入材料《牛黄解毒片中冰片的含量测定》，说明气相色谱法在医药卫生领域的应用，以此引导学生树立中医药事业和为健康中国拼搏的决心，培养学生的家国情怀和拼搏精神	课堂测验（11）： 在“学习通”布置课堂测验，专业知识测试题重点考查学生知识点的掌握程度，考查学生的家国情怀和拼搏精神	
模块十二：高效液相色谱法	化学键合相色谱	2.2 专业技能 2.3 专业素养	材料：黄体酮中有关物质的检查	引入材料《黄体酮中有关物质的检查》，黄体酮在合成过程中可产生20β－羟基－黄体酮、20a－羟基－黄体酮等有关物质，中国药典采用高效液相色谱法进行检查。色谱条件为：用十八烷基硅烷键合硅胶为固定相，流动相为甲醇－水（65：35）。通过材料学习，使学生掌握化学键合相色谱法的基本理论，培养学生的专业技能，提升学生的专业素养	课后作业（4）： 课后撰写化学键合相色谱发在医药卫生领域的应用调查报告，写明化学键合相色谱的发展趋势。重点考察学生的专业技能和专业素养	

续表

课程模块	课程内容	双创要素	教学素材	教学实施建议	考核评价	备注
模块十二：高效液相色谱法	高效液相色谱实验（内标法）	2.3 专业素养 3.2 拼搏精神	材料：内标法测定茶叶中咖啡因含量	引入材料《内标法测定茶叶中咖啡因的含量》，通过本实验学生不仅能掌握样品前处理方法、还能更好地理解和掌握 HPLC 的分离原理、操作方法、定性、定量方法及其在天然化合物分析研究中的重要性；提高了学生的学习兴趣，增强了其动手能力；此外该实验还特别培养了学生对贵重仪器的维护与保养意识，提升学生专业素养。实验操作有一定的难度，通过实验过程，培养学生拼搏精神	课堂测验（12）： 在“学习通”布置课堂测验，专业知识测试题重点考查学生知识点的掌握程度，考查学生的专业素养和拼搏精神的体现	
	高效液相色谱实验（外标法）	2.4 双创素质 4.2 人文素养	材料：外标法测定碳酸饮料中苯甲酸含量	苯甲酸具有抑制细菌生长和繁殖的作用，广泛应用于食品工业中作为防腐剂。但是苯甲酸的过量摄入，可对人们的健康造成危害。引入材料《外标法测定碳酸饮料中苯甲酸含量》，通过材料学习，使学生养成综合运用已知的知识、技能和方法开展创新创业活动，培养学生双创素质。通过碳酸饮料中苯甲酸含量，引申出食品添加剂问题，引导学生注重食品安全问题，培养学生的人文素养	课堂测验（13）： 在“学习通”布置课堂测验，专业知识测试题重点考查学生知识点的掌握程度，考查学生的双创素质和人文素养	

五、考核评价

根据“分析化学”课程“五育融合”双创教育教学实施路径中考核评价栏目规定的考核方式，将过程性评价与终结性评价相结合，采用多元化考核评价方式，注重学生创新精神、创业意识和创新创业能力评价。

（一）评价形式

评价形式如表 12－2 所示。

表 12－2　　评价形式表

	小组讨论	作品设计	课堂测验	课后作业
数量	9	1	13	4
占比	33%	4%	48%	15%

（二）评价标准

1. 小组讨论

方式一：小组讨论，组长汇报。组内学生自评占 50%，学生互评占 50%；全体学生评价组长汇报情况占 40%；教师评价组长汇报情况占 60%。组长汇报成绩作为小组成员成绩。适用于小组讨论（1）（2）（3）（4）（9）（见表 12－3）。

表 12－3　　组长汇报评分表

项目	主题突出	时间控制	仪表仪容	应变能力	回答问题	备注
权重	0.3	0.1	0.1	0.2	0.3	

方式二：小组讨论，个人撰写讨论报告。组内学生自评占 30%，学生互评占 30%，教师评价学生撰写报告情况占 40%。适用于小组讨论（1）

（5）（6）（见表 12 –4）。

表 12 –4　　　　　　　　　　个人汇报评分表

项目	主题突出	思路清晰	价值正向	领悟深刻	备注
权重	0.3	0.3	0.2	0.2	

方式三：小组讨论，小组撰写讨论报告。组内学生自评占 30%，学生互评占 30%，教师评价小组报告撰写情况占 40%。小组报告成绩作为小组成员成绩。适用于小组讨论（7）（8）（见表 12 –5）。

表 12 –5　　　　　　　　　　小组汇报评分表

项目	主题突出	思路清晰	价值正向	领悟深刻	备注
权重	0.3	0.3	0.2	0.2	

2. 作品设计

本课程过程性评价中，作品设计共 1 个，作品满分 100 分。评分方式为：组内学生评价占 30%；全体学生评价占 30%；教师评价占 40%。作品设计评分要点见作品设计评分表。适用于所有作品设计（见表 12 –6）。

表 12 –6　　　　　　　　　　作品设计评分表

项目	理念新颖	方案合理	符合设计要求	新技术应用	作品完整	备注
权重	0.1	0.3	0.3	0.2	0.1	

3. 课堂测验

本课程过程性评价中，课堂测验共 13 个，每份课堂作业满分 100 分，通过“学习通”记录学生成绩。课堂测验题包括专业知识测试题和开放型测试题，专业知识测试题中客观题由“学习通”自动评判，主观题和开放型试题由教师评价，考查学生的作答是否情感、思想健康，符合题意；是否有深刻、丰富的内涵，是否有创新，开放型试题旨在激发学生自我表达能力和想象力，培养创新型人才（见表12－7）。

表12－7　　课堂测验评分表

项目	测试完成	知识掌握	知识运用	价值领悟	备注
权重	0.2	0.3	0.3	0.2	

4. 课后作业

本课程过程性评价中，课后作业共4个，根据考核内容分为报告式作业和论文式作业，报告式作业主要考查学生是否能够根据要求查阅资料、内容和材料是否翔实、是否能够将相关专业知识及理论联系，适用于课后作业；论文式作业主要考查学生是否能综合分析问题、条理是否清晰，解决问题的方法是否有创新性，适用于课后作业。课后作业根据学生完成情况由任课教师综合评定，采用五级制方式赋分。

5. 终结性评价标准

围绕“五育融合”课程创新创业教育目标，组织终结性评价包含期中考试和期末考试两类，采取百分制计分，期中考试占30%，期末考试占70%，采取纸笔作答。试题形式和内容突出基础性、综合性、应用性和创新性，通过设计开放性、探究性试题以及非标准答案的试题，在考查专业知识的基础上，引导学生多角度认识问题，鼓励学生主动思考、发散思维，考查和培养学生的探究意识和独立思考、创新能力。

（三）评价结果计算

根据《“五育融合”大学生创新创业指数综合测评办法》，计算“五育融合”课程创新创业基础指标达成度和学生创新创业基础指标达成度。

（四）评价结果使用

教师针对达成度低的分项指标进行全面分析，从教学目标设计、教学方法使用、教学环境创设、教学活动组织、学生学情等方面撰写教学反思，优化教学设计，持续改进教学方法，提高课程教学质量。

围绕学生个体达成度低的分项指标进行系统分析，从学生学习态度、学习习惯、学习方式等方面分析存在原因，对学生进行个性化辅导，引导学生增强创新精神，树立创业意识，提高创新创业能力。

参考文献

[1] 习近平:《在北京大学师生座谈会上的讲话》，载于人民日报2018年5月3日。

[2] 习近平:《在全国教育大会上的讲话》，载于人民日报2018年9月11日。

[3] 习近平:《习近平总书记教育重要论述讲义》，高等教育出版社2020年版。

[4] 国务院关于深化高等学校创新创业教育改革的实施意见[EB/OL]. 中华人民共和国中央人民政府网站，http://www.gov.cn/zhengce/content/2015-05/13/content_9740.htm，2015-05-13。

[5] 国务院关于推动创新创业高质量发展打造“双创”升级版的意见[EB/OL]. 中华人民共和国中央人民政府网站，http://www.gov.cn/zhengce/content/2018-09/26/content_5325472.htm，2018-09-26。

[6] 李凤云、董志杰:《中国高校创新创业教育的政策扩散：过程、机制与展望》，载于《创新与创业教育》2021年第6期。

[7] 张绍兰、程晓刚、金虹、高永翔:《论医学免疫学教学过程中的德育教育》，载于《重庆医学》2012年第15期。

[8] 刘锦龙、孙小荣、徐继辉、白慧敏:《以创新能力培养为导向的医学免疫学教学模式探讨》，载于《中国免疫学杂志》2018年第2期。

[9] 王建平、赵学荣、高亚贤、程露阳、刘镭:《培养科研创新思维能力在免疫学教学过程中实践与探讨》，载于《承德医学院学报》2021年第6期。

[10] 王圣春:《五育并举　立德育心》，华东师范大学出版社2020年版。

[11] 付晓秋:《以美育人、五育并举的一体化育人模式》，清华大学出

版社 2022 年版。

［12］郭静、蔡志强、满在伟、卿青：《创新创业教育背景下生物化学教学改革与实践》，载于《广州化工》2020 年第 48 期。

［13］涂硕：《“教—赛—训—赛—改”模式促进本科实验教学持续改进的探索与实践》，载于《生命的化学》2021 年第 41 期。

［14］苏小丽：《临床分子生物学检验技术课程改革与应用》，载于《基层医学论坛》2021 年第 25 期。

［15］马石楠：《本科临床分子生物学检验实验课的教学改进》，载于《科技风》2020 年第 15 期。

［16］陈沙、张国民、刘慧萍、李玲、谭峰：《依托“互联网 +”平台探索临床分子生物学检验实验课程建设的优化》，载于《检验医学与临床》2019 年第 16 期。

［17］贺玉萍、杨红亚、赖宇、杨佳荟、杨年富：《基于“协同育人”理念的医学微生物学课程思政探索》，载于《成都中医药大学学报》2021 年第 23 期。

［18］张艳丽、林源、杨延辉、王琦、李燕：《医学微生物学课程实现知识传授与价值引领相结合的探索与实践》，载于《轻工科技》2020 年第 36 期。

［19］许涛、张英杰、郝艳梅：《临床血液学检验技术课程中“再生障碍性贫血”课堂设计与教学体会》，载于《右江医学》2021 年第 10 期。

［20］王侠、王凡平、胡淼：《基于案例导入的任务驱动教学法在临床血液学检验技术理论教学中的应用》，载于《现代职业教育》2020 年第 40 期。

［21］涂丽娜、王斌、章英：《“校、医、企”一体化育人模式下血液学检验课程的教学改革研究》，载于《中国高等医学教育》2020 年第 9 期。

［22］姚春艳、李蓉、府伟灵：《新医学模式下临床生物化学检验课程建设的探讨》，载于《中华医学教育探索杂志》2015 年第 8 期。

［23］唐庆杰、吴文荣：《无机及分析化学“课程思政”元素的设计》，载于《高教学刊》2020 年第 7 期。

［24］黄宝美、杨智文、张思涵、谢玉芬：《新时代背景下分析化学教

学中课程思政建设的探索与实践》，载于《广州化工》2021 年 18 期。

［25］李京霖、刘超：《新形势下高校“三全育人，五育并举”的提质增效举措探究》，载于《高校学生工作研究》2021 年第 1 期。

［26］刘茜、杨青青、汤智慧、莫莎：《医学检验技术专业免疫学检验考核方式改革的探索与实践》，载于《科技风》2021 年第 21 期。